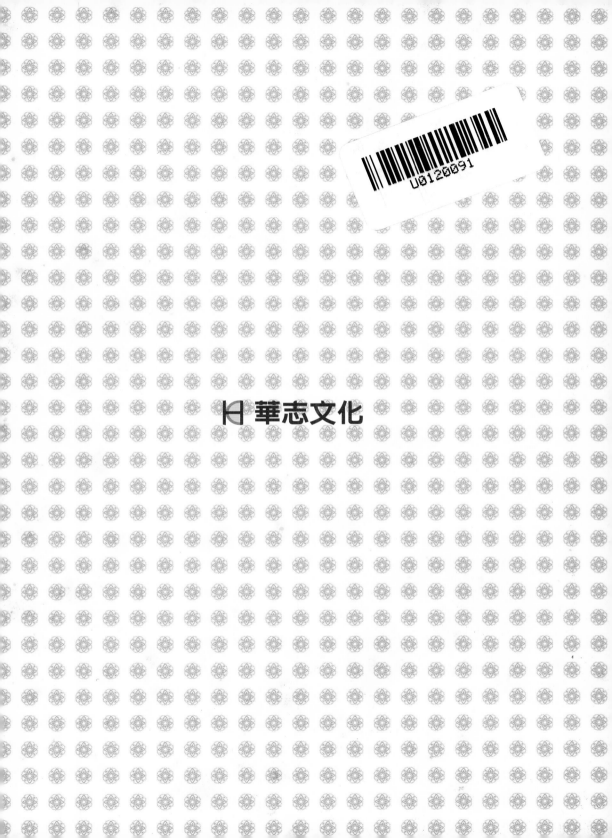

華志文化

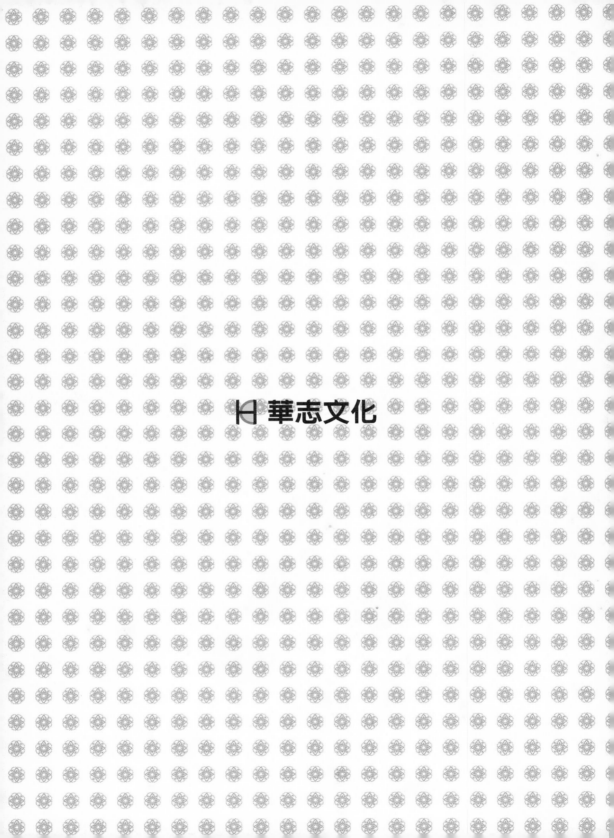

華志文化

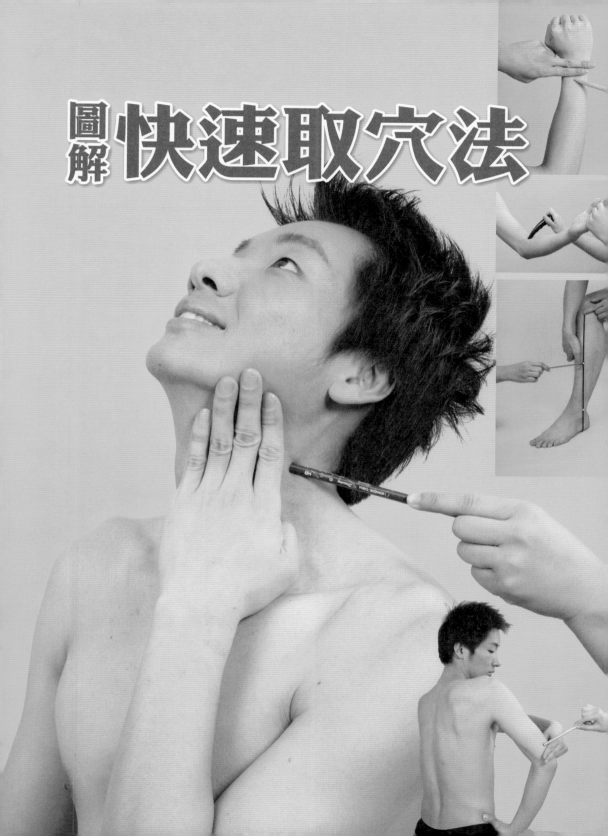

圖解 快速取穴法

❀ 序言 ❀

　　「推拿」即按摩（包括了正骨整脊、撥筋點穴、氣功導引在內）；「針灸」既是中醫學的一個重要的部分。而腧穴又是學好針灸的基礎，是歷代針灸醫家所十分重視和研究的內容，是與「推拿」齊名的中華傳統治療手段之一，堪稱中國醫學寶庫中的一朵奇葩。

　　根據中國傳統醫學的經絡理論，人體佈滿各種各樣的穴道，它們和人體的各種器官之間存在著密切的聯繫。按摩就是透過對這些穴道施加多種治療手段，諸如推按、擠壓、點揉等，從而對相關器官產生明顯的保健和治療作用。

　　當按摩作為中醫自然療法中的一種，有著獨特的優勢：它不需要特殊的醫療設備，經濟安全；不受時間、地點、氣候等條件的限制，隨時隨地都可進行；操作方法簡便，易學易用，無任何副作用。一些常見病症可以藉由按摩治療而痊癒，常做保健按摩還能使人身康體健、頭腦聰明、精力旺盛。因此，按摩被越來越多的人所青睞。

　　穴位「腧」本作「輸」，即轉輸、輸注之意；「穴」即孔洞、空竅、凹陷、空隙之意。故「腧穴」表示經氣所居之處。腧穴既可以反映病症，用於診斷，又可以接受刺激治療疾病。另外，腧穴理論是針灸、推拿及中醫外治療法的基礎。

◆人體的腧穴很多，大致可分為十四經穴、經外奇穴和阿是穴三類。

　　1. 十四經穴：

　　凡歸屬於十二經脈、任脈、督脈的腧穴，都稱為十四經穴。這些腧穴分佈在十四經循行路線上，不僅具有主治本經病症的作用，而且能反映相關經脈及所屬臟腑的病症。

　　2. 經外奇穴：

　　凡未歸屬於十四經脈，具有固定名稱、位置和主治的腧穴，稱為經外奇穴，簡稱奇穴。這類腧穴的主治範圍比較單一，多數只對某一病症有特殊療效。

　　3. 阿是穴：

　　凡既無具體名稱、固定部位也無固定主治，而是以病痛局部或反應點作為腧穴的穴位均稱為阿是穴，又稱「天應穴、不定穴」。臨床多用於痛證及某些臟腑病症。阿是穴無一定數目。

◆穴位與臟腑經絡密切相關

　　腧穴歸於經絡，經絡屬於臟腑，腧穴與臟腑脈氣相通。臟腑的生理狀況及病理變化可透過經絡反映在相應的腧穴上，在體表的腧穴處施以針刺或艾灸則能夠「引氣遠入」而治療臟腑、經絡的病症。由此可見，腧穴──臟腑──經絡三者之間內外相應，不可

分割。

◆如何找穴取穴

　　關於腧穴的定位，歷代醫家都非常重視。因為臨床取穴是否準確，與針灸、推拿等外治法的療效直接相關。同時，經過歷代醫家和大量臨床實踐都積累了許多寶貴的經驗，主要方法有骨度分寸法、手指同身寸法、體態標誌法以及一些簡便的取穴法，（內文有詳細圖説）。

　　1.骨度分寸法：

　　骨度分寸取穴法，古稱「骨度法」，是指以體表骨節為主要標誌折量全身各部的長度和寬度，並依其比例折算出分寸，作為腧穴定位的方法。即以《靈樞·骨度》規定的人體各部位的分寸為基礎，並結合歷代學者創用的折量分寸（將設定的兩骨節點之間的長度設定為一定的等分，每 1 等分為 1 寸，每 10 等分為 1 尺），作為定穴的依據。不論男女、老幼、高矮、胖瘦，均可按此標準測量。全身主要骨度折量寸（參見內頁）。

　　2.手指同身寸法：

　　手指同身寸取穴法又叫指寸定位法，是指依據被取穴者本人手指的分寸以量取腧穴的方法。臨床上分為以下三種：中指同身寸法、拇指同身寸法、3 寸 6 橫指同身寸法。

　　3.體表標誌取穴法：

　　以體表解剖學的各種體表標誌為依據，來確定腧穴位置的方法。體表解剖標誌可分為固定標誌和活動標誌兩種。

　　4. 簡便取穴法

　　簡便取穴法是臨床上一種簡單易行的取穴方法。例如取血海時，被取穴者正坐屈膝，取穴者面對被取穴者，用手掌按在被取穴者的膝蓋上，拇指尖指處即為本穴；取風市穴時，被取穴者直立，兩手下垂時，中指尖指處即為本穴；如天府穴，被取穴者正坐，前臂向前伸展，鼻尖正對的地方即為本穴。此方法是一種輔助取穴方法。

◆診斷疾病

　　穴位具有反映病症、協助診斷的作用。《靈樞·邪客》指出：「肺心有邪，其氣留於兩肘；肝有邪，其氣留於兩腋；脾有邪，其氣留於兩髀；腎有邪，其氣留於兩。」可知，腧穴在病理狀態下具有反映病症的特點，如膽囊病的患者，常在陽陵泉、膽囊穴等處出現壓痛；如胃腸疾患者常在足三里、地機等穴出現壓痛感，有時甚至會在第 5 至第 8 胸椎附近出現結節或軟性異物。

◆養生保健

　　歷代醫家都有關於應用腧穴強身防病的論述，體現了扶正、固本、未病先防的養生思想。近年來利用針灸腧穴養生保健更是得到了較為廣泛的應用。例如，針灸按摩足三里能提高機體的免疫功能，以預防感冒、流腦（流行性腦脊髓膜炎，俗稱腦膜炎）；針

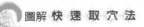
灸按摩丰隆可以預防腦中風；按摩眼周諸穴可消除眼肌疲勞等。

◆ 穴名由來

本書所有的快速取穴法，均有下列五大重點說明：

1. 科學定位

2. 快速取穴法

3. 主要作用

4. 經穴養生療法

5. 推拿：揉法、掐法。

看過此書，即能對按摩與針灸——這一看似神祕、遙不可及的健身古術，有一個較為深入的瞭解，同時更能掌握一些簡單有效的手法，準確掌握穴位要點，從而輕鬆享受到完美的保健體驗。在學習過程中，家庭成員之間還可相互按摩，對於被按摩者來說，可防病治病；對於操作者來說，可起到鍛鍊身體的作用，可謂一舉兩得，實為現代家庭的良師益友。

為此，我們精心編寫了這本彩色圖解版《圖解快速取穴法》，教你快速成為自我保健按摩師，透過按摩經絡不藥而癒。本書內容深入淺出、言簡意賅，通俗曉暢地向人們介紹了按摩療法的系統知識和針灸常用手法。針對現代人最迫切的健康需求，本書從外部的肌肉筋骨損傷到內部的常見病痛不適，從日常放鬆減壓到有的放矢地養顏美體等，都提供了安全、有效的方法，並且有圖片輔助和 DVD 影片的演示，讓你輕鬆地按圖索驥，隨時隨地體會到它的神奇效果。

在這個繁忙的現代社會，請你運用中醫學的智慧，在不需要花費過多時間和金錢的同時，來一個自我改善治療吧！

目錄

第六章　手少陽三焦經

第七章　手少陰心經

第八章　手太陰肺經

第九章　手厥陰心包經

第十章　足陽明胃經

第十一章　足太陰脾經

第十二章　足太陽膀胱經

第十三章　足少陰腎經

第十四章　足少陽膽經

第十五章　足厥陰肝經

第十六章　經外奇穴

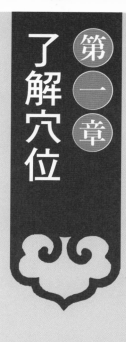

　　『腧』本作『輸』，即轉輸、輸注之意；『穴』即孔洞、空竅、凹陷、空隙之意。故『腧穴』表示經氣所居之處。腧穴既可以反映病症用於診斷，又可以接受刺激治療疾病。另外，腧穴理論是針灸、推拿及中醫外治療法的基礎。

什麼是穴位

穴位名稱的由來

　　腧穴，古稱「氣穴」「氣府」、「孔穴」等，除「以痛為腧」的阿是穴外，均有名稱。古人對腧穴命名時所涉及的知識十分廣泛，可謂上察天文，下觀地理，中通人事，遠取諸物，近取諸身。歸納起來腧穴命名的依據及方法大致分為以下幾種：

自然類
◎以日月星辰來命名，如日月、太白等。
◎用山、陵、丘、墟來命名，如承山等。
◎用海、澤、池、泉等來命名，如少海等。

物象類
◎以動物名稱來命名，如魚際、伏兔等。
◎以植物名稱來命名，如攢竹、口禾髎等。
◎以建築物名稱來命名，如天井、內關等。
◎以生活用具之類來命名，如懸鐘等。

人體類
◎以人體解剖部位來命名，如腕骨等。
◎以人體生理功能來命名，如承泣、關元等。
◎以治療作用來命名，如歸來、交信等。

穴位的分類

　　人體的腧穴很多，大致可分為十四經穴、經外奇穴和阿是穴三類。

十四經穴
　　凡歸屬於十二經脈、任脈、督脈的腧穴，都稱為十四經穴。這些腧穴分布在十四經循行路線上，不僅具有主治本經病症的作用，而且能反映相關經脈及所屬臟腑的病症。

經外奇穴
　　凡未歸屬於十四經脈，具有固定名稱、位置和主治的腧穴，稱為經外奇穴，簡稱奇穴。這類腧穴的主治範圍比較單一，多數只對某一病症有特殊療效。

阿是穴
　　凡既無具體名稱、固定部位，也無固定主治，而是以病痛局部或反應點作為腧穴的穴位均稱為阿是穴，又稱天應穴、不定穴。臨床多用於痛症及某些臟腑病症。阿是穴無一定數目。

穴位與臟腑經絡密切相關

　　腧穴歸於經絡，經絡屬於臟腑，腧穴與臟腑脈氣相通。臟腑的生理狀況及病理變化可透過經絡反映在相應的腧穴上，在體表的腧穴處施以針刺或艾灸，則能夠「引氣遠入」而治療臟腑、經絡的病症。由此可見，腧穴——臟腑——經絡三者之間內外相應，不可分割。

如何找穴取穴

　　關於腧穴的定位，歷代醫家都非常重視。因為臨床取穴是否準確，與針灸、推拿等外治法的療效直接相關。同時，經過歷代醫家和大量臨床實踐都累積了許多寶貴的經驗，主要方法有骨度分寸法、手指同身寸法、體態標誌法以及一些簡便的取穴法。

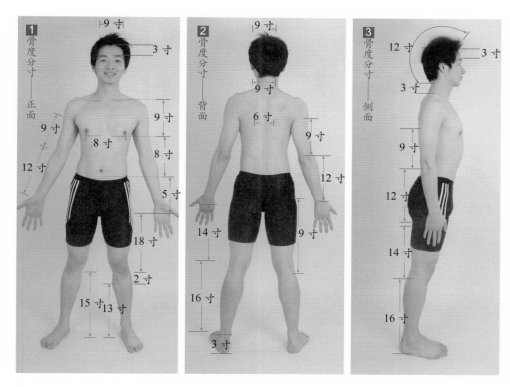

骨度分寸法

　　骨度分寸取穴法，古稱「骨度法」，是指以體表骨節為主要標誌折量全身各部的長度和寬度，並依其比例折算出分寸，作為腧穴定位的方法。即以《靈樞·骨度》規定的人體各部位的分寸為基礎，並結合歷代學者創用的折分寸（將設定的兩骨節點之間的長度折量為一定的等分，每 1 等分為 1 寸，每 10 等分為 1 尺），作為定穴的依據。不論男女、老幼、高矮、胖瘦，均可按此標準測量。全身主要骨度折量寸參見下頁表。

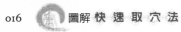

骨度折量寸表

部位	起止點	折量寸	度量法	說明
頭面部	前髮際正中→後髮際正中	12	直寸	用於確定頭部腧穴的縱向距離
	眉間（印堂）→前髮際正中	3	直寸	用於確定前髮際及其頭部腧穴的縱向距離
	兩額角髮際（頭維）之間	9	橫寸	用於確定頭前部腧穴的橫向距離
	耳後兩乳突（完骨）之間	9	橫寸	用於確定頭後部腧穴的橫向距離
胸腹脅部	胸骨上窩（天突）→胸劍聯合中點（歧骨）	9	直寸	用於確定胸部任脈腧穴的縱向距離
	胸劍聯合中點（歧骨）→臍中	8	直寸	用於確定上腹部腧穴的縱向距離
	臍中→恥骨聯合上緣（曲骨）	5	直寸	用於確定下腹部腧穴的縱向距離
	兩乳頭之間	8	橫寸	用於確定胸腹部腧穴的橫向距離
背腰部	肩胛骨內側緣→後正中線	3	橫寸	用於確定背腰部腧穴的橫向距離
上肢部	腋前、後紋頭→肘橫紋（平尺骨鷹嘴）	9	直寸	用於確定上臂部腧穴的縱向距離
	肘橫紋（平尺骨鷹嘴）→腕掌（背）側遠端橫紋	12	直寸	用於確定前臂部腧穴的縱向距離
下肢部	恥骨聯合上緣→髕底	18	直寸	用於確定大腿部腧穴的縱向距離
	髕尖（膝中）→內踝尖（脛骨內側髁下方陰陵泉→內踝尖為13寸；髕尖→髕底為2寸）	15	直寸	用於確定小腿內側部腧穴的縱向距離
	股骨大轉子→橫紋（平髕尖）	19	直寸	用於確定大腿部前外側部腧穴的縱向距離
	臀溝→膕橫紋	14	直寸	用於確定大腿後部腧穴的縱向距離
	膕橫紋（平髕尖）→外踝尖	16	直寸	用於確定小腿外側部腧穴的縱向距離
	內踝尖→足底	3	直寸	用於確定足內側部腧穴的縱向距離

手指同身寸法

手指同身寸取穴法又叫指寸定位法，是指依據被取穴者本人手指的分寸以量取腧穴的方法。臨床上分為以下三種：

中指同身寸法

以被取穴者的中指中節橈側兩端紋頭（拇指、中指屈曲成環形）之間的距離作為 1 寸。這種「同身寸法」與骨度分寸相比偏長，只適用於小腿部和下腹部（圖④）。

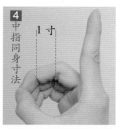

④ 中指同身寸法　1寸

拇指同身寸法

被取穴者將大拇指豎起，以拇指的指間關節寬度作為 1 寸（圖⑤）。

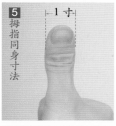

⑤ 拇指同身寸法　1寸

橫指同身寸法

被取穴者四指併攏，以其中指中節橫紋為準，其四指的寬度約為 3 寸。此法常用於四肢部及腹部取穴（圖⑥）。

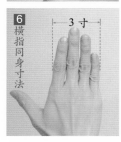

⑥ 橫指同身寸法　3寸

體表標誌法

體表標誌取穴法是以體表解剖學的各種體表標誌為依據來確定腧穴位置的方法。體表解剖標誌可分為固定標誌和活動標誌兩種。

固定標誌

固定標誌是指人體中由骨節和肌肉所形成的突起或凹陷、五官輪廓、髮際、指（趾）甲、乳頭、臍窩等。如腓骨小頭前下凹陷處取陽陵泉；第 2 骶後孔中取下髎；腓腸肌肌腹下尖角凹陷處取承山；兩眉之間取印堂；兩乳頭連線中點取膻中；臍中央取神闕。

活動標誌

活動標誌是指人體各部分的關節、肌肉、肌腱、皮膚隨著活動而出現的空隙、凹陷、皺紋、尖端等體表標誌。例如張口取耳門、聽宮、聽會；閉口取下關；外展拇指，在拇長、短伸肌腱之間取陽溪等。

常用定穴體表標誌

應用體表解剖標誌定位法需要首先確定常用的體表定穴標誌。如果傳統體表標準術語有完全對應的解剖學術語，則直接採用，不再進行定義。

頭部

1. **前髮際正中**：頭部有髮部位的前緣正中（下頁圖⑦）。

2. **後髮際正中**：頭部有髮部位的後緣正中。

3. **額角髮際**：位於前髮際額部曲角處（下頁圖⑦）。

4. **眉間**：位於兩眉頭之間的中點的位置（下頁圖⑦）。

5. **耳尖**：當耳向前折時耳的最高點處。

胸脇部

6. **第2肋**：平胸骨角或鎖骨下可觸及的肋骨即第2肋（下頁圖⑦）。

7. **第4肋間**：男子乳頭平第4肋間。

頸背腰骶部

8. **第 7 頸椎棘突**：頸後隆起最高處，且能隨

頭旋轉而轉動者為第7頸椎棘突（圖⑧）。

9. **第2胸椎棘突**：直立，兩手下垂時，兩肩胛骨上角連線與後正中線的交點。

10. **第3胸椎棘突**：直立，兩手下垂時，兩肩胛岡內側端連線與後正中線的交點。

11. **第7胸椎棘突**：直立，兩手下垂時，兩肩胛骨下角的水平線與後正中線的交點。

12. **第12胸椎棘突**：直立，兩手下垂時，平兩肩胛骨下角與兩髂嵴最高點連線的中點。

13. **第4腰椎棘突**：兩髂嵴最高點連線與後正中線的交點。

14. **第2骶椎**：兩髂後上棘連線與後正中線的交點。

15. **骶管裂孔**：取尾骨上方左右的骶角，與兩骶角平齊的後正中線上。

上肢部

16. **肘橫紋**：屈肘90度時肘窩處橫紋或與肱骨內上髁、外上髁連線相平（圖⑨）。

17. **赤白肉際**：手掌、手背皮膚移行處；足底、足背皮膚移行處。

下肢部

18. **膕橫紋**：膕窩處橫紋。

19. **外踝尖**：外踝最凸點（圖⑨）。

20. **內踝尖**：內踝最凸點（圖⑨）。

簡便取穴法

簡便取穴法是臨床上一種簡單易行的取穴方法。例如取血海時，被取穴者正坐屈膝，取穴者面對被取穴者，用手掌按在被取穴者的膝蓋上，拇指尖指處即為本穴（圖⑩）；取風市穴時，被取穴者直立，兩手下垂時，中指尖指處即為本穴（圖⑪）；如天府穴，被取穴者正坐，前臂向前伸展，鼻尖正對的地方即為本穴（圖⑫）。此方法是一種輔助取穴方法。

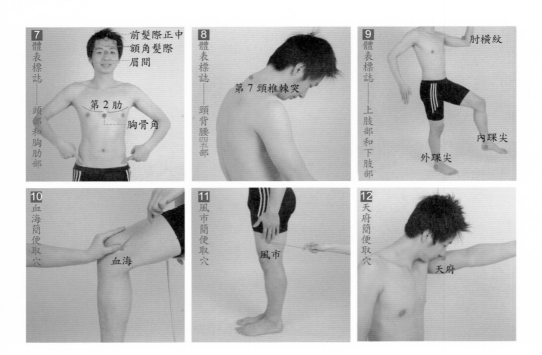

7 體表標誌──頭部和胸肋部　前髮際正中　額角髮際　眉間　第2肋　胸骨角

8 體表標誌──頸背腰骶部　第7頸椎棘突

9 體表標誌──上肢部和下肢部　肘橫紋　內踝尖　外踝尖

10 血海簡便取穴　血海

11 風市簡便取穴　風市

12 天府簡便取穴　天府

穴位對人體有哪些作用

診斷疾病

穴位具有反映病症、協助診斷的作用。《靈樞‧邪客》指出：「肺心有邪，其氣留於兩肘；肝有邪，其氣留於兩腋；脾有邪，其氣留於兩髀；腎有邪，其氣留於兩膕。」可知，腧穴在病理狀態下具有反映病症的特點，如膽囊病的患者，常在陽陵泉、膽囊穴等處出現壓痛；如胃腸疾患者常在足三里、地機等穴出現壓痛感，有時甚至在第 5 至第 8 胸椎附近出現結節或軟性異物。

預防疾病

腧穴具有接受刺激、預防疾病的作用。《素問‧五臟生成論》指出：「人有大谷十二分，小溪五十四名，少十二腧，此皆衛氣所留止，邪氣之所客也，針石緣而去之。」這表明腧穴不僅是氣血輸注的部位，也是邪氣留止的處所，還是針灸防治疾病的刺激點。透過針刺、艾灸、拔罐等方法，對腧穴的刺激可以疏通經絡、調整氣血，使其陰陽平衡、臟腑和諧，從而達到扶正祛邪的目的。

近治作用

腧穴的近治作用是所有腧穴的共同特點。也就是說，所有的腧穴都能治療所在部位及鄰近部位的病症，包括深層及鄰近組織、器官的病症。例如，眼區的睛明、承泣、四白、球後各穴均能治療眼病；耳區的聽宮、聽會、耳門諸穴均能治療耳病；頭頂部的百會、四神聰等穴均可治療頭頂疼痛以及頭暈、神志昏迷等症。

遠治作用

遠治作用指腧穴具有治療本經循行遠隔部位病症的作用，有的腧穴還可以治療全身病症。這一作用在四肢、肘、膝以下的穴位尤為顯著。此所謂「腧穴所在，主治所在。」例如，合谷穴不僅能治療手、上肢的病症，尤善治療頭面部的病症，還可治療外感發熱等症；足三里不但能治療下肢疾患，還能治療消化系統疾病。

整體治療作用

針灸或按摩某些穴位，可對某方面病症產生整體性的調治作用，進而調治全身疾病。例如，心跳過快者，針灸、按摩內關可減慢心率；心跳過緩者，針灸按摩內關可加快心率。

養生保健

歷代醫家都有關於應用腧穴強身防病的論述，展現了扶正、固本、未病先防的養生思想。近年來利用針灸腧穴養生保健更是得到了較為廣泛的應用。例如，針刺足三里能提高機體的免疫功能，以預防感冒、流腦（流行性腦膜炎）；針灸丰隆可以預防腦中風；按摩眼周諸穴可消除眼睛疲勞等。

常用養生保健穴位速查表

經屬	穴名	養生保健		
手太陰	列缺	落枕、偏頭痛		
手陽明	合谷	流行性腮腺炎、感冒、頭面疾病		
	迎香	落枕、偏頭痛		
足陽明	足三里	感冒、腦中風，保健長壽		
	丰隆	高血壓、預防腦中風		
足太陰	血海	痛經、皮膚病		
手少陰	神門	癡呆症、失眠		
手太陽	後溪	頸椎病、腰椎病		
	聽宮	耳聾、耳鳴		
足太陽	睛明	高血壓、頸椎病		
	天柱	頸椎痠痛、目眩、頭痛		
	膏肓	可強身健骨		
足少陰	太溪	耳鳴、腰痛		
	湧泉	靜脈曲張		
手厥陰	內關	高血壓、心臟病、增加機體抵抗能力		
手少陽	角孫	疲勞		
足少陽	風池	感冒、高血壓、近視眼		
	風市	腦中風		
任脈	神闕	衰老、延年益壽		
	氣海	養生保健、延年益壽		
	關元	養生保健、延年益壽		
督脈	身柱	嬰幼兒消化不良，為小兒保健要穴		
	大椎	流感、流腦、瘧疾		
	印堂	失眠、高血壓		
	百會	健腦、預防癡呆、增強記憶		
奇穴	太陽	健腦、增強記憶		

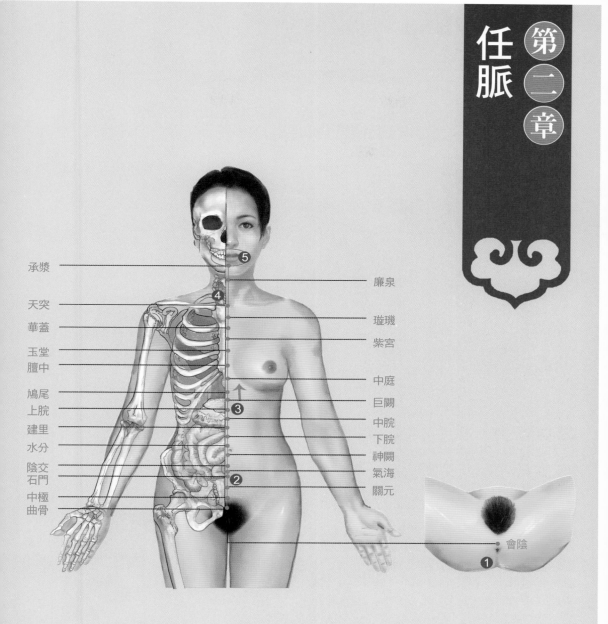

承漿

天突
華蓋

玉堂
膻中

鳩尾
上脘
建里
水分
陰交
石門
中極
曲骨

廉泉

璇璣
紫宮

中庭
巨闕
中脘
下脘
神闕
氣海
關元

會陰

循行路線 任脈起於小腹內，下出於會陰部（見①），向上行於陰毛部，沿著腹部正中線上行，經過曲骨、關元、鳩尾等穴（見②、③），到達咽喉部（天突）（見④），到達下唇內，左右分行，環繞口唇（見⑤），再分別通過鼻翼兩旁，進入眼眶下，交於足陽明經。

分支：由胞中分出，與沖脈相併，上行於脊柱，循行於背部。

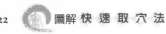

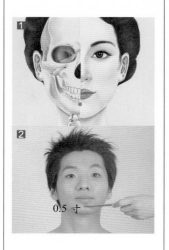

0.5 寸

穴名由來 承，承接；漿，涎液。口中之涎液流出，承接於此處。

科學定位 在面部，頦唇溝的正中凹陷處（圖①）。

快速取穴法 1.正坐位，在面部，頦唇溝的正中凹陷處，按壓有痛感。

2.正坐位或仰臥位，在面部口唇下 0.5 寸處，按壓有痛感（圖②）。

主要作用 祛風通絡，疏調任督。主治口眼喎斜，唇緊，面腫，腦血管疾病後遺症；齒痛，齒齲，齒腫，流涎，口舌生瘡，暴喑不言；消渴嗜飲，小便不禁；癲癇。

經穴養療法 **刺法**：斜刺 0.3～0.5 寸。

推拿：揉法、掐法。

穴位配伍調身祛病 1.配委中，主治出血不止。

2.配風府，主治頭項強痛、牙痛。

3.配四縫，主治小兒厭食症。

4.配大椎、委中、次髎，主治痛經。

《特別注意》 1.針刺時，局部有痠脹感，可傳至口唇。

2.一般不灸。

穴名由來 廉，清；泉，水泉。穴在喉結上，舌下腺體所出之津液猶如清泉。

科學定位 在頸部，前正中線上，喉結上方，舌骨上緣凹陷處（圖③）。

快速取穴法 1.正坐仰靠，在頸部，前正中線上，喉結上方，舌骨上緣凹陷處（圖④）。

2.正坐仰靠，在頸部，前正中線上，喉結與下頜之間。

主要作用 清熱化痰，開竅利喉。主治舌下腫痛，舌根急縮，舌縱涎出，舌強，腦中風失語；舌乾口燥，口舌生瘡；暴喑，喉痺；聾啞；咳嗽，哮喘；消渴。

經穴養療法 **刺法**：向舌根斜刺 0.5～0.8 寸，不留針或淺部留針。

灸法：艾柱灸 3～7 壯，艾條灸 5～15 分鐘。

穴位配伍調身祛病 1.配金津、玉液、天突、少商，主治舌強不語、舌下腫痛。

2.配膻中、天突、丰隆、內關，主治梅核氣。

《特別注意》 1.陰維脈、任脈之會。

2.針刺時，局部有痠脹感。

3.不宜深刺。

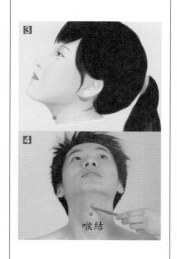

喉結

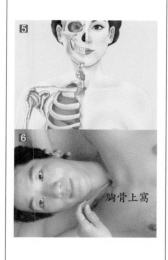

天突

穴名由來　天，天空；突，突出。穴內應肺，因肺氣通於天，喉結高而突出。

科學定位　在頸部，前正中線上，胸骨上窩中央的位置（圖⑤）。

快速取穴法　仰臥位，在前正中線上，兩鎖骨中間，胸骨上窩中央（圖⑥）。

主要作用　寬胸理氣，化痰利咽。主治咳嗽，哮喘；胸中氣逆，咯唾膿血；咽喉腫痛，舌下急，暴喑，癭氣，噎嗝。

經穴養療法　刺法：先直刺 0.2～0.3 寸，然後把針尖轉向下方，緊靠胸骨後方刺入 0.5～1.0 寸。

灸法：艾柱灸 3～7 壯，艾條灸 5～15 分鐘。

推拿：點按法。

穴位配伍調身祛病　1.配定喘、魚際，主治哮喘、咳嗽。
2.配少商、天容，主治咽喉腫痛。
3.配氣舍、合谷，主治區域性甲狀腺腫大。

《特別注意》　本穴針刺不能過深，也不宜向左右刺，以防刺傷鎖骨下動脈及肺尖。

胸骨上窩

穴名由來　璇，旋；璣，機。穴位於胸骨柄中央，內應肺系。肺之功能猶眾星拱北，有斗運於天，機運於身。

科學定位　在胸部，前正中線上，天突下 1 寸的位置（圖⑦）。

快速取穴法　1.仰臥位，在胸部，取胸骨角中點與胸骨上窩中央連線的中點處，按壓有痠脹感（圖⑧）。
2.仰臥位，在胸部前正中線上，胸骨柄的中央處，按壓有痠脹感。

主要作用　寬胸理氣，止咳利咽。主治咳嗽，氣喘，支氣管哮喘；胸滿痛；喉痹，咽腫；胃中有積；甲狀腺腫大；癭病。

經穴養療法　刺法：平刺 0.3～0.5 寸。

灸法：艾柱灸 3～7 壯，艾條灸 5～15 分鐘。

推拿：按法、揉法。

穴位配伍調身祛病　1.配鳩尾、天突，主治喉痹、咽腫。
2.配膻中、內關，主治胸悶、胸脹。

《特別注意》　針刺時，局部有沉脹感。

璇璣

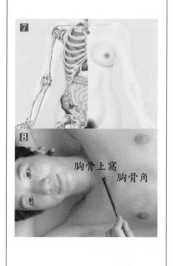

胸骨上窩
胸骨角

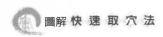

華蓋

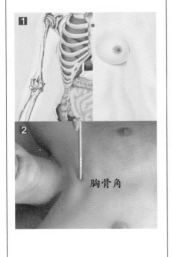

胸骨角

穴名由來 穴內應肺，肺葉垂布，為五臟之華蓋。

科學定位 在胸部，前正中線上，平第1肋間的位置（圖①）。

快速取穴法 1.仰臥位，在胸部前正中線可見胸骨前部有一微向前突的角（胸骨角），在此角的中點處，平第1肋間，按壓有痠脹感（圖②）。

2.仰臥位，在胸部，前正中線上，先取璇璣，再向下量1橫指處，按壓有痠脹感。

主要作用 寬胸理氣，清肺利咽。主治咳嗽，哮喘；胸痛，脅肋痛，胸膜炎；喉痹，咽腫，扁桃腺炎；甲狀腺亢進。

經穴養療法 **刺法**：平刺0.3～0.5寸。

灸法：艾柱灸3～5壯或艾條灸5～10分鐘。

推拿：拿法、按法、揉法。

穴位配伍調身袪病 1.配氣戶、章門，主治脅肋疼痛。

2.配肺腧、列缺、天突，主治咳嗽，氣喘。

《特別注意》 針刺時，局部有沉脹感。

穴名由來 紫，紫色；宮，宮殿。穴居心處，帝王居住之所。

科學定位 在胸部，前正中線上，平第2肋間處的位置（圖③）。

快速取穴法 1.仰臥位，將膻中與胸骨角相連進行3等分，膻中上2/3與下1/3的交點處，平第2肋間，按壓有痠脹感（圖④）。

2.仰臥位，前正中線上，胸劍聯合中點與胸骨角中點連線的上1/4處，按壓有痠脹感。

主要作用 寬胸理氣，清肺利咽。主治咳嗽，氣喘，支氣管哮喘；胸脅支滿，胸痛，胸膜炎；喉痹；吐血；嘔吐。

經穴養療法 **刺法**：平刺0.3～0.5寸。

灸法：艾柱灸3～7壯，艾條灸5～15分鐘。

推拿：拿法、按法、揉法。

穴位配伍調身袪病 1.配膻中，主治支氣管哮喘。

2.配內關，主治胸脅脹痛。

3.配玉堂、太溪，主治呃逆上氣、心煩。

《特別注意》 針刺時，局部沉脹。

紫宮

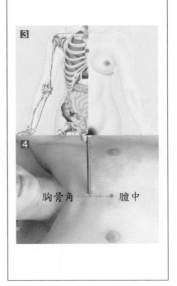

胸骨角 —— 膻中

玉堂

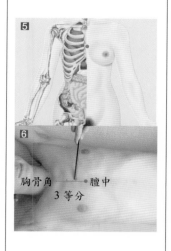

胸骨角 ━━ 膻中
3 等分

穴名由來　玉，玉石；堂，殿堂。穴居心位，似君主之居處。

科學定位　在胸部，前正中線上，平第 3 肋間的位置（圖⑤）。

快速取穴法　1.仰臥位，前正中線上，將膻中與胸骨角相連 3 等分，膻中上 1/3 與下 2/3 的交點處，平第 3 肋間，按壓有痠脹感（圖⑥）。
2.仰臥位，前正中線上，胸劍聯合中點與胸骨角中點連線的中點處，按壓有痠脹感。

主要作用　寬胸理氣，止咳化痰。主治胸痛，肋間神經痛；咳嗽，支氣管哮喘；喉痺咽腫；嘔吐寒痰；兩乳腫痛。

經穴養療法　刺法：平刺或斜刺 0.3～0.5 寸。
灸法：艾柱灸 3～7 壯，艾條灸 5～15 分鐘。
推拿：拿法、按法、揉法。

穴位配伍調身袪病　1.配膻中、內關、胸夾脊，主治胸痺。
2.配肺腧、膻中，主治支氣管哮喘。

《特別注意》針刺時，局部沉脹。

膻中

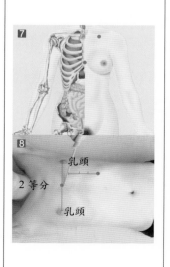

乳頭
2 等分
乳頭

穴名由來　膻，羊臊氣；中，穴內。天部水濕之氣在本穴脹散而變化熱燥之氣，故名。

科學定位　在胸部，前正中線上，平第 4 肋間，兩乳頭連線的中點（圖⑦）。

快速取穴法　正坐或仰臥位，在人體的胸部正中線上，兩乳頭之間連線的中點，平第 4 肋間，按壓有痠脹感（圖⑧）。

主要作用　寬胸理氣，寧心安神。主治咳嗽，氣喘，咯唾膿血，支氣管炎；心悸，心絞痛；產婦少乳；噎膈。

經穴養療法　刺法：平刺 0.3～0.5 寸。
灸法：艾柱灸 3～7 壯，艾條灸 5～15 分鐘。
推拿：拿法、按法、揉法。

穴位配伍調身袪病　1.配內關、三陰交、巨闕、心平、足三里，主治冠心病、急性心肌梗塞。
2.配乳根、合谷、三陰交、少澤，主治少乳。

《特別注意》1.心包經之募穴，八會穴之氣會。
2.針刺時，局部有痠脹感，可傳至前胸部。

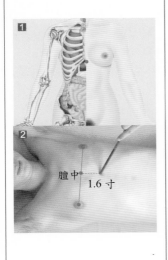

中庭

膻中
1.6 寸

穴名由來　中，中間；庭，庭院。任脈沿腹中線上行，脈氣從中間穿過如進入庭院，故名。

科學定位　在胸部，前正中線上，平第 5 肋間，即胸劍結合部（圖①）。

快速取穴法　1.仰臥位，先取兩乳頭連線之中點膻中穴，向下量 1.6 寸處（圖②）。

2.仰臥位，在前正中線上胸骨體與胸劍結合點部可觸及一凹陷，平第 5 肋間。

3.仰臥位，在前正中線上，胸劍結合部中點處，平第 5 肋間。

主要作用　寬胸理氣，降逆理中。主治胸腹脹滿，胸悶；噎膈，嘔吐；心痛；梅核氣；咽炎；扁桃腺炎；小兒吐乳。

經穴養療法　刺法：平刺 0.3～0.5 寸。

灸法：艾柱灸 3～7 壯，艾條灸 5～15 分鐘。

推拿：拿法、按法、揉法、摩法。

穴位配伍調身袪病　1.配腧府、意舍，主治嘔吐。

2.配章門、期門、膻中，主治胸脅脹滿。

《特別注意》針刺時，局部有痠脹感。

穴名由來　鳩，鳩鳥；尾，尾巴。穴在劍突下方，因胸骨劍突形如斑鳩之尾。

科學定位　在上腹部，前正中線上，胸劍結合部下 1 寸（圖③）。

快速取穴法　1.仰臥位，在上腹部，前正中線上，將胸劍結合點與神闕連線 8 等分，在連線的下 7/8 與 1/8 交點處，按壓有痠脹感（圖④）。

2.仰臥位，鳩尾穴位於人體的心窩正下方，最底下肋骨稍下處，按壓有痠脹感。

主要作用　和中降逆，寬胸寧神。主治心痛，心悸，心煩，癲癇；驚狂，胸中滿痛；咳嗽氣喘，肺氣腫；嘔吐，呃逆，反胃，胃痛，胃炎。

經穴養療法　刺法：向下斜刺 0.5～1.0 寸，不可過深。

灸法：艾柱灸 3～5 壯，艾條溫灸 15～20 分鐘。

推拿：拿法、按法、揉法。

穴位配伍調身袪病　1.配璇璣，主治喉痺咽腫。

2.配建里、下脘，主治呃逆。

3.配梁門、足三里，主治胃痛。

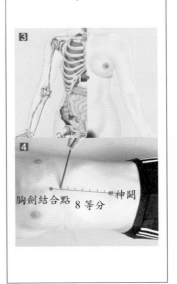

鳩尾

胸劍結合點　8 等分　神闕

《特別注意》不宜向上斜刺，以免損傷心臟。

巨闕

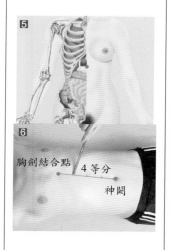

5

6

胸劍結合點　4等分　神闕

穴名由來　巨，巨大；闕，宮闕。心氣出入之大門。

科學定位　在上腹部，前正中線上，臍中上6寸的位置（圖⑤）。

快速取穴法　仰臥位，在上腹部，前正中線上，將胸劍結合點與神闕連線4等分，在連線的上1/4與3/4交點處，按壓有痠脹感（圖⑥）。

主要作用　寬胸利膈，寧心安神。主治胸痛，心痛，心煩，驚悸；癲狂；癇症；屍厥；健忘；胸滿氣短，咳逆上氣；腹脹暴痛，呃逆，胃炎；噎嗝，吞酸；黃疸，泄瀉。

經穴養療法　刺法：直刺0.5～1.0寸。

灸法：艾柱灸3～5壯或艾條灸5～10分鐘。

推拿：點按、揉法。

穴位配伍調身祛病　1.配章門、合谷、中脘，主治心絞痛。

2.配人中，主治癲癇。

3.配足三里、膻中，主治呃逆。

4.配內關，主治心肌梗塞。

《特別注意》針刺時，局部痠脹，可傳至下腹部。

穴名由來　上，上方；脘，胃脘。此穴位於胃脘上部，故名。

科學定位　在上腹部，前正中線上，臍中上5寸的位置（圖⑦）。

快速取穴法　仰臥位，在上腹部，前正中線上，神闕與胸劍結合點連線的中點處，再向上量1寸處，按壓有痠脹感（圖⑧）。

主要作用　健脾和胃，寬胸理氣。主治胃脘疼痛，腹脹，嘔吐，呃逆，消化不良，急、慢性胃炎，反胃，消化性潰瘍，胃下垂，食道痙攣；黃疸，泄瀉，虛勞吐血；咳嗽痰多；癲癇；心絞痛。

經穴養療法　刺法：直刺0.5～1.0寸。

灸法：艾柱灸3～7壯，艾條灸5～15分鐘。

推拿：拿法、按法、揉法。

穴位配伍調身祛病　1.配丰隆、足三里，主治納呆、消化不良。

2.配天樞、中脘，主治腹脹、腸鳴、泄瀉。

《特別注意》1.任脈、足陽明、手太陽之會。

2.針刺時，局部痠脹，可傳至上腹部。

上脘

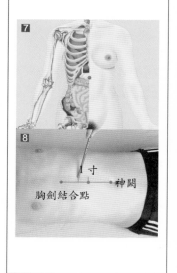

7

8

1寸　神闕

胸劍結合點

中脘

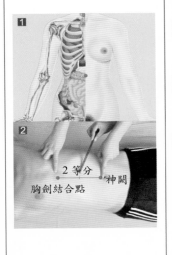

穴名由來　中，中間；脘，胃脘。穴在胃脘中部。

科學定位　在上腹部，前正中線上，臍中上4寸的位置（圖①）。

快速取穴法　仰臥位，在上腹部，神闕與胸劍結合點連線的中點處，按壓有痠脹感（圖②）。

主要作用　健脾和胃，補中安神。主治嘔吐，呃逆，消化不良，疳積；黃疸，腸鳴，泄瀉；便秘，便血；驚悸，怔忡，臟躁，癲癇；驚風，產後血暈。

經穴養療法　刺法：直刺0.5～1.0寸。

灸法：艾柱灸3～7壯，艾條灸5～15分鐘。

推拿：揉法、摩法。

穴位配伍調身祛病　1.配百會、足三里、神門，主治失眠，臟躁。

2.配陽池、胞門、子宮，主治腰痛，痛經。

3.配氣海、內關，主治胃下垂。

4.配膻中、天突、豐隆，主治哮喘。

《特別注意》　1.手太陽、手少陽、足陽明、任脈之會。

2.針刺時，局部痠脹沉重，胃部有收縮感。

穴名由來　建，建設；里，裡也，與表相對，此指肚腹內部也。意為任脈的地部經水由此注入肚腹內部。

科學定位　在上腹部，前正中線上，臍中上3寸的位置（圖③）。

快速取穴法　1.仰臥位，在上腹部，前正中線上，將神闕與胸劍結合點連線8等分，在連線的下3/8與上5/8交點處，按壓有痠脹感（圖④）。

2.在上腹部前正中線上，從肚臍向上量3寸處。

主要作用　健脾和胃，消積化滯。主治胃脘疼痛，腹脹，神經性嘔吐，食欲不振，消化不良；腸中痛，水腫；心絞痛。

經穴養療法　刺法：直刺0.5～1.0寸。

灸法：艾柱灸3～7壯，艾條灸5～15分鐘。

推拿：按法、揉法。

穴位配伍調身祛病　1.配內關，主治胸中苦悶。

2.配水分，主治肚腹浮腫。

《特別注意》　1.不宜深刺，以免損傷肝、胃等臟器。

2.寒則補之灸之，熱則水針或瀉針出氣。

建里

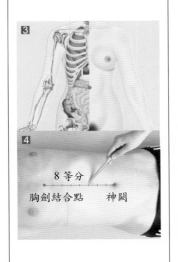

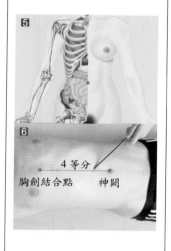

下脘

⑤

⑥

4 等分

胸劍結合點　神闕

穴名由來 下，下部；脘，胃脘。穴在胃脘下部。

科學定位 在上腹部，前正中線上，臍中上 2 寸的位置（圖⑤）。

快速取穴法 1.取仰臥位，在上腹部，將神闕與胸劍結合點連線進行 4 等分，在連線的下 1/4 與 3/4 交點處，按壓有痠脹感（圖⑥）。

2.取仰臥位，在上腹部，前正中線上，從肚臍向上量 2 寸處，按壓有痠脹感。

主要作用 健脾和胃，消積化滯。主治脘痛，腹脹，食穀不化，腸鳴，泄瀉，日漸消瘦；嘔吐，呃逆，胃下垂；痞塊，虛腫；尿血。

經穴養療法 刺法：直刺 0.5～1.0 寸。

灸法：艾柱灸或隔物灸 3～7 壯，艾條灸 10～20 分鐘。

推拿：按法、揉法。

穴位配伍調身袪病 1.配天樞、氣海、關元，主治急性菌痢。

2.配上脘、中脘、胃腧、足三里，主治胃下垂。

《特別注意》 1.足太陰、任脈之會。

2.針刺時宜緩慢。

穴名由來 水，水穀；分，分別。穴內應小腸，小腸能分清泌濁。

科學定位 上腹部，前正中線上，臍中上 1 寸（圖⑦）。

快速取穴法 1.取仰臥位，在上腹部，將神闕與胸劍結合點連線進行 8 等分，在連線的下 1/8 與 7/8 交點處，按壓有痠脹感（圖⑧）。

2.取仰臥位，在上腹部，前正中線上，從肚臍向上量 1 寸處，按壓有痠脹感。

主要作用 健脾化濕，利水消腫。主治腹痛，腹脹，腸鳴，泄瀉，肝硬化腹水；反胃，胃下垂；水腫；小兒陷囟，腰脊強急，泌尿系統炎症。

經穴養療法 刺法：直刺 0.5～1.0 寸。

灸法：艾柱灸 3～7 壯，艾條灸 5～15 分鐘。

推拿：按法、揉法。

穴位配伍調身袪病 1.配天樞、地機，主治腹水。

2.配中封、曲泉，主治臍痛。

3.配脾腧、三陰交，主治浮腫。

4.配內關，主治反胃嘔吐。

《特別注意》 水病多用灸法。

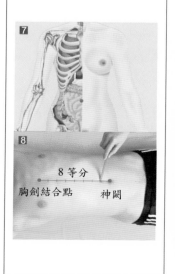

水分

⑦

⑧

8 等分

胸劍結合點　神闕

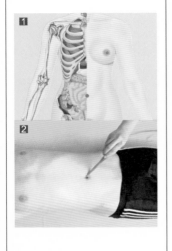

神闕

穴名由來 神，神氣；闕，宮門。穴為元神之闕門。

科學定位 在腹中部，臍中央（圖①）。

快速取穴法 仰臥位，在腹中部，肚臍中央的位置（圖②）。

主要作用 培元固本，回陽救逆。主治腦中風虛脫，四肢厥冷，暈厥，急性腦血管病；痛風，小兒驚風；形憊體乏，繞臍腹痛，腹脹，腹瀉；痢疾；脫肛；便秘，小便不禁，五淋；女性不孕。

經穴養療法 **刺法**：禁刺。

灸法：艾柱灸 3～7 壯，艾條灸 5～15 分鐘。

推拿：按法、揉法。

穴位配伍調身祛病 1.配公孫、水分、天樞、足三里，主治泄痢、便秘、繞臍腹痛。

2.配長強、氣海、關元，主治脫肛、小便不禁、腎虛、不孕症。

3.配三陰交，主治五淋。

《特別注意》此穴為強身保健穴，溫灸至局部溫熱舒適，每日 1 次。

穴名由來 陰，陰陽；交，交會。穴為任脈、沖脈和足少陰三脈的交會穴。

科學定位 在下腹部，前正中線上，在臍中下 1 寸（圖③）。

快速取穴法 仰臥位，將恥骨聯合上緣的中點和肚臍連線五等分，由上向下 1/5 處，按壓有痠脹感的位置（圖④）。

主要作用 溫腎益精，調理沖任。主治繞臍冷痛，腹滿水腫，泄瀉；疝氣；小便不利；奔豚；血崩；陰癢；帶下，產後惡露不止；小兒陷囟；腰膝拘攣。

經穴養療法 **刺法**：直刺 0.5～1.0 寸。

灸法：艾柱灸 3～7 壯，艾條灸 5～15 分鐘。

推拿：按法、揉法。

穴位配伍調身祛病 1.配陰陵泉穴、帶脈穴，主治赤白帶下。

2.配子宮、三陰交，主治月經不調、崩漏。

3.配天樞、氣海，主治腹脹、腸鳴、泄瀉。

4.配大腸腧、曲池，主治臍周作痛。

《特別注意》孕婦慎用。

陰交

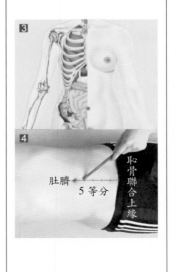

肚臍　5 等分　恥骨聯合上緣

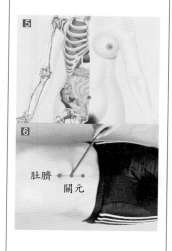

氣海

⑤

⑥

肚臍

關元

〔穴名由來〕　氣，元氣；海，海洋。穴位先天元氣匯聚之處，主治一切氣疾。

〔科學定位〕　在下腹部，前正中線上，在臍中下 1.5 寸（圖⑤）。

〔快速取穴法〕　1.仰臥位，先取關元穴，在關元與肚臍連線的中點處，按壓有痠脹感（圖⑥）。
2.仰臥位，從肚臍向下量約 1.5 寸處，按壓有痠脹感。

〔主要作用〕　補氣益腎，澀精固本。主治繞臍腹痛，脘腹脹滿，大便不通；癃淋，遺尿；遺精，陽痿；疝氣；月經不調，痛經，崩漏，帶下；產後惡露不止，胞衣不下；四肢乏力。

〔經穴養療法〕　**刺法**：直刺 0.5～1.0 寸。
灸法：艾柱灸 3～7 壯，艾條灸 5～15 分鐘。
推拿：按法、揉法。

〔穴位配伍調身祛病〕　1.配三陰交，主治白濁、遺精。
2.配關元，主治產後惡露不止。
3.配足三里、脾腧、胃腧、天樞、上巨虛，主治胃腹脹痛、呃逆、嘔吐、水穀不化、大便不通、泄痢不止。

《特別注意》　孕婦慎用此穴。

〔穴名由來〕　石，堅硬不通；門，門戶。此穴可治療下腹堅痛。

〔科學定位〕　在下腹部，前正中線上，在臍中下 2 寸（圖⑦）。

〔快速取穴法〕　1.仰臥位，將恥骨聯合上緣的中點和肚臍連線五等分，由上向下 2/5 處，按壓有痠脹感（圖⑧）。
2.仰臥位，從恥骨聯合上緣向上量 3 寸處，按壓有痠脹感。

〔主要作用〕　溫腎益精，調經止帶。主治腹脹，泄瀉，繞臍疼痛；奔豚，疝氣；水腫，小便不利；遺精，陽痿；經閉，帶下，崩漏，產後惡露不止。

〔經穴養療法〕　**刺法**：直刺 0.5～1.0 寸。
灸法：艾柱灸或溫針灸 3～5 壯，艾條灸 5～10 分鐘。
推拿：按法、揉法。

〔穴位配伍調身祛病〕　1.配陰陵泉、關元、三陰交，主治四肢水腫、小便不利。
2.配天樞、氣海、足三里，主治腹脹、泄瀉、繞臍痛。

《特別注意》　1.三焦募穴。
2.孕婦禁針。

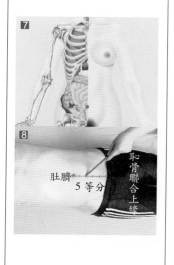

石門

⑦

⑧

肚臍

5 等分

恥骨聯合上緣

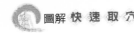

關元

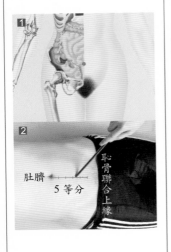

肚臍　5等分　恥骨聯合上緣

穴名由來　關，關藏；元，元氣。穴在人身元陰元陽關藏之處。

科學定位　在下腹部，前正中線上，在臍中下3寸（圖①）。

快速取穴法　1.仰臥位，將恥骨聯合上緣的中點和肚臍連線五等分，由下向上2/5處，按壓有痠脹感（圖②）。

2.仰臥位，從肚臍向下量3寸處，按壓有痠脹感。

主要作用　培元固本，補益下焦。主治腦中風脫症，虛勞冷憊，羸瘦無力；少腹疼痛，霍亂吐瀉，痢疾；脫肛，疝氣；小便不利，尿頻；赤白帶下；功能性子宮出血，子宮脫垂。

經穴養療法　刺法：直刺0.5～1.0寸。

灸法：艾柱灸3～7壯，艾條灸10～15分鐘。

推拿：按法、揉法。

穴位配伍調身袪病　1.配氣海、腎腧、神闕，主治腦中風脫證。

2.配足三里、脾腧、公孫、大腸腧，主治腹痛、虛勞。

《特別注意》1.小腸募穴，任脈、足三陰經交會穴。

2.針刺需在排尿後進行，以免傷及膀胱。

穴名由來　中，中間；極，盡頭。穴在人體上下長度之中點，又在軀幹盡頭處。

科學定位　在下腹部，前正中線上，在臍中下4寸（圖③）。

快速取穴法　1.仰臥位，將恥骨聯合上緣的中點和肚臍連線五等分，由下向上1/5處，按壓有痠脹感（圖④）。

2.仰臥位，先取曲骨穴，再向上量1寸處，按壓有痠脹感。

主要作用　益腎助陽，通經止帶。主治遺精，陽痿；崩漏，產後惡露不止；月經不調，陰癢，閉經，痛經；不孕，不育；遺尿，小便不利；泄瀉，眩暈。

經穴養療法　刺法：直刺0.5～1.0寸。

灸法：艾柱灸3～7壯，艾條灸5～15分鐘。

推拿：按法、揉法。

穴位配伍調身袪病　1.配陰陵泉，主治骨盆腔炎。

2.配水分、陰陵泉、三陰交，主治水腫。

3.配陰谷、氣海、腎腧，主治遺溺不止。

《特別注意》1.膀胱募穴，任脈、足三陰經交會穴。

2.針前先排尿，以免傷及膀胱。

3.孕婦禁針。

中極

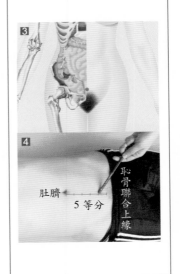

肚臍　5等分　恥骨聯合上緣

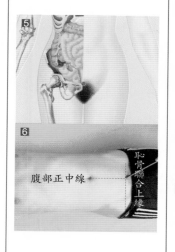

曲骨

⑤

⑥

恥骨聯合上緣

腹部正中線→

穴名由來　曲，彎曲；骨，骨頭。穴在恥骨聯合上緣凹陷處，恥骨聯合處略為彎曲。

科學定位　在下腹部，在前正中線上，恥骨聯合上緣的中點處（圖⑤）。

快速取穴法　1.仰臥位，腹部正中線與恥骨聯合上緣的交點，按壓有痠脹感（圖⑥）。
2.仰臥位，用食指、中指沿腹部正中線向下滑動觸到骨的上緣，按壓有痠脹感。

主要作用　利腎培元，調經止帶。主治少腹脹滿，小便淋瀝，遺尿；疝氣；遺精，陽痿，前列腺腫大；陰囊濕癢；月經不調，赤白帶下，痛經。

經穴養療法　刺法：直刺 0.5～1.0 寸。
灸法：艾柱灸 3～7 壯，艾條灸 5～15 分鐘。
推拿：按法、揉法。

穴位配伍調身袪病　1.配腎腧、志室、大赫、關元、命門，主治陽痿、遺精。
2.配中極、關元、腎腧，主治腎虛、遺尿、小便不利。

《**特別注意**》1.任脈、足厥陰肝經。
2.針刺應在排尿後進行，以免傷及膀胱。

穴名由來　會，交會；陰，兩陰。穴在前陰與後陰之間。

科學定位　在會陰部，男性在陰囊根部與肛門連線的中點，女性在大陰唇後聯合與肛門連線的中點（圖⑦）。

快速取穴法　可以採用胸膝位或側臥位，穴位在會陰部，男性當陰囊根部與肛門連線的中點。女性當大陰唇後聯合與肛門連線的中點（圖⑧）。

主要作用　調經補腎，清利濕熱。主治二便不利或失禁，痔疾，脫肛；遺精，陽痿，前列腺肥大；陰挺，陰部癢；溺水窒息，昏迷，精神分裂症，癲癇；月經不調，痛經。

經穴養療法　刺法：直刺 0.5～1.0 寸。
灸法：艾柱灸 3～5 壯，艾條灸 5～10 分鐘。
穴位配伍調身袪病　1.配三陰交，主治產後暴厥。
2.配腎腧，主治遺精。
3.配中極、肩井，主治難產、胞衣不下、宮縮無力、產門不開。

《**特別注意**》1.任脈、督脈、沖脈交會穴。
2.孕婦禁針。
3.針刺時局部痠脹，可傳至前後二陰。

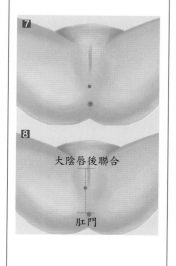

會陰

⑦

⑧

大陰唇後聯合

肛門

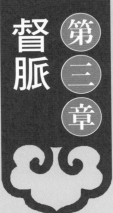

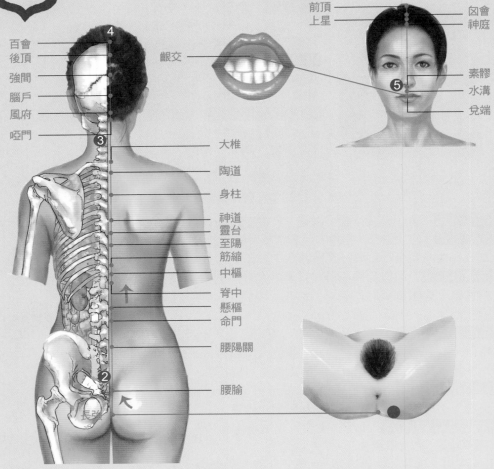

百會
後頂
強間
腦戶
風府
瘂門

4

齦交

大椎
陶道
身柱
神道
靈台
至陽
筋縮
中樞
脊中
懸樞
命門
腰陽關

腰腧

3

2

長強

前頂
上星

囟會
神庭

素髎
水溝
兌端

5

循行路線　起於小腹內，下出於會陰部（見①），向後至尾骶部的長強，沿脊柱上行（見②），經項部至風府，進入腦內（見③），沿頭部正中線，上至巔頂的百會（見④），經前額下行鼻柱至鼻尖，過人中（水溝），止於上齒齦（見⑤）。

分支：從脊柱裡面分出，聯絡腎。

分支：從小腹內分出，直上經過臍中，向上至心，到咽喉部，向上到下頜部，環繞口唇，至兩目下中央。

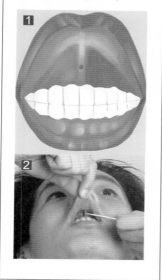

齦交

科學定位　上唇內，上唇系帶與上牙齦連接的交點處（圖①）。

快速取穴法　正坐仰頭，提起上唇，在上唇內，當唇系帶與上齒齦的連接處（圖②）。

主要作用　寧神止痙，清熱消腫。主治口歪，口噤，腦中風後遺症；口臭，齒衄，齒痛；鼻衄，鼻淵；面赤頰腫；癲狂，精神病；痔瘡；急性腰扭傷。

經穴養療法　刺法：從上向下平刺，或向左右透刺 0.2～0.3 寸，或用三稜針點刺放血。

推拿：點按法、揉法。

《特別注意》 1.提捏進針。
2.禁灸，針刺時局部脹痛。

科學定位　在面部，上唇結節的中點處（圖③）。

快速取穴法　1.正坐位，在面部，上唇尖端，人中溝下端的皮膚與唇的移行部位（圖④）。

2.正坐位，在面部，上唇中點，皮膚與黏膜的交點處。

主要作用　寧神醒腦，生津止渴。主治口歪，口噤，顏面神經麻痺；口臭，口瘡，齒痛，鼻衄；面赤頰腫；癲狂，癔症，精神分裂症；昏迷；消渴；暈厥。

經穴養療法　刺法：向上斜刺 0.2～0.3 寸。

灸法：雀啄灸 5～10 分鐘。

推拿：捏法、擦法。

《特別注意》 針刺時局部有痠脹感。

兌端

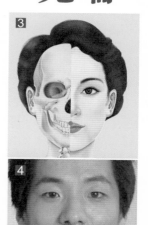

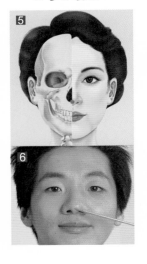

素髎

科學定位　在面部，鼻尖正中央（圖⑤）。

快速取穴法　正坐位或仰臥位，在鼻背下端之鼻正中央（最高點）（圖⑥）。

主要作用　清熱消腫，安神定志。主治鼻淵，鼻塞，鼻衄；昏迷；驚厥，昏迷，新生兒窒息，休克，呼吸衰竭，心跳過速。

經穴養療法　刺法：斜刺 0.3～0.5 寸或用三稜針點刺擠壓出血。

推拿：捏法、擦法。

《特別注意》　1.禁灸。

2.針刺時，局部有痠脹感，可傳至鼻根部。

3.寒則先瀉後補，熱則瀉針出氣。

穴名由來　印堂別稱曲骨，元代以前常稱為「闕」，與「闕中」合稱為印堂。

科學定位　面部，兩眉內側端的中間凹陷處（圖①）。

快速取穴法　取穴時，可以採用正坐或仰靠、仰臥姿勢，該穴位於面部，在兩眉頭連線中點凹陷處，按壓有痠脹感（圖②）。

主要作用　鎮靜安神，明目通鼻。主治頭痛，眩暈，三叉神經痛；癲癇；失眠；小兒驚風；鼻竇炎，鼻衄；眉稜骨痛，眼目疼痛；顏面神經麻痺；自主神經功能紊亂。

經穴養療法　刺法：平刺，或向左右透刺 0.5～1.0 寸或用三稜針點刺放血。

灸法：溫和灸 5～10 分鐘或藥物天灸。

推拿：點按法、擦法、揉法、指推法。

穴位配伍調身祛病　1.配四神聰、百會、神門，主治失眠。

2.配大椎、心腧、膽腧，主治小兒驚風。

3.配攢竹、睛明，主治目疾。

《特別注意》 提捏進針。

印堂

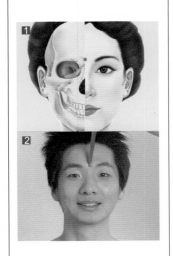

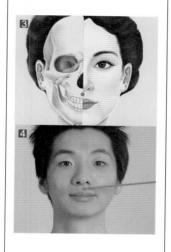

水溝

穴名由來　水，水液；溝，溝渠。穴在人中溝中，猶如涕水之溝渠，督脈的冷降水液在此循地部溝渠下行。

科學定位　在面部，人中溝的上 1/3 與中 2/3 交界處的位置（圖③）。

快速取穴法　可採用正坐或仰靠、仰臥姿勢，穴在面部，人中溝中的上 1/3 與中 2/3 交界處，按壓有強烈的壓痛感（圖④）。

主要作用　醒腦開竅，甦厥止痛。主治鼻塞，鼻衄；面腫，腦中風，口歪；暈厥，昏迷；中暑，暈車；休克；癔症，癲狂，急慢驚風；閃挫腰痛；糖尿病，黃疸，消渴。

經穴養療法　刺法：向上斜刺 0.2～0.3 寸，用雀啄手法、指甲掐按或三稜針點刺放血。

推拿：點按法、掐法。

穴位配伍調身祛病　1.配百會、湧泉，主治神志昏迷。
2.配委中、迎香，主治急性腰扭傷。
3.配三陰交、血海，主治月經不調、崩漏。
4.配尺澤，主治中暑。

《特別注意》　本穴為急救穴、止痛穴，善治神志昏迷。

穴名由來　神，神明，此指腦；庭，前庭。腦為元神之府，穴在前額部，如腦之前庭。

科學定位　在頭前部，前髮際正中直上 0.5 寸（圖⑤）。

快速取穴法　1.正坐位或仰臥位，在頭前部，前髮際正中直上量約半橫指處，按壓有痠脹感（圖⑥）。
2.正坐位或仰臥位，可先取百會穴，再向前 4.5 寸處，按壓有痠脹感。

主要作用　寧神醒腦，降逆平喘。主治癲狂，神經病，癔病；失眠，健忘，記憶力減退；驚悸，心跳過速；頭痛，目眩，目翳；鼻淵，鼻衄；氣喘；頸項強痛，頸椎病。

經穴養療法　刺法：平刺 0.3～0.5 寸。

灸法：直接灸或隔薑灸 3～7 壯，溫和灸 5～10 分鐘。

推拿：點按法、擦法、揉法。

穴位配伍調身祛病　1.配太沖、太溪、風池，主治肝陽上亢導致的頭痛、眩暈。
2.配百會、大椎、夾脊，主治頸椎病。

《特別注意》　針刺時，局部有痠脹感。

神庭

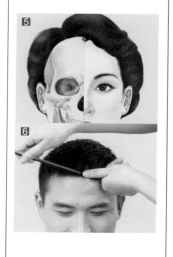

上星

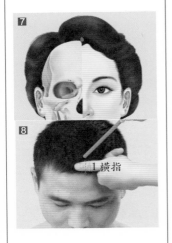

7

8

1橫指

穴名由來 上，上方；星，星球。主治目痛不能視，可開光明目，如星之居上，故名。

科學定位 在頭部，前髮際正中直上1寸（圖⑦）。

快速取穴法 1.正坐位或仰臥位，在頭部，前髮際正中直上量1橫指處，按壓有痠脹感（圖⑧）。

2.正坐位或仰臥位，可先取百會穴，再向前4寸處，按壓有痠脹感。

3.正坐位或仰臥位，在頭部，先取百會穴，百會穴與眉心連線的中點處，按壓有痠脹感即為本穴。

主要作用 安神明目，通竅散風。主治目痛，結膜炎，角膜炎；頭痛，三叉神經痛；鼻淵，鼻衄。

經穴養療法 刺法：平刺0.3～0.5寸。

灸法：溫和灸5～10分鐘。

推拿：點按法、擦法、揉法。

穴位配伍調身祛病 1.配迎香、通天、合谷、列缺、支溝，主治鼻淵。

2.配丘墟、陷谷，主治瘧疾。

《特別注意》 1.小兒囟門未閉，禁止刺灸。

2.針刺時，局部有痠脹感。

穴名由來 囟，囟門；會，會合，閉合。穴在顱頂囟門處，年長時囟門漸合。

科學定位 在頭部，前髮際正中直上2寸，百會穴上3寸處（圖①）。

快速取穴法 1.正坐位或仰臥位，在頭頂部，前髮際向上量約2橫指處，按後有痛感（圖②）。

2.取正坐位或仰臥位，在頭頂部，先取百會穴，再向前量3寸處，按壓有痛感即為本穴。

3.正坐位或仰臥位，在頭頂部，前後髮際連線的前1/6與後5/6的交點處，按壓有痛感。

主要作用 寧神醒腦，清熱消腫。主治癲狂，小兒驚癇；感冒，頭痛；目眩，目翳；鼻淵，鼻衄；面赤腫。

經穴養療法 刺法：平刺0.3～0.5寸。

灸法：溫和灸5～10分鐘。

推拿：點按法、擦法、揉法。

穴位配伍調身祛病 1.配上星、合谷、列缺、迎香、通天，主治鼻淵。

2.配前頂、天柱、本神，主治小兒驚癇。

《特別注意》 小兒囟門未閉，禁止刺灸。

囟會

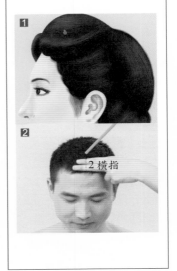

1

2

2橫指

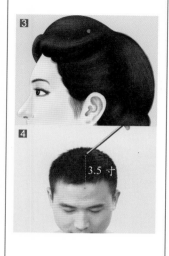

前頂

穴名由來　前，前方；頂，顱頂。穴在顱頂正前方，與後頂相對應。

科學定位　在頭部，前髮際正中直上 3.5 寸，百會穴上 1.5 寸處（圖③）。

快速取穴法　1.正坐位或仰臥位，在頭頂部，先取兩耳尖連線中點的百會穴，再向前量 1.5 寸，或前髮際正中直上 3.5 寸處，按壓有痛感（圖④）。

2.正坐位或仰臥位，在人體的頭頂部，前髮際正中直上，前後髮際連線的前 1/5 與後 4/5 的交點處，再向後量約半橫指處，按壓有痛感。

主要作用　醒腦熄風，寧神止痙。主治癲狂，失眠；感冒，頭痛；目眩，目翳；鼻淵；高血壓。

經穴養療法　**刺法**：平刺 0.3～0.5 寸。

灸法：直接灸或隔薑灸 3～7 壯，溫和灸 5～10 分鐘。

推拿：點按法、擦法、揉法。

穴位配伍調身祛病　1.配印堂、迎香、通天，主治鼻淵。

2.配後頂、頷厭、率谷、百會，主治偏頭痛、眩暈。

《**特別注意**》　小兒囟門未閉，禁止刺灸。

穴名由來　百，多；會，交會。穴督脈和足三陽經、肝經等多條經脈的交會穴，可治百病。

科學定位　在頭部，前髮際正中直上 5 寸（圖⑤）。

快速取穴法　1.正坐或仰臥位，在頭部，兩耳尖連線中點，按壓有凹陷處（圖⑥）。

2.在頭部，前後髮際連線中點，在向上量 1 橫指處，按壓有凹陷。

3.在頭部，從前髮際向後推至一凹陷處。

主要作用　升陽固脫，醒腦開竅。主治頭痛，眩暈；失眠，健忘，癲狂；目眩，失語，腦中風，言語蹇澀，半身不遂；耳鳴；脫肛；陰挺；胃下垂，子宮脫垂。

經穴養療法　**刺法**：平刺 0.5～0.8 寸。

灸法：直接灸或隔薑灸 3～7 壯，溫和灸 5～10 分鐘。

推拿：點按法、擦法。

穴位配伍調身祛病　1.配四神聰、神門、三陰交，主治失眠。

2.配養老、風池、足臨泣，主治梅尼爾氏綜合症。

《**特別注意**》　督脈、足太陽交會穴。

百會

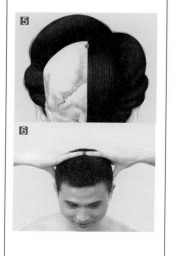

後頂

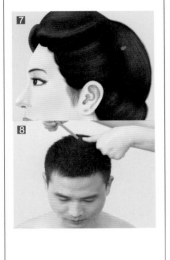

穴名由來　後，後方；頂，顱頂。穴位於顱頂後方。

科學定位　在頭部，後髮際正中直上 5.5 寸（圖⑦）。

快速取穴法　1.正坐位，在頭部，當前後髮跡連線中點向後半橫指處，按壓有痛感（圖⑧）。

2.正坐位，在頭部，後髮際正中直上 5.5 寸，當腦戶上量 3 寸處，按壓有痛感。

3.正坐位，在頭部，百會後 1.5 寸，下距腦戶 3 寸，按壓有痛感。

4.正坐位，在頭部，強間穴直上 1.5 寸，按壓有痛感。

主要作用　安神醒腦，止痙熄風。主治頭痛，眩暈，感冒；失眠，癲癇，癲狂，癔病；耳鳴。

經穴養療法　刺法：平刺 0.5～0.8 寸。

灸法：直接灸或隔薑灸 3～7 壯，溫和灸 5～10 分鐘。

推拿：點按法、擦法、揉法。

穴位配伍調身祛病　1.配率谷、合谷、太陽，主治頭痛。

2.配風池、百會，主治脫髮。

《特別注意》針刺時，局部有痠脹感。

穴名由來　強，強硬；間，隙。穴在枕骨與頂骨結合的間隙。

科學定位　在頭部，腦戶上 1.5 寸，後髮際正中直上 4 寸（圖①）。

快速取穴法　1.坐位，在頭部，百會穴向下量 4 橫指（即 3 寸）處，按壓有痛感（圖②）。

2.坐位，頭部風府穴與百會穴連線中點處，按壓有痛感。

3.坐位，在頭部，後髮際正中直上 4 寸，按壓有痛感。

4.坐位或伏案低頭，在頭部，先取腦戶穴，再向上量約 1.5 寸處，按壓有痛感。

主要作用　平肝熄風，寧心安神。主治神經性頭痛，血管性頭痛，目眩；癲狂，癔病，小兒驚風；項強，落枕；心煩，嘔吐；高血壓。

經穴養療法　刺法：平刺 0.5～0.8 寸。

灸法：直接灸或隔薑灸 3～7 壯，溫和灸 5～10 分鐘。

推拿：點按法、擦法。

穴位配伍調身祛病　1.配後溪、至陰、合谷，主治頭痛。

2.配百會、丰隆、通天，主治眩暈。

《特別注意》針刺時，局部有痠脹感。

強間

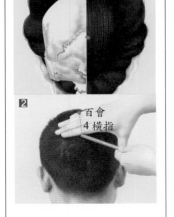

百會
4橫指

腦戶

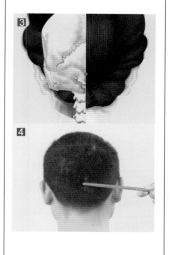

穴名由來　腦，腦髓；戶，門戶。在頭枕部，督脈之氣入腦的門戶，主治腦部疾患，故名。

科學定位　在頭部，後正中線直上 2.5 寸處，風府穴直上 1.5 寸，枕外隆凸的上緣凹陷處（圖③）。

快速取穴法　1.坐位，伏案低頭，在頭部枕部可摸到一骨性隆起（枕外隆突），在枕外隆凸的上緣凹陷處，按壓有痛感（圖④）。

2.坐位，伏案低頭，在頭部，風府穴上 1.5 寸處，按壓有痛感。

主要作用　平肝熄風，醒腦開竅。主治頭痛，目眩；癲狂；項強；失音；面赤；高血壓。

經穴養療法　刺法：平刺 0.5～0.8 寸。

灸法：直接灸或隔薑灸 3～7 壯，溫和灸 5～10 分鐘。

推拿：點按法、擦法、揉法。

穴位配伍調身袪病　1.配通天、腦空，主治頭痛、頭暈。

2.配人中、太沖、豐隆，主治癲癇。

《特別注意》1.督脈、足太陽之交會穴。

2.針刺時，局部有痠脹感。

穴名由來　風，風邪；府，處所。穴在人體上部之頭項處，治療一切風疾。

科學定位　在頸後區，後髮際正中直上 1 寸處，枕外隆凸直下，兩側斜方肌之間凹陷中（圖⑤）。

快速取穴法　1.坐位，在項部，後髮際正中直上量 1 寸處，枕外隆凸直下，兩側斜方肌之間凹陷中（圖⑥）。

2.坐位，沿耳垂後方乳突下方後緣，觸摸上方的骨頭，有一淺凹處。

主要作用　熄風散風，通關開竅。主治頭痛，眩暈；頸項強痛，癲狂，癇病，腦血管疾病後遺症；腦中風，失音；目痛，鼻衄，咽喉炎；各種熱病；高血壓。

經穴養療法　刺法：伏案正坐位，針尖微前傾，向下頜方向緩慢刺入 0.5～1.0 寸。

灸法：隔薑灸 3～7 壯，溫和灸 5～10 分鐘。

推拿：點按法、擦法、揉法。

穴位配伍調身袪病　1.配金津、玉液、廉泉，主治腦中風不語。

2.配神庭、頭維，主治頭痛。

風府

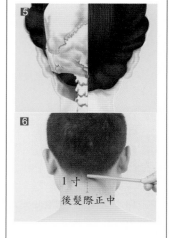

1 寸
後髮際正中

《特別注意》勿向上深刺，以免刺入枕骨大孔，傷及延髓。

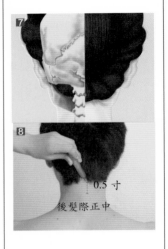

啞門

7

8

0.5 寸

後髮際正中

穴名由來 啞，音啞；門，門戶。穴主治瘖啞，故名。

科學定位 在頸後區，後髮際正中直上 0.5 寸處，第 2 頸椎棘突上凹陷中（圖⑦）。

快速取穴法 1.俯臥位或坐位，在頸後區，後髮際正中線向上量 0.5 寸處，按壓有痠脹感（圖⑧）。

2.俯臥位或坐位，先取第 7 頸椎，再向上數 5 節椎體處，按壓有痠脹感。

主要作用 開竅醒神，散風熄風。主治頭痛，眩暈；頸項強痛，頸椎病；癲狂，精神病，癔症；腦中風，失音，舌緩不語；聾啞。

經穴養療法 刺法：正坐位，頭微前傾，向下頜方向緩慢刺入 0.5～1.0 寸。

灸法：直接灸 3～7 壯，溫和灸 5～10 分鐘。

推拿：點按法、點揉法。

穴位配伍調身袪病 1.配聽會、外關、中渚、丘墟，主治耳聾。

2.配勞宮、三陰交、湧泉，主治昏厥。

《特別注意》 1.督脈、陽維交會穴。

2.此穴不可向上深刺，以免刺入枕骨大孔，傷及延髓。

穴名由來 大，巨大；椎，椎骨。穴在第 7 頸椎棘突下，因其椎骨最大，故名大椎。

科學定位 在後正中線上，第 7 頸椎棘突下凹陷中（圖①）。

快速取穴法 坐位，在頸背交界處椎骨的最高點即為第 7 頸椎，它的下緣凹陷處即為本穴，按壓有痠脹感（圖②）。

主要作用 解表清熱，截瘧止癇。主治脊痛，頸項強痛，落枕；癲狂，小兒驚風，小兒舞蹈病，小兒麻痺後遺症，癇病；熱病，中暑；瘧疾；咳嗽，氣喘；風疹；痤瘡；自汗，盜汗。

經穴養療法 刺法：斜刺 0.5～1.0 寸或用針點刺出血。

灸法：直接灸 3～7 壯，溫和灸 5～10 分鐘。

推拿：點按法、提捏法。

穴位配伍調身袪病 1.配定喘、孔最、列缺，主治哮喘。

2.配曲池、合谷、風池，主治熱病。

3.配腰腧、膈關、間使，主治瘧疾。

《特別注意》 1.不宜深刺和提插捻轉，以免傷及脊髓。

2.針刺時，會有麻電感傳至脊柱下方或頸部上方。

大椎

1

2

第 7 頸椎

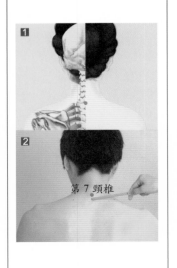

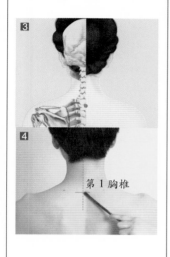

陶道

第 1 胸椎

穴名由來 陶，陶冶；道，通道。此穴在第 1 胸椎下，穴屬督脈，督脈為陽脈之海，督脈陽氣散熱後在此化為溫熱之氣。

科學定位 位於背部脊柱區，第1胸椎棘突下凹陷中（圖③）。

快速取穴法 坐位，由頸背交界處椎骨的最高點（第 7 頸椎）再向下數 1 節椎體，即第 1 胸椎，它的下緣凹陷處即為本穴，按壓有痠脹感（圖④）。

主要作用 清熱解表，寧神截瘧。主治癲狂，神經衰弱，精神分裂症；脊強；熱病；瘧疾；惡寒發熱，咳嗽，頭痛，眩暈；氣喘，骨蒸潮熱；蕁麻疹。

經穴養療法 刺法：斜刺 0.5～1.0 寸。
灸法：直接灸或隔薑灸 3～7 壯，溫和灸 5～10 分鐘。
推拿：點按法、提捏法。

穴位配伍調身袪病 1.配肺腧，列缺、合谷，主治咳嗽，氣喘。
2.配水溝、丰隆、心腧，主治癲癇。

《特別注意》 1.不宜深刺，以免傷及脊髓。
2.針刺時，局部麻脹，可傳至肩及上肢。

穴名由來 身，身體；柱，支柱。此穴上連頭項，下通腰背，在兩肩胛的中央，乃肩胛荷重之支柱。

科學定位 在背部脊柱區，第 3 胸椎棘突下凹陷中（圖⑤）。

快速取穴法 坐位，在背部脊柱區，兩肩胛骨下角連線與後正中線的交點處為第 7 胸椎棘突，再向上數 4 節椎體，即第 3 胸椎，它的下緣凹陷處即是（圖⑥）。

主要作用 宣肺止咳，寧神解痙。主治腰脊強痛；驚厥，癲狂；身熱，頭痛，咳嗽，氣喘，支氣管炎，支氣管哮喘；疔瘡。

經穴養療法 刺法：斜刺 0.5～1.0 寸。
灸法：直接灸或隔薑灸 3～7 壯，溫和灸 5～10 分鐘。
推拿：點按法、提捏法。

穴位配伍調身袪病 1.配身柱、筋縮、大椎，主治癲癇。
2.配神庭、頭維，主治頭痛。
3.配風池、合谷，主治肺熱，咳嗽。

《特別注意》 1.不宜深刺，以免傷及脊髓。
2.針刺時，局部有麻脹感，可有麻電感放散至背或前胸。

身柱

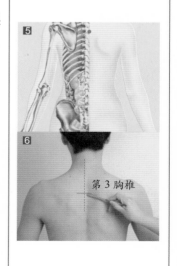

第 3 胸椎

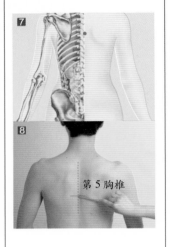

神道

第5胸椎

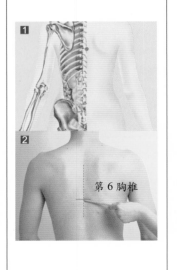

靈台

第6胸椎

穴名由來 神，心神；道，通道。心藏神，穴在心腧之旁，內應心，主治神志疾患，故名。

科學定位 在背部脊柱區，第5胸椎棘突下凹陷中取穴（圖⑦）。

快速取穴法 坐位，在背部脊柱區，兩肩胛骨下角連線與後正中線的交點處為第 7 胸椎棘突，再向上數 2 節椎體，即第 5 胸椎，它的下緣凹陷處即是（圖⑧）。

主要作用 寧心安神，止咳平喘。主治心痛，心悸，怔忡；咳嗽，氣喘；腰脊強痛，肩背痛；失眠，健忘；腦中風不語；癇症，神經衰弱；小兒驚風。

經穴養療法 **刺法**：向上斜刺 0.5～1.0 寸。

灸法：直接灸或隔薑灸 3～7 壯，溫和灸 5～10 分鐘。

推拿：點按法、提捏法。

穴位配伍調身袪病 1.配四神聰、百會、三陰交，主治失眠。

2.配內關、通里、曲澤、心腧，主治心悸、心痛。

3.配關元，主治身熱頭痛。

◈**特別注意**◈ 1.不宜深刺，以免傷及脊髓。

2.針刺時，局部有麻脹感，可有麻電感傳至背或前胸。

穴名由來 靈，神靈也；台，停佇之所也。靈台位於神道穴與心腧穴之下，內應於心，故名。

科學定位 在背部脊柱區，第 6 胸椎棘突下凹陷中（圖①）。

快速取穴法 坐位，在背部脊柱區，兩肩胛骨下角連線與後正中線的交點處為第 7 胸椎棘突，再向上數 1 節椎體，即第 6 胸椎，它的下緣凹陷處即是（圖②）。

主要作用 清熱解毒，定喘止咳。主治咳嗽，氣喘，支氣管炎，支氣管哮喘；背痛，項強；疔瘡，丹毒，蜂窩性組織炎；膽道蛔蟲症；瘧疾。

經穴養療法 **刺法**：斜刺 0.5～1.0 寸。

灸法：直接灸或隔薑灸 3～7 壯，溫和灸 5～10 分鐘。

推拿：點按法、提捏法。

穴位配伍調身袪病 1.配陰陵泉、支溝，主治胸脇脹痛。

2.配合谷、委中，主治疔瘡。

◈**特別注意**◈ 1.不宜深刺，以免傷及脊髓。

2.針刺時，局部有麻脹感，可有麻電感放散至背或前胸。

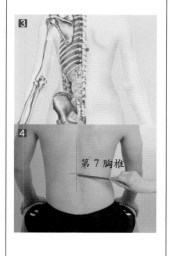

至陽

第 7 胸椎

穴名由來　至，到達；陽，陰陽之陽。至陽穴在兩膈腧之間，人體以背為陽，橫膈以下為陽中之陰，橫膈以上為陽中之陽。

科學定位　此穴在背部脊柱區，第 7 胸椎棘突下凹陷中（圖③）。

快速取穴法　坐位，在背部脊柱區，兩肩胛骨下角連線與後正中線的交點處為第 7 胸椎棘突，它的下緣凹陷處即是（圖④）。

主要作用　利膽退黃，利膈寬胸。主治腰背強痛，脊強；黃疸，膽囊炎；胸脇脹滿，咳嗽，氣喘，支氣管哮喘；瘧疾，膽道蛔蟲症。

經穴養療法　刺法：向上斜刺 0.5～1.0 寸。
灸法：直接灸或隔薑灸 3～7 壯，溫和灸 5～10 分鐘。
推拿：點按法、提捏法。

穴位配伍調身祛病　1.配脾腧、陽陵泉、曲池，主治黃疸。
2.配內關、神門，主治心悸、心痛。

《特別注意》　1.不宜深刺，以免傷及脊髓。
2.針刺時，局部有麻脹感，可有麻電感傳至背或前胸。

穴名由來　筋，筋肉；縮，攣縮。肝主筋，本穴能夠治療痿瘲、脊強等筋肉拘攣諸病而得名。

科學定位　在背部脊柱區，第 9 胸椎棘突下凹陷中的位置（圖⑤）。

快速取穴法　坐位，在背部脊柱區，兩肩胛骨下角連線與後正中線的交點處為第 7 胸椎棘突，向下數 2 節椎體，即第 9 胸椎棘突，它的下緣凹陷處即是（圖⑥）。

主要作用　平肝熄風，止痙寧神。主治胃痛；癲狂，癇病，神經衰弱，抽搐；脊強，筋攣拘急，肋間神經痛；黃疸，膽囊炎，肝炎。

經穴養療法　刺法：斜刺 0.5～1.0 寸。
灸法：直接灸或隔薑灸 3～7 壯，溫和灸 5～10 分鐘。
推拿：點按法、提捏法。

穴位配伍調身祛病　1.配角孫、瘛脈，主治小兒驚癇、角弓反張。
2.配人中、通里、鳩尾、腰奇、間使，主治筋攣拘急、癲狂。

《特別注意》　針刺時，局部有麻脹感。

筋縮

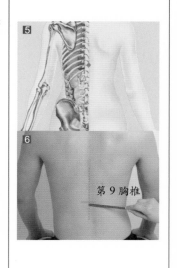

第 9 胸椎

中樞

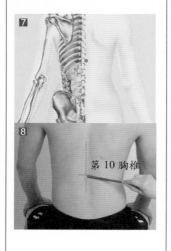

第 10 胸椎

穴名由來 中，中間，樞，樞紐。此穴在第 10 胸椎下，接近於脊柱中部，為軀體運動之樞紐，故名。

科學定位 在背部脊柱區，第 10 胸椎棘突下凹陷中（圖⑦）。

快速取穴法 坐位，在背部脊柱區，兩肩胛骨下角連線與後正中線的交點處為第 7 胸椎棘突，向下數 3 節椎體，即第 10 胸椎棘突，它的下緣凹陷處即是（圖⑧）。

主要作用 利濕健脾，清熱止痛。主治胃痛，腹痛；胸背疼痛；嘔吐，黃疸；食欲不振；膽囊炎；腰肌勞損。

經穴養療法 刺法：向上斜刺 0.5～1.0 寸。

灸法：直接灸或隔薑灸 3～7 壯，溫和灸 5～10 分鐘。

推拿：點按法、提捏法。

穴位配伍調身袪病 1.配命門、陽陵泉、腰眼、後溪，主治腰脊痛。

2.配內關、中脘，主治嘔吐。

《特別注意》 1.不宜深刺，以免傷及脊髓。

2.針刺時，局部麻脹感，可有麻電感放散至下肢。

穴名由來 脊，脊柱；中，中間。脊柱古稱21 椎，穴在脊椎 21 節之中部。

科學定位 在背部脊柱區，第 11 胸椎棘突下凹陷中（圖①）。

快速取穴法 坐位，在背部脊柱區，兩肩胛骨下角連線與後正中線的交點處為第 7 胸椎棘突，向下數 4 節椎體，即第 11 胸椎棘突，它的下緣凹陷處即為本穴，按壓有痠脹感（圖②）。

主要作用 健脾利濕，止痙寧神。主治腹瀉，痢疾；痔瘡，脫肛，便血；小兒疳積；黃疸；癲癇；腰脊強痛，增生性脊柱炎。

經穴養療法 刺法：向上斜刺 0.5～1.0 寸。

灸法：直接灸或隔薑灸 3～7 壯，溫和灸 5～10 分鐘。

推拿：點按法、擦法、揉法。

穴位配伍調身袪病 1.配至陽、陽陵泉、膽腧，主治黃疸。

2.配鳩尾、大椎、丰隆，主治癲癇。

《特別注意》 1.不宜深刺，以免傷及脊髓。

2.針刺時，局部有麻脹感，可傳至下肢。

脊中

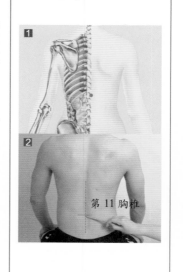

第 11 胸椎

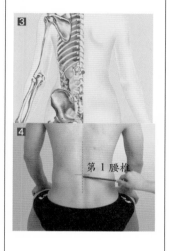

懸樞

穴名由來　懸，懸繫，樞，樞紐。穴在腰部，兩三焦腧之間，為氣機之樞紐。

科學定位　在腰部，第 1 腰椎棘突下凹陷中（圖③）。

快速取穴法　坐位，在腰部，在兩髂前上棘連線與後正中線的交點處為第 4 腰椎棘突，再向上數 3 個椎體（第 1 腰椎），在其棘突下緣之凹陷處即是，按壓有痠脹感（圖④）。

主要作用　健脾溫陽，通調腸氣。主治腰脊強痛，腰肌勞損；腹脹，腹痛，腹瀉，痢疾；胃腸神經痛，胃下垂，消化不良；脫肛。

經穴養療法　刺法：直刺 0.5～1.0 寸。

灸法：直接灸或隔薑灸 3～7 壯，溫和灸 5～10 分鐘。

推拿：點按法、提捏法。

穴位配伍調身祛病　1.配胃腧、足三里、太白，主治泄瀉、消化不良。

2.配委中、腎腧，主治腰脊強痛。

《**特別注意**》1.針尖不可向上斜刺，以免傷及脊髓。

2.針刺時，局部有麻脹感。

穴名由來　命，生命；門，門戶。腎為生命之源。穴在兩腎腧之間，元氣之根本，生命之門戶。

科學定位　在腰部，第 2 腰椎棘突下凹陷中（圖⑤）。

快速取穴法　坐位，在腰部，兩髂前上棘連線與後正中線的交點處為第 4 腰椎棘突，再向上數 2 節椎體，在其棘突下緣之凹陷處即是（圖⑥）。

主要作用　溫腎助陽，鎮靜止痙。主治腰脊強痛，坐骨神經痛，急性腰扭傷；月經不調，赤白帶下，痛經，經閉；遺精，陽痿，精冷不育；五更瀉；痔瘡，疝氣；下肢痿痺。

經穴養療法　刺法：直刺 0.5～1.0 寸。

灸法：直接灸或隔薑灸 3～7 壯，溫和灸 5～10 分鐘。

推拿：點按法、提捏法。

穴位配伍調身祛病　1.配關元、腎腧、神闕，主治五更瀉。

2.配腎腧、太溪，主治遺精、陽痿。

《**特別注意**》1.針尖不可向上斜刺，以免傷及脊髓。

2.針刺時，局部麻脹，可傳至臀部和下肢。

命門

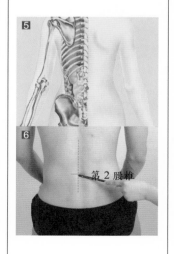

腰陽關

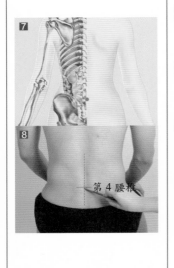

第 4 腰椎

穴名由來 腰，腰部；陽，陰陽之陽；關，機關。督脈為陽脈之海，關乎一身陽氣，為陽氣之關要處。

科學定位 在腰部，在後正中線上，第 4 腰椎棘突下凹陷中（圖⑦）。

快速取穴法 坐位，在腰部，兩髂前上棘連線與後正中線的交點處為第 4 腰椎棘突，在其棘突下緣之凹陷處（圖⑧）。

主要作用 除濕散寒，舒筋活絡。主治腰骶疼痛，坐骨神經痛，下肢痿痺；月經不調，赤白帶下，痛經，經閉；遺精，陽痿；小便頻數；小腹冷痛，痢疾。

經穴養療法 刺法：向上斜刺 0.5～1.0 寸。

灸法：直接灸或隔薑灸 3～7 壯，溫和灸 5～10 分鐘。

推拿：點按法、提捏法。

穴位配伍調身祛病 1.配膀胱腧、三陰交，主治遺尿。

2.配委中、秩邊、飛揚、環跳，主治坐骨神經痛。

3.配次髎、中髎、關元、中極、曲骨，主治癃閉。

4.配承山，主治腰扭傷。

《特別注意》針刺時，局部有麻脹感，可傳至下肢。

腰腧

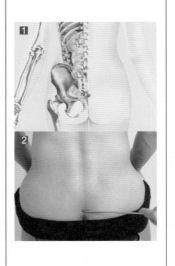

穴名由來 腰，腰部；腧，輸注。穴位於腰部，為經氣輸注之處。

科學定位 在骶部後正中線上，正對骶管裂孔（圖①）。

快速取穴法 坐位，在骶區，先取尾骨上方的骶角，兩骶角下緣的連線與後正中線的交點，正對骶管裂孔處，按壓有痠脹感（圖②）。

主要作用 益腎強腰，調經利濕。主治腰骶疼痛，下肢痿痺；月經不調，痛經，閉經，骨盆腔炎；痔瘡，脫肛；癲癇症；小便短赤，尿失禁，尿道感染；陽痿，遺精。

經穴養療法 刺法：向上斜刺 0.5～1.0 寸。

灸法：直接灸或隔薑灸 3～7 壯，溫和灸 5～10 分鐘。

推拿：點按法、擦法、揉法。

穴位配伍調身祛病 1.配地機、蠡溝，主治婦科病。

2.配委中、後溪、居髎、上髎、下髎，主治腰脊強痛。

3.配太沖，主治脊強反折、抽搐。

《特別注意》1.不宜深刺。

2.針刺時，局部有麻脹感，針感可放散至腰骶部。

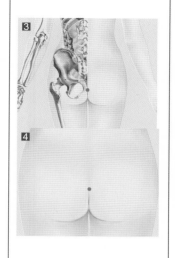

長強

穴名由來　長，長短之長；強，強弱之強。穴為督脈之絡，督脈夾脊而行，其骨行長而強。

科學定位　在會陰區，尾骨下方，尾骨端與肛門連線中點（圖③）。

快速取穴法　1.跪伏或臥位，本穴在尾骨尖端與肛門連線中點凹陷處（圖④）。

2.在尾骨端之下，肛門與尾骨端連線中點處。

主要作用　寧神止痙，消痔通便。主治腹瀉，痢疾，便血，便秘；痔瘡，脫肛；遺尿，尿瀦留；陽痿；陰囊濕疹，外陰瘙癢；癲癇，精神分裂症；腰骶疼痛，小兒疝氣，小兒驚風。

經穴養療法　刺法：緊靠尾骨前面向上斜刺 0.5～1.0 寸或用三稜針點刺出血。

推拿：點按法。

穴位配伍調身袪病　1.配小腸腧、腎腧，主治腰骶疼痛。

2.配承山、二白，主治痔瘡。

3.配百會，主治脫肛、頭暈。

《特別注意》 1.針刺時，局部有麻脹感。

2.不宜直刺，以免傷及直腸。

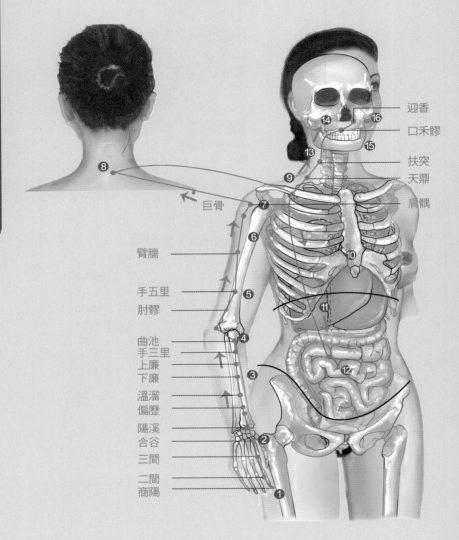

第四章
手陽明大腸經

迎香
口禾髎
扶突
天鼎
肩髃
巨骨
臂臑
手五里
肘髎
曲池
手三里
上廉
下廉
溫溜
偏歷
陽溪
合谷
三間
二間
商陽

循行路線　從食指末端起始（商陽）（見①），沿食指橈側緣（二間、三間）向上，通過第1、2掌骨之間（合谷）（見②），進入兩筋（拇長伸肌腱和拇短伸肌腱）之間（陽溪），沿前臂橈側（偏歷、溫溜、下廉、上廉、手三里）（見③），進入肘部外側（曲池、肘髎）（見④），再沿上臂外側前緣（見⑤）（手五里、臂臑），上走肩端（見⑥），沿肩峰前緣（見⑦），向上交會頸部（大椎）（見⑧），再向下入缺盆（鎖骨上窩部）（見⑨），聯絡肺臟（見⑩），通過橫膈（見⑪），屬於大腸（見⑫）。

缺盆部支脈：從鎖骨上窩上行頸旁（天鼎、扶突）（見⑬），通過面頰，進入下齒齦（見⑭），回繞至上唇，交叉於人中（水溝）——左脈向右，右脈向左（見⑮），分布在鼻孔兩側（迎香），與足陽明胃經相接（見⑯）。

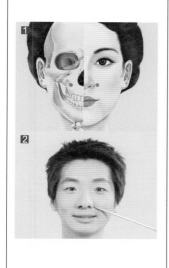

迎香

穴名由來　迎，迎接；香，香氣。穴在鼻旁，因能治「鼻鼽不利，窒洞氣塞」，迎來香氣，故名。

科學定位　在面部，在鼻翼的外緣中點旁，鼻唇溝中（圖①）。

快速取穴法　1.正坐位，用手指從鼻翼沿鼻唇溝向上推，至鼻唇溝中點處可觸及一凹陷，按之有痠脹感（圖②）。
2.正坐位，在鼻翼的外緣中點旁，鼻唇溝中。

主要作用　疏風解表，通利鼻竅。主治鼻塞，鼻鼽；口歪，腦中風後遺症，顏面神經麻痹，三叉神經痛；膽道蛔蟲症；便秘，痛經。

經穴養療法　刺法：直刺 0.2～0.3 寸或沿鼻根向內上方平刺 0.3～0.5 寸。

推拿：揉法、點按法、拿法、推法。

穴位配伍調身祛病　1.配四白，主治膽道蛔蟲症。
2.配內關，主治心律失常。
3.配上星、口禾髎、合谷，主治鼻塞。

《特別注意》1.手陽明、陽蹻脈交會穴。
2.本穴位於面部危險三角區，嚴禁直接灸。

穴名由來　口，口部；禾，穀物；髎，間隙。穀從口入，穴近口處，內對兩齒牙根間凹陷處，故名。

科學定位　在上唇部，鼻孔外緣直下，平水溝穴，平人中溝上 1/3 與下 2/3 交點處即為此穴（圖③）。

快速取穴法　1.正坐位，上唇部，鼻孔外緣直下，平水溝穴，按壓有痛感（圖④）。
2.正坐位，在上唇部，鼻孔旁開 0.5 寸，按壓有痛感。

主要作用　祛風開竅，活血止血。主治鼻塞，鼻鼽，嗅覺減退，腮腺炎；口歪，口噤不開，顏面神經麻痹；齲齒，牙齦膿腫。

經穴養療法　刺法：直刺0.3～0.5寸或向內平刺0.5～0.8寸。

推拿：揉法、點按法、拿法、推法。

穴位配伍調身祛病　1.配地倉、顴髎、合谷，主治顏面神經麻痹。
2.配迎香，主治鼻炎。
3.配兌端、勞宮，主治鼻鼽。

口禾髎

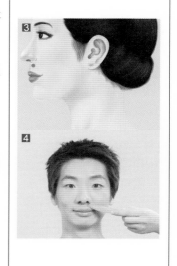

《特別注意》1.本穴位於面部危險三角區，禁灸。
2.針刺時不宜太深。
3.行針時不宜過度用力提插捻轉，以免造成局部不適。

扶突

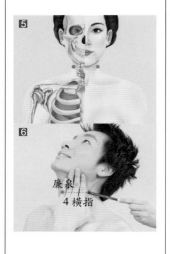

廉泉
4 橫指

穴名由來 扶，扶持，幫助，二人攙扶；突，高處。本穴意為大腸經的經氣在外部熱氣之扶持下上行至高處。

科學定位 在頸外側部，喉結旁，胸鎖乳突肌的前、後緣之間（圖⑤）。

快速取穴法 1.頭微側仰，先取甲狀軟骨與舌骨之間的廉泉穴，從廉泉向外 4 橫指（即 3 寸），在胸鎖乳突肌的前、後緣之間即為本穴（圖⑥）。
2.平甲狀軟骨（喉結），在胸鎖乳突肌的前後緣中間。

主要作用 清咽消腫，理氣降逆。主治咳嗽氣喘，咽喉腫痛，暴喑；癭氣，瘰癧；低血壓。

經穴養療法 **刺法**：直刺或斜刺 0.5～0.8 寸。
灸法：艾柱灸或溫針灸 3～7 壯，艾條灸 5～10 分鐘。
推拿：揉法、點按法、拿法、推法。

穴位配伍調身祛病 1.配風池、合谷，主治上肢抬舉疼痛。
2.配太沖、扶突、通里，主治咽喉腫痛。
3.配風門、氣海、足三里，主治肩背疼痛。

《**特別注意**》針刺時，應避開頸動脈，不可針刺過深。

穴名由來 天，高部；鼎，古代焚煮用具，其特徵有三足，頭形似鼎；又因穴處於人體的高處，故名。

科學定位 頸外側部，胸鎖乳突肌後緣，在喉結旁，扶突穴與缺盆連線的中點（圖⑦）。

快速取穴法 1.頭微側仰，喉結旁開 3 寸，扶突下 1 寸，在胸鎖乳突肌的胸骨頭與鎖骨頭結合處即為本穴（圖⑧）。
2.扶突直下 1 寸，胸鎖乳突肌後緣，橫平環狀軟骨。

主要作用 清咽散結，理氣化痰。主治暴喑，氣哽，咽喉腫痛；瘰癧，癭氣；聽力減退，膈肌痙攣。

經穴養療法 **刺法**：直刺或斜刺 0.3～0.5 寸。
灸法：艾柱灸或溫針灸 3～5 壯，艾條灸 5～10 分鐘。
推拿：揉法、點按法、拿法、推法。

穴位配伍調身祛病 1.配廉泉，主治喑啞。
2.配攢竹，主治頑固性呃逆。
3.配少商，主治咽喉腫痛。

《**特別注意**》1.針刺時，局部有痠脹感，針感可向咽喉部位放散。
2.針刺時，應避開頸部動脈、頸部靜脈。

天鼎

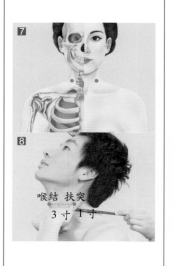

喉結 扶突
3 寸 1 寸

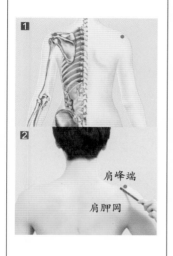

巨骨

肩峰端

肩胛岡

穴名由來　巨，大也；骨，水也。穴意指大腸經陰濁降地後所形成的水域，由於範圍巨大而得名。

科學定位　在肩上部，鎖骨肩峰端與肩胛岡之間的凹陷處（圖①）。

快速取穴法　1.在肩上部，鎖骨肩峰端與肩胛岡之間的凹陷處，按壓有痠痛感（圖②）。

2.在鎖骨外端，鎖骨與肩胛岡成一凹陷處即是，按壓有痠痛感。

主要作用　通經活絡，散結消腫。主治肩背疼痛，上肢抬舉不利；高熱痙攣，下牙痛；淋巴結腫大，甲狀腺腫大；瘰癧，癭氣；吐血，胃出血。

經穴養療法　刺法：直刺或斜刺 0.5～1.0 寸或斜下外下方 1.0～1.5 寸。

灸法：艾柱灸或溫針灸 3～5 壯，艾條灸 5～10 分鐘。

推拿：揉法、點按法、拿法、推法。

穴位配伍調身祛病　1.配臂臑、肩髎，主治肩痛。

2.配人迎、扶突，主治瘰癧。

《特別注意》1.手陽明、陽蹺脈交會穴。

2.直刺不宜過深，以免刺入胸腔造成氣胸。

穴名由來　肩，肩部；髃，髃骨，為肩部之骨。穴在肩端部肩峰與肱骨大結節之間，故名。

科學定位　在肩部，三角肌上，臂外展或向前平伸時，即肩峰前下方凹陷處（圖③）。

快速取穴法　1.上臂外展至水平位，或上臂向前平伸時，在肩峰前下方凹陷處。

2.屈肘外展，肩峰外側緣前後端呈現兩個凹陷，前一較深凹陷處（圖④）。

主要作用　通利關節，疏散風熱。主治上肢不遂，肩痛不舉；瘰癧，風疹，蕁麻疹；高血壓；乳腺炎。

經穴養療法　刺法：直刺或向下斜刺 0.8～1.5 寸。

灸法：艾柱灸或溫針灸 5～7 壯，艾條灸 5～15 分鐘。

推拿：揉法、點按法、拿法、推法。

穴位配伍調身祛病　1.配臂臑，主治肩周炎。

2.配手三里，主治急性腕扭傷。

3.配曲池、外關、合谷，主治上肢不遂。

《特別注意》1.手陽明、陽蹺脈交會穴。

2.肩周炎宜向肩關節直刺；上肢不遂宜向三角肌方向斜刺。

肩髃

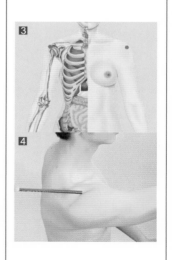

臂臑

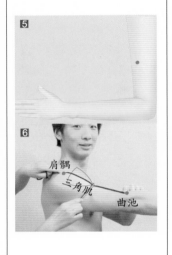

肩髃
三角肌
曲池

穴名由來 臂，上肢；臑，上臂肉隆起處。穴在上肢肌肉隆起處，故名。

科學定位 在臂部，曲池與肩髃連線上，曲池上 7 寸，自然垂臂時，三角肌止點處（圖⑤）。

快速取穴法 1.在三角肌與肱骨的交點處，曲池與肩髃連線上，曲池上 7 寸（圖⑥）。
2.屈肘，微握拳，上肢用力使其緊張，則上臂可見明顯隆起，即三角肌，在三角肌下端偏內側處，按壓有痠脹感。

主要作用 清熱明目，祛風通絡。主治目疾；淋巴結腫大；瘰癧；肩臂痛，上肢癱瘓或疼痛，頸項強痛，頭痛；肌肉拉傷，肩周炎，暴喑；癭氣，瘰癧；低血壓。

經穴養療法 刺法：直刺0.5～1.0 寸或向上斜刺0.8～1.5寸。
灸法：艾柱灸或溫針灸 3～7 壯，艾條灸 5～20 分鐘。
推拿：揉法、點按法、拿法、推法。

穴位配伍調身祛病 1.配肩髃、肩貞，主治肩周炎。
2.配光明，主治目疾。

《特別注意》向上斜刺時，局部痠脹，可向整個肩部放射。

穴名由來 手，指上肢；五，數詞。里，意指寸，原意指穴在天府下五寸。

科學定位 在臂部，曲池與肩髃連線上，肘橫紋上3寸（圖⑦）。

快速取穴法 1.在臂外側部，肱骨外上髁上3寸，肱骨內緣骨邊。
2.抬臂屈肘，曲池與肩髃連線向上量 4 橫指 (即 3 寸)，所及肱骨橈側緣的凹陷處（圖⑧）。
3.在臂外側部，曲池與肩髃連線上，曲池上 3 寸。

主要作用 理氣散結，通經活絡。主治咳血，肺炎，胸膜炎，腹膜炎；淋巴結腫大，扁桃腺炎；偏癱；肘臂痠痛，麻木，攣急。

經穴養療法 刺法：直刺 0.8～1.0 寸。
灸法：艾柱灸或溫針灸 3～5 壯，艾條灸 5～20 分鐘。
推拿：揉法、點按法、拿法、推法。

穴位配伍調身祛病 1.配曲池，主治肘臂攣痛。
2.配合谷、曲池，主治牙痛。

《特別注意》直刺時，局部有痠脹感，可傳至肩部或肘部。

手五里

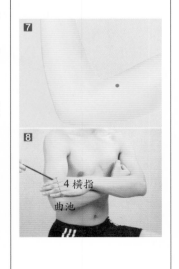

4橫指
曲池

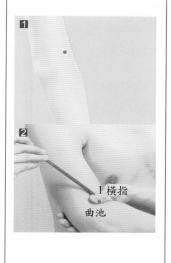

肘髎

穴名由來　肘，肘部也；髎，孔穴也。穴在肘上肱骨旁凹陷，靠近骨隙處，故名。

科學定位　在臂外側，屈肘，曲池上方 1 寸，肱骨邊緣處（圖①）。

快速取穴法　1.在臂外側，屈肘，先取曲池穴再向上量 1 橫指處，在肱骨邊緣處（圖②）。

2.肱骨外上髁上 1 寸，肱骨外側的後緣骨邊。

3.屈肘，從曲池向外上方輕推，至肱骨外上髁上緣一凹陷處。

主要作用　舒筋活絡，通經止痛。主治肘臂痠痛，麻木，攣急，上肢神經痛，麻痺，風濕性肘關節炎。

經穴養療法　刺法：直刺 0.5～1.0 寸或沿脛骨前緣斜刺 1.0～1.5 寸。

灸法：艾柱灸或溫針灸 3～7 壯，艾條灸 10～20 分鐘。

推拿：點按法、揉法、拿法、推法。

穴位配伍調身袪病　1.配曲池，主治肱骨外上髁炎。

2.配列缺、陽溪，主治橈骨莖突狹窄性腱鞘炎。

《特別注意》　1.針刺時，局部有痠痛感，可傳至前臂。

2.治療肘部疼痛時可用「齊刺」或「恢刺」。

穴名由來　曲，彎曲；池，池塘。脈氣流注於水池中；屈曲其肘，橫紋處有凹陷，形似淺池，故名。

科學定位　在肘橫紋外側端，屈肘，即尺澤與肱骨外側髁連線的中點（圖③）。

快速取穴法　1.屈肘 90 度，肘橫紋外側端外凹陷中即是，按壓有痠脹感（圖④）。

2.屈肘，在尺澤與肱骨外上髁連線的中點處取穴，按壓有痠脹感。

主要作用　疏風清熱，調和營衛。主治熱病，咽痛，目赤腫痛，視物不清，牙痛，半身不遂，肩痛不舉，膝關節腫痛；頭痛，頭暈；月經不調；癮疹，疥瘡，丹毒，腹痛，吐瀉；癲狂；瘰癧。

經穴養療法　刺法：直刺1.0～1.5寸或用三稜針點刺放血。

灸法：艾柱灸 5～7 壯，艾條灸 10～20 分鐘。

推拿：點按法、揉法、拿法、推法。

穴位配伍調身袪病　1.配肩髃、外關，主治上肢痿痹。

2.配合谷、血海、委中、膈腧，主治丹毒、蕁麻疹。

3.配太沖、大椎，主治高血壓。

曲池

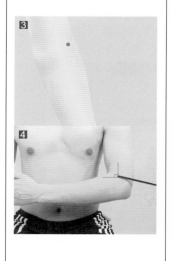

《特別注意》　合穴，為強壯穴之一。

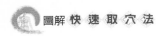

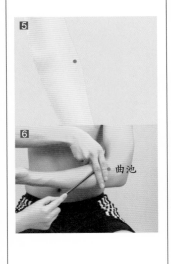

手三里

穴名由來 手，上肢；三，數詞。里，古代有以里為寸之說。穴在上肢，因距手臂肘端 3 寸，故名。

科學定位 在前臂背面橈側，陽溪與曲池連線上，肘橫紋下 2 寸（圖⑤）。

快速取穴法 1.前臂側立位，在曲池下 2 橫指，橈骨內側處。

2.側腕屈肘，先確定陽溪與曲池的位置，從曲池沿陽溪與曲池的連線向下量約 2 橫指（圖⑥）。

主要作用 通經活絡，清熱明目，理氣通腑。主治腰痛，肩背痛，上肢不遂；消化性潰瘍，腸炎，消化不良；牙痛，口腔炎；腹痛，腹瀉。

經穴養療法 刺法：直刺 0.8～1.2 寸。

灸法：艾柱灸或溫針灸 5～7 壯，艾條灸 10～20 分鐘。

推拿：點按法、揉法、拿法、推法。

穴位配伍調身祛病 1.配肩髃，主治上肢不遂、胃脘脹滿。

2.配後溪，主治腰痛。

《特別注意》 針刺時，局部有痠脹感。

穴名由來 上，上方；廉，邊緣。屈肘側置，穴在前臂橈側內緣，下廉上方。

科學定位 在前臂背面橈側，陽溪與曲池連線上，肘橫紋下 3 寸（圖⑦）。

快速取穴法 1.前臂側立位，在曲池下 4 橫指（即 3 寸），橈骨內側處（圖⑧）。

2.在陽溪與曲池連線上 1/4 與 3/4 的交點處。

主要作用 調理腸腑，通經活絡。主治頭痛，牙痛；半身不遂，肩臂痠痛，橈神經麻痺，手臂麻木；腹痛腸鳴；腦血管疾病後遺症。

經穴養療法 刺法：直刺 0.5～1.0 寸。

灸法：艾柱灸 3～5 壯，艾條灸 5～10 分鐘。

推拿：點按法、揉法、拿法、推法。

穴位配伍調身祛病 1.配曲池，主治手臂麻木。

2.配足三里、內關，主治腦血管疾病後遺症。

《特別注意》 1.直刺時，局部有痠脹感，可傳至肩部或肘部。

2.針刺上廉穴可使胃蠕動增強。

上廉

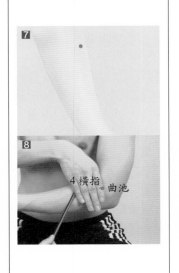

下廉

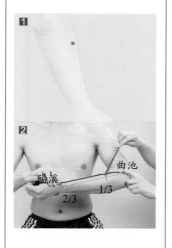

穴名由來　下，下方；廉，邊緣。屈肘側置，穴在前臂橈側內緣，上廉下方。

科學定位　在前臂背面橈側，陽溪與曲池連線上，肘橫紋下 4 寸（圖①）。

快速取穴法　1.前臂側立位，曲池下 4 寸，橈骨外側。
2.在陽溪與曲池連線上 2/3 與 1/3 的交點處（圖②）。
3.側腕屈掌，以手掌按另一手臂，拇指位於肘彎處，小指所在位置即是。

主要作用　調理腸腑，通經活絡。主治頭痛、眩暈、目痛；牙痛，扁桃腺炎；腹脹腹痛；肘臂痛；急性腦血管病。

經穴養療法　刺法：直刺 0.5～1.0 寸。
灸法：艾柱灸或溫針灸 3～5 壯，艾條灸 5～10 分鐘。
推拿：點按法、揉法、拿法、推法。

穴位配伍調身袪病　1.配足三里，主治腹脹、腹痛。
2.配頭維、神庭，主治頭痛、眩暈、目痛等。
3.配丘墟，主治癲狂。

《特別注意》針刺下廉穴可使胃蠕動增強。

穴名由來　溫，溫熱也；溜，通流。氣血流經至此而深聚之處。

科學定位　在前臂，腕背側遠端橫紋上 5 寸，陽溪與曲池連線上（圖③）。

快速取穴法　1.伸臂，掌向胸，先確定陽溪與曲池的位置，再從陽溪與曲池連線的中點處向下量 1 橫指處（圖④）。
2.前臂側立位，在陽溪上 5 寸，橈骨外側。

主要作用　調理腸胃，清邪泄熱。主治頭痛，咽喉腫痛；鼻衄；腮腺炎，扁桃腺炎；面癱、面腫；癲狂；急性腸鳴、腹痛，肩背痠痛；痔瘡；疔瘡。

經穴養療法　刺法：直刺 0.5～1.0 寸。
灸法：艾柱灸 3～5 壯，艾條灸 5～10 分鐘。
推拿：點按法、揉法、拿法、推法。

穴位配伍調身袪病　1.配期門，主治項強傷寒。
2.配厥陽腧、內庭，主治牙痛。

《特別注意》1.郄穴。
2.針刺時，局部有痠脹感。

溫溜

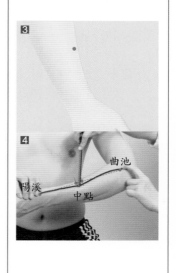

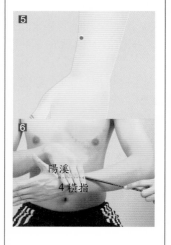

陽溪
4橫指

穴名由來　偏，偏斜；歷，經歷。此穴為手陽明之絡，脈氣由本穴偏側別出，越歷本經走向太陰之脈。

科學定位　在前臂，腕背側遠端橫紋上 3 寸，陽溪與曲池連線上（圖⑤）。

快速取穴法　1.前臂側立位，先取陽溪再向上量 4 橫指（即 3 寸）處，橈骨外側（圖⑥）。

2.在陽溪與曲池連線的下 1/4 與上 3/4 的交點處。

3.兩虎口垂直交叉，中指端落於前臂背面，所指處有一凹陷，按壓有痠痛感。

主要作用　清熱利尿，通經活絡。主治齲齒；耳聾，耳鳴；鼻衄；喉痛；面癱；水腫，手臂痠痛。

經穴養療法　刺法：直刺 0.3～0.5 寸或斜刺 0.5～0.8 寸。

灸法：艾柱灸或溫針灸 3～5 壯，艾條灸 5～10 分鐘。

推拿：點按法、揉法、拿法、推法。

穴位配伍調身祛病　1.配聽宮，主治耳聾、耳鳴。

2.配水分、陰陵泉，主治水腫。

《特別注意》 1.絡穴。

2.針刺時，針尖向肘部方向斜刺。

穴名由來　陽，陰陽之陽，指陽經；溪，溪流。穴局部呈凹陷，好像山間溪流。

科學定位　在腕背橫紋橈側，手拇指向上翹起時，在拇短伸肌腱與拇長伸肌腱之間的凹陷處（圖⑦）。

快速取穴法　1.在手腕背側，當手拇指伸直上翹時，在拇短伸肌腱和拇長伸肌腱之間有一凹陷處，按壓有痠脹感（圖⑧）。

2.將手掌側放，拇指伸直向上翹起，在腕背橈側，手腕橫紋上側有一凹陷處，按壓有痠脹感。

主要作用　清熱散風，舒筋利節。主治前頭痛，目赤腫痛，結膜炎，顏面神經麻痺；癮疹；齒痛，耳聾；手腕無力。

經穴養療法　刺法：直刺 0.5～0.8 寸。

灸法：米粒灸 3～5 壯，艾條灸 10～20 分鐘。

推拿：點按法、揉法。

穴位配伍調身祛病　1.配上星、二間、前谷，主治目痛。

2.配陽谷，主治神經系統疾病。

3.配迎香、印堂，主治鼻炎。

《特別注意》 灸法慎用。

陽溪

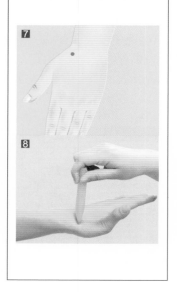

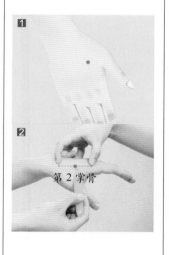

合谷

第 2 掌骨

穴名由來　合，合攏也；谷，山谷也。穴在第 1、 2 掌骨間，言兩骨相合形如山谷處也。

科學定位　手背，第 1、 2 掌骨間，當第 2 掌骨橈側的中點處（圖①）。

快速取穴法　1.以一手的拇指指間關節橫紋放置在另一手拇指、食指之間的指蹼緣上，在拇指尖下。

2.在手背，第 2 掌骨橈側的中點處，按壓有痠脹感（圖②）。

主要作用　鎮靜止痛，通經活絡。主治外感頭痛，頭暈，目赤腫痛；鼻淵，鼻衄；牙痛，牙關緊閉；耳聾；面癱，面肌抽搐；咽腫失音；惡寒，發熱，熱病無汗，多汗；痛經，經閉；胃痛，腹痛。

經穴養療法　刺法：直刺 0.5～1.0 寸。

灸法：米粒灸 8～9 壯，艾條灸 10～20 分鐘。

推拿：點按法、揉法、拿法、摩法。

穴位配伍調身祛病　1.配三陰交，主治痛經。

2.配血海，主治蕁麻疹。

《特別注意》1.原穴。

2.孕婦不宜針灸。

穴名由來　三，第三；間，隙也，意指隙陷處。穴在手第 2 掌指關節後陷處，本經第 3 個穴位。

科學定位　微握拳，在手食指本節（第 2 掌指關節）後，橈側凹陷處（圖③）。

快速取穴法　1.坐位，微握拳，在食指本節（第 2 掌指關節）後，橈側凹陷處，按壓有痛感（圖④）。

2.微握拳，沿食指橈側的掌背交界線輕推，手食指第 2 掌指關節後緣觸及一凹陷處，按壓有痠脹感。

主要作用　泄熱止痛，通利咽喉。主治目痛，青光眼，牙痛，三叉神經痛，咽喉腫痛；身熱，手背及手指紅腫疼痛。

經穴養療法　刺法：直刺 0.5～0.8 寸。

灸法：米粒灸 3～5 壯，艾條灸 5～10 分鐘。

推拿：點按法、掐法。

穴位配伍調身祛病　1.配角孫，主治三叉神經痛。

2.配二間，主治肩周炎。

《特別注意》1.輸穴。

2.直刺時，局部麻脹或向手背放散。

三間

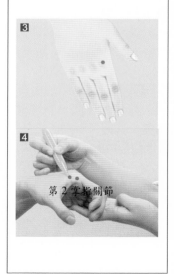

第 2 掌指關節

二間

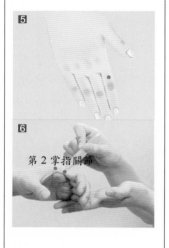

⑤

⑥

第 2 掌指關節

穴名由來 二，第二；間，隙也，意指隙陷處。穴在手第 2 掌指關節前陷處，本經第 2 個穴位。

科學定位 微握拳，在食指本節（第 2 掌指關節）前，橈側凹陷處（圖⑤）。

快速取穴法 1.坐位，微握拳，在食指本節（第 2 掌指關節）前橈側凹陷處。

2.伸臂，微握拳，食指第 2 掌指關節前緣橈側皮膚皺褶頂點，觸之有凹陷處，按壓有痛脹感（圖⑥）。

主要作用 解表清熱，通利咽喉。主治牙痛，咽喉腫痛；目赤痛，麥粒腫，鼻衄，食指關節腫痛；扁桃腺炎，熱病，肩周炎。

經穴養療法 刺法：直刺 0.3～0.5 寸。

灸法：米粒灸 3～5 壯，艾條灸 5～10 分鐘。

推拿：點按法、掐法。

穴位配伍調身祛病 1.配太陽，主治目赤腫痛、麥粒腫。

2.配合谷，主治牙痛。

《特別注意》1.滎穴。

2.針刺時，局部有痠脹感。

穴名由來 商，五音之一，屬金；陽，陰陽之陽。大腸經與肺相合，行於陽分。肺音商，金音商，故名商陽。

科學定位 位於手食指末節橈側，距指甲角 0.1 寸的位置（圖⑦）。

快速取穴法 1.坐位，伸指伏掌，沿食指指甲底部與橈側緣兩引線的交點處，距指甲角 0.1 寸，按壓有痛感（圖⑧）。

2.在食指末節橈側，指甲的根部距離指甲角 0.1 寸，按壓有痛感。

主要作用 清熱解表，理氣平喘，開竅甦厥。主治咽喉腫痛，齒痛，牙痛，腮腺炎；高血壓，熱病，昏迷；食指端麻木；耳聾。

經穴養療法 刺法：淺刺 0.1～0.2 寸或三稜針點刺出血。

灸法：米粒灸 1～3 壯，艾條灸 5～10 分鐘。

推拿：點按法、掐法。

穴位配伍調身祛病 1.配少商、中沖、關沖，主治腦中風昏迷，中暑。

2.配合谷、少商，主治咽喉腫痛。

《特別注意》點刺時邊擠邊擦血，直到血色變淡為止。

商陽

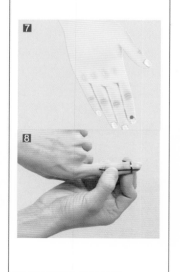

⑦

⑧

第五章

手太陽小腸經

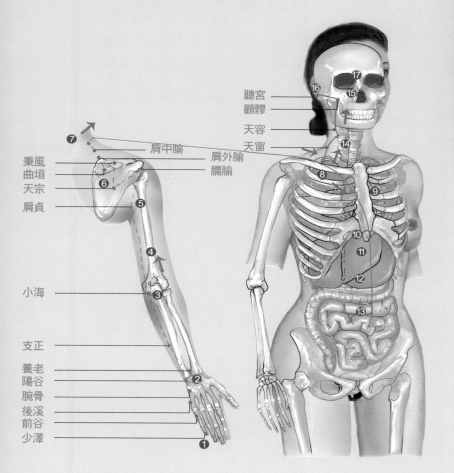

聽宮
顴髎
天容
天窗
肩中腧
肩外腧
臑腧
秉風
曲垣
天宗
肩貞
小海
支正
養老
陽谷
腕骨
後溪
前谷
少澤

循行路線 手太陽小腸經起於手小指尺側端（少澤）（見①），沿手背尺側上行至腕部，直上出於尺骨莖突（見②），沿前臂外側後緣上行，經過尺骨鷹嘴與肱骨內上髁之間（見③），沿上臂外側後緣（見④）出於肩關節（見⑤），繞行肩胛骨（見⑥），左右兩脈交會於督脈大椎穴（見⑦），再向下進入缺盆穴（見⑧），聯絡於心（見⑨），向下再沿食管（見⑩），通過膈肌（見⑪），到達胃（見⑫），屬於小腸（見⑬）。

缺盆部支脈： 沿頸部上至面頰（見⑭），至目眶下（見⑮），轉入耳中（聽宮）（見⑯）。

面頰部支脈： 上行到達目眶下，抵於鼻旁，至內眼角（睛明）（見⑰），與足太陽膀胱經相接。

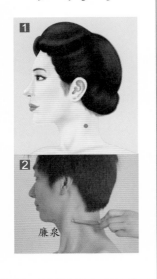

天窗

科學定位 在頸部，橫平喉結，胸鎖乳突肌的後緣（圖①）。

快速取穴法 1.側坐位，平甲狀軟骨與舌骨肌之間，於胸鎖乳突肌後緣，按壓有痠脹感（圖②）。

2.側坐位，橫平喉結，在胸鎖乳突肌的後緣，按壓有痠痛感。

主要作用 聰耳開竅，寧神定志。主治耳鳴，耳聾，聤耳；失音；齒痛，牙關不利；三叉神經痛、面痛；顳頜關節炎。

經穴養療法 刺法：直刺 0.3～0.5 寸。

灸法：艾柱灸或溫針灸 3～5 壯，艾條灸 5～15 分鐘。

推拿：點按法、揉法。

《**特別注意**》 針刺時，不可做大幅度地提插捻轉，以免傷及血管。

廉泉

科學定位 在肩胛區，肩胛岡內側端上緣凹陷中（圖③）。

快速取穴法 1.坐位，在肩胛部，岡上窩內側端，當臑腧與第 2 胸椎棘突連線的中點處（圖④）。

2.坐位，在肩胛區，肩胛岡內側端上緣凹陷中，平第 2 胸椎處，按壓有痠脹感。

主要作用 舒筋活絡，散風止痛。主治肩胛疼痛；岡上肌肌腱炎。

經穴養療法 刺法：直刺或向外下斜刺 0.5～0.8 寸。

灸法：艾柱灸或溫針灸 3～5 壯，艾條灸 5～15 分鐘。

《**特別注意**》 針刺時，局部痠脹。

曲垣

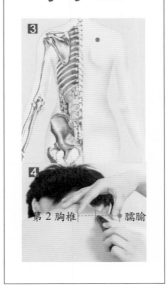

第 2 胸椎　　　臑腧

前谷

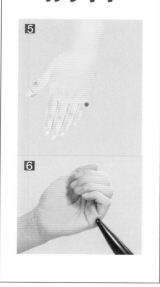

科學定位　在手指，第 5 掌指關節尺側遠端赤白肉際凹陷中（圖⑤）。

快速取穴法　1.正坐位，微握拳，在小指本節（第 5 掌指關節）前的掌指橫紋頭赤白肉際處，按壓有痠脹感（圖⑥）。

2.正坐位，在第 5 掌指關節前，在赤白肉際上，按壓有痠脹感。

主要作用　疏風散熱，清利頭目。主治頭項、肘臂、腕關節疼痛，手指麻木；腮腺炎；熱病，頭痛；耳鳴，耳聾；小便赤；咽喉腫痛，產後無乳，乳癰，乳汁少。

經穴養療法　刺法：直刺 0.2～0.3 寸。

灸法：艾柱灸或溫針灸 3～5 壯，艾條灸 5～15 分鐘。

推拿：點按法、揉法。

穴名由來　聽，聽聞；宮，五音之首。此穴為主治耳疾的要穴。

科學定位　在面部，耳屏前，下頜骨髁狀突的後方，張口有凹陷處（圖①）。

快速取穴法　1.側坐位，微張口，在面部耳屏前，下頜骨髁狀突的後方，張口有凹陷處，按之有痠脹感（圖②）。

2.側坐位，微張口，於耳屏前緣下頜小頭後緣之間的凹陷處。

主要作用　聰耳開竅，寧神定志。主治耳鳴，耳聾，聤耳；失音；齒痛，牙關不利；三叉神經痛；顳頜關節炎。

經穴養療法　刺法：張口直刺 0.5～1.0 寸。

灸法：艾柱灸或溫針灸 3～5 壯，艾條灸 5～15 分鐘。

推拿：點按法、揉法。

穴位配伍調身袪病　1.配翳風、中渚，主治耳鳴，耳聾。

2.配廉泉，主治失音。

《特別注意》 1.手少陽、足少陽、手太陽交會穴。

2.針刺時，局部痠脹，針感可放射至耳部及半個面部。

聽宮

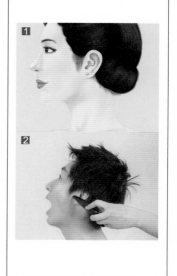

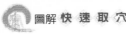

顴髎

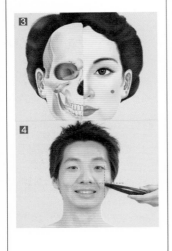

穴名由來　顴，顴部；髎，骨隙。穴在顴骨下緣凹陷處，故名。

科學定位　在面部，目外眥直下，顴骨下緣的凹陷中（圖③）。

快速取穴法　1.側坐位，在顴骨下緣平線與目外眥角垂線之交點處，約與迎香同高，按壓有明顯痠脹感即為本穴（圖④）。

2.側坐位，在面部，顴骨最高點下緣可觸及一凹陷，按壓有明顯痠脹感。

主要作用　清熱消腫，袪風止痛。主治口眼歪斜，眼瞼瞤動；牙痛，面痛，面部痙攣，三叉神經痛，鼻炎。

經穴養療法　**刺法**：直刺0.3～0.5寸或斜刺0.5～1.0寸。

灸法：艾柱灸1～3壯，艾條灸5～15分鐘。

推拿：點按法、揉法。

穴位配伍調身袪病　1.配地倉、頰車，主治口歪。

2.配合谷，主治齒痛。

《**特別注意**》1.手少陽、太陽經交會穴。

2.不宜深刺。

3.針刺時，局部有痠脹感，針感可放射至半側面部。

穴名由來　天，天空，上部；容，面容，隆盛。穴在頭部，位於上，為經氣隆盛之處。

科學定位　在頸外側部，下頜角的後方，胸鎖乳突肌的前緣凹陷中（圖⑤）。

快速取穴法　1.側坐位，頭轉向對側，在頸部外側部，平下頜角，在胸鎖乳突肌的前緣凹陷中，按壓有痠痛感（圖⑥）。

2.側坐位，在頸部外側部，下頜角的後方，胸鎖乳突肌的前緣凹陷中，按壓有痠痛感。

主要作用　聰耳利咽，清熱降逆。主治耳鳴，耳聾，咽喉腫痛，牙齦炎，暴喑，扁桃腺炎主治；哮喘；癭病；甲狀腺腫大；頸項腫痛。

經穴養療法　**刺法**：斜刺0.5～0.8寸。

灸法：艾柱灸1～3壯，艾條灸5～15分鐘。

推拿：點按法、揉法、推法。

穴位配伍調身袪病　1.配列缺，主治頸項疼痛。

2.配廉泉，主治失音、咽炎。

《**特別注意**》本穴不可深刺，以防刺傷頸內動脈、頸內靜脈。

天容

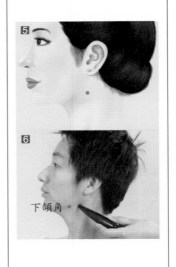

下頜角

肩中腧

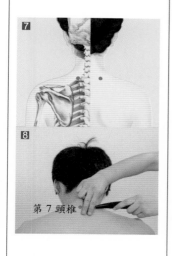

⑦

⑧

第 7 頸椎

穴名由來　肩，肩部；中，中部；腧，穴位。穴在肩部大椎與肩井之間。

科學定位　在脊柱區，第 7 頸椎棘突下，後正中線旁開 2 寸（圖⑦）。

快速取穴法　1.坐位，低頭，在頸部交界處椎骨高突（即第 7 頸椎）處，旁開量約 2 橫指，按壓有痠脹感（圖⑧）。
2.坐位，低頭，在第 7 頸椎棘突下，肩胛骨上角的內側，按壓有痠脹感。
3.先取大椎穴，由大椎穴向雙側旁開 2 橫指（約 2 寸）處，按壓有痠脹感。

主要作用　宣肺解表，活絡止痛。主治咳嗽，氣喘，咯血，支氣管擴張；肩背疼痛；目視不明。

經穴養療法　刺法：斜刺 0.3～0.5 寸。
灸法：艾柱灸3～5 壯，溫和灸10 分鐘，艾條灸5～15 分鐘。
推拿：點按法、揉法、推法。

穴位配伍調身祛病　1.配肩外腧、大椎，主治肩背疼痛。
2.配肺腧，主治咳嗽。

《特別注意》　不可深刺，以防氣胸。

穴名由來　肩，肩部；外，外側；腧，穴位。穴在肩部，約在肩胛骨內側緣之稍外方，故名。

科學定位　在背部，第 1 胸椎棘突下，後正中線旁開 3 寸（圖①）。

快速取穴法　1.坐位，低頭，由頸部交界處椎骨高突（即第 7 頸椎）往下推 1 個椎骨的棘突，由此旁開量 4 橫指（即 3 寸），在肩胛骨內側緣處，即為本穴（圖②）。
2.坐位，低頭，在第 1 胸椎棘突下，橫平肩胛骨內側緣的垂直線上。頜小頭後緣之間的凹陷處。

主要作用　舒筋活絡，散風止痛。主治肩背疼痛，頸項強急；肺炎，胸膜炎；低血壓。

經穴養療法　刺法：向外斜刺 0.5～0.8 寸。
灸法：艾柱灸 3～5 壯，艾條灸 5～15 分鐘。
推拿：點按法、揉法、推法。

穴位配伍調身祛病　1.配肩外腧、大椎、列缺、天宗，主治肩背疼痛、頸項強急。
2.配肺腧，主治肺炎。

肩外腧

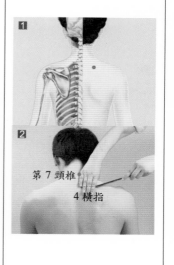

①

②

第 7 頸椎

4 橫指

《特別注意》　不可深刺，以防氣胸。

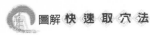

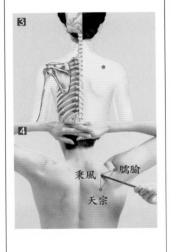

秉風

天宗　臑腧

秉風

天宗

穴名由來　秉，執掌，執持，又通「柄」；風，風邪。穴主肩痛不可舉，功在疏筋散風，故名。

科學定位　在肩胛區，肩胛岡上窩中點，天宗穴直上，舉臂有凹陷處（圖③）。

快速取穴法　1.正坐位，在肩胛部，岡上窩中央，與臑腧、天宗呈一三角形，舉臂有凹陷處，按壓有痠脹感（圖④）。
2.正坐位，在肩胛部，先取天宗穴，由天宗直上跨過一斜向骨頭（肩胛岡）至凹陷中點處，按壓有明顯痠脹感。

主要作用　疏風活絡，止咳化痰。主治肩胛疼痛，上肢痠麻，手痛，岡上肌肌腱炎，支氣管炎，肩周炎。

經穴養療法　刺法：直刺 0.5～0.8 寸。
灸法：艾柱灸或溫針灸 3～5 壯，艾條灸 5～15 分鐘。
推拿：點按法、揉法、推法。

穴位配伍調身袪病　1.配天宗，主治肩胛疼痛。
2.配肺腧，主治支氣管炎。

《特別注意》1.本穴為手三陽與足少陽交會穴。
2.針刺時，局部有痠脹感。

穴名由來　天，天空，高處；宗，本，中心。穴在肩胛岡中點下窩正中，意為人體上部重要的腧穴。

科學定位　在肩胛區，岡下窩中央凹陷處，與第 4 胸椎平齊（圖⑤）。

快速取穴法　1.正坐垂肩，在肩胛岡中點與肩胛骨下角連線的上 1/3 與下 2/3 交點凹陷中，按壓後有痠脹感。
2.在肩胛部，岡下窩中央凹陷處，與第 4 胸椎平齊，肩胛岡中點下緣處，按壓有痠脹感（圖⑥）。

主要作用　通經活絡，理氣消腫。主治肩胛疼痛；氣喘；乳癰；膽囊炎；落枕；肘臂外後側痛。

經穴養療法　刺法：直刺或斜刺 0.5～0.8 寸。
灸法：艾柱灸或溫針灸 3～5 壯，艾條灸 5～15 分鐘。
推拿：點按法、揉法。

穴位配伍調身袪病　1.配膻中、足三里，主治乳癰。
2.配肩外腧，主治肩胛痛。
3.配陽陵泉，膽囊，主治膽結石。
4.配秉風，主治肩胛疼痛。

《特別注意》針刺時，局部有痠脹感，可向肩部放射。

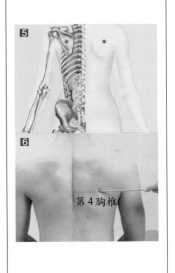

第 4 胸椎

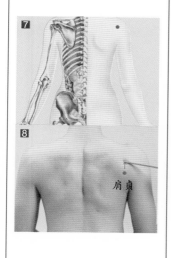

臑腧

7

8

肩貞

`穴名由來` 臑，肱骨上端；腧，穴位。穴在臑部，為經氣所輸注之處，故名。

`科學定位` 在肩胛區，腋後紋頭直上，肩胛岡下緣凹陷中（圖⑦）。

`快速取穴法` 1.正坐垂肩，上臂內收，用手指從腋後紋頭肩貞穴直上推至肩胛岡下緣，有一凹陷處，按壓後有痠脹感（圖⑧）。

2.正坐垂肩，上臂內收，腋後紋頭直上，在肩胛岡下緣凹陷中，按壓有痠脹感。

`主要作用` 舒筋活絡，消腫化痰。主治肩臂疼痛；瘰癧；足跟痛；上肢神經痛；頸淋巴結結核。

`經穴養療法` **刺法**：直刺或斜刺 0.8～1.2 寸。

灸法：艾柱灸或溫針灸 3～5 壯，艾條灸 5～15 分鐘。

推拿：點按法、揉法、彈撥法。

`穴位配伍調身祛病` 1.配肩髃、曲池，主治肩臂疼痛。

2.配崑崙、太溪，主治足跟痛。

《特別注意》1.本穴為手太陽經、足太陽經，陽維脈、陽蹻脈之交會穴。

2.針刺時，局部痠痛，可向肩部擴散。

`穴名由來` 肩，肩部；貞，正。穴在肩後紋端，當後肩正中，故名。

`科學定位` 在肩胛區，肩關節後下方，臂內收時，腋後紋頭直上 1 寸（圖①）。

`快速取穴法` 1.正坐垂肩，上臂內收，從腋後紋頭向上量 1 寸處，按壓有痠脹感。

2.臂內收時，腋後紋頭直上 1 寸，三角肌後緣處，按後有痠脹感（圖②）。

`主要作用` 清頭聰耳，通經活絡。主治肩臂麻痛，肩關節周圍炎；瘰癧；耳鳴，耳聾；腦血管疾病後遺症；頭痛。

`經穴養療法` **刺法**：直刺 1.0～1.5 寸。

灸法：艾柱灸或溫針灸 3～7 壯，艾條灸 5～15 分鐘。

推拿：點按法、揉法、拿法。

`穴位配伍調身祛病` 1.配曲池、手三里，主治上肢不遂。

2.配肩髎、肩髃，主治肩關節炎。

《特別注意》針刺時，局部痠脹，可向肩部及指端放射。

肩貞

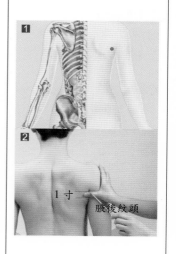

1

2

1 寸

腋後紋頭

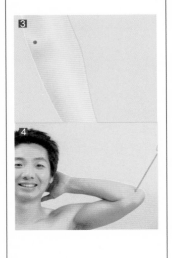

小海

穴名由來 小，微小，小腸經；海，海洋。氣血至此，猶如水流入海。

科學定位 在肘內側，尺骨鷹嘴與肱骨內上髁之間凹陷處（圖③）。

快速取穴法 屈肘舉臂，在肘橫紋平齊之尺骨鷹嘴與肱骨內上髁之間，用手彈撥該部位，有麻感可直達小指（圖④）。

主要作用 清熱祛風，寧神定志。主治肘臂疼痛；癲癇；頭痛；精神分裂症；耳鳴，耳聾，網球肘。

經穴養療法 刺法：直刺 0.2～0.3 寸。

灸法：艾柱灸或溫針灸 3～5 壯，艾條灸 5～15 分鐘。

推拿：點按法、揉法。

穴位配伍調身袪病 1.配曲池、手三里，主治肘臂疼痛。

2.配合谷、頰車，主治咽喉炎，頰腫。

3.配耳門、聽宮、中渚、主治耳聾、耳鳴。

《特別注意》 1.合穴。

2.寒則先瀉後補或灸之，熱則瀉之。

穴名由來 支，絡脈；正，正經。本穴為手太陽之絡，正經由此別支而走少陰，故名。

科學定位 在前臂背面尺側，陽谷與小海連線上，腕背橫紋上 5 寸處（圖⑤）。

快速取穴法 1.正坐，掌心向胸，在陽谷與小海連線中點，再向下量 1.5 寸（拇指）處（圖⑥）。

2.正坐，掌心向胸，在陽谷與小海連線上，腕背橫紋上 5 寸處。

主要作用 清熱通絡，安神定志。主治頭痛，項強，關節鬆弛無力，十二指腸潰瘍，肘部痠痛；皮膚贅生小疣；糖尿病；神經衰弱。

經穴養療法 刺法：直刺或斜刺 0.5～0.8 寸。

灸法：艾柱灸或溫針灸 3～5 壯，艾條灸 5～15 分鐘。

推拿：點按法、揉法。

穴位配伍調身袪病 1.配合谷，主治頭痛。

2.配勞宮、少府，主治舌尖痛。

《特別注意》 1.絡穴。

2.針刺時，局部痠脹，刺感可向手指放射。

支正

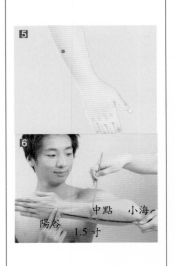

中點　小海
陽谷　1.5 寸

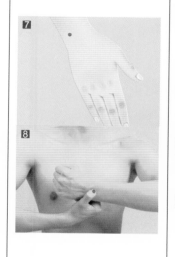

養老

穴名由來　養老，奉養老人。本穴可以治療老年性疾病，為調治老年疾病的要穴，故名。

科學定位　在前臂背面尺側，尺骨小頭近端橈側凹陷中（圖⑦）。

快速取穴法　1.正坐，掌心向下，用另一手指按在尺骨小頭的最高點上，然後掌心轉向胸部，在手指滑入的骨縫中（圖⑧）。

2.正坐，屈肘，掌心向胸，在尺骨小頭的橈側緣上，與尺骨小頭最高點平齊的骨縫中。

主要作用　明目清熱，通經活絡。主治目視不明；肩背肘臂痠痛；急性腰痛；落枕；腦血管疾病後遺症；遠視眼，近視眼；耳聾。

經穴養療法　**刺法**：向上斜刺 0.5～0.8 寸。

灸法：艾柱灸 3～5 壯，艾條灸 5～15 分鐘。

推拿：點按法、揉法。

穴位配伍調身袪病　1.配華佗、夾脊，主治頸椎病。

2.配秩邊，主治急性腰扭傷。

《特別注意》1.郄穴。

2.針刺時，局部痠脹，刺感可向肩部放射。

穴名由來　陽，陰陽之陽；谷，山谷。穴在手外側豌豆骨與尺骨間凹陷中，其外形如山谷，故名。

科學定位　在腕後區，手腕尺側，尺骨莖突與三角骨之間的凹陷中（圖①）。

快速取穴法　1.屈肘，掌心向外，由腕骨穴向腕部推，相隔一骨（三角骨）的凹陷處（圖②）。

2.由腕骨穴直上，可摸到兩塊骨（尺骨莖突和三角骨），在兩骨的結合部有一凹陷處。

主要作用　清心明目，鎮驚聰耳。主治頭頷腫，手腕痛；熱病；頭痛，目眩；精神病；小兒驚風；神經性耳聾，耳鳴；痔瘡。

經穴養療法　**刺法**：直刺 0.3～0.5 寸。

灸法：艾柱灸 3～5 壯，艾條灸 5～15 分鐘。

推拿：點按法、揉法。

穴位配伍調身袪病　1.配陽池，主治腕部疼痛。

2.配間使，主治癲癇。

《特別注意》1.經穴。

2.針刺時，局部有痠脹感，可擴散至整個腕關節。

陽谷

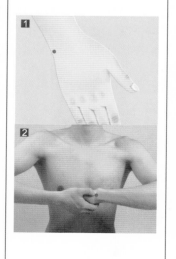

腕骨

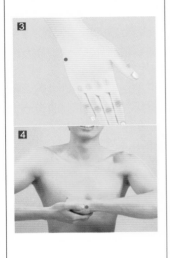

穴名由來 腕，腕部；骨，骨頭。穴在手腕外側豌豆骨下的凹陷處，故名。

科學定位 在手內側，第 5 掌指關節尺側與鉤骨之間的赤白肉際凹陷中（圖③）。

快速取穴法 1.屈肘，掌心向下，由後溪穴向腕部推，可摸到兩塊骨頭（第 5 掌骨基底和三角骨），在兩骨的結合部可觸及一凹陷處即為本穴（圖④）。

2.屈肘，掌心向下，在手掌尺側，第5掌指關節後，有一皮膚皺褶突起，其尖端處即為本穴。

主要作用 清心安神，通經活絡。主治頭項強痛，失眠，瘧疾，手指及肘臂攣急；腦中風，癲狂，癇症；耳聾，目赤；消渴，熱病；盜汗；蕁麻疹，腰扭傷。

經穴養療法 刺法：直刺 0.5～0.8 寸。

灸法：艾柱灸 1～3 壯，艾條灸 5～15 分鐘。

推拿：點按法、揉法。

穴位配伍調身祛病 1.配列缺、膻中，主治項強痛。

2.配人中，主治急性腰扭傷。

《特別注意》 1.原穴。

2.針刺時，局部有痠脹感。

穴名由來 後，前後之後；溪，溝溪。穴在第 5 掌指關節後方，當尺側橫紋盡頭，其形猶如溝溪。

科學定位 在手內側，第 5 掌指關節尺側近端赤白肉際凹陷中（圖⑤）。

快速取穴法 1.仰掌握拳，在手掌尺側，第 5 掌指關節後的遠側掌橫紋盡頭處赤白肉際（圖⑥）。

2.仰掌握拳，在手掌尺側，第5掌指關節後，有一皮膚皺褶突起，其尖端處即是。

主要作用 清心安神，通經活絡。主治頭項強痛，失眠；瘧疾，手指及肘臂攣急；腦中風，癲狂，癇症；耳聾，目赤；盜汗；蕁麻疹，腰扭傷；小兒驚厥。

經穴養療法 刺法：直刺 0.5～0.8 寸。

灸法：艾柱灸 1～3 壯，艾條灸 5～15 分鐘。

推拿：點按法、揉法。

穴位配伍調身祛病 1.配列缺、膻中，主治項強痛。

2.配人中，主治急性腰扭傷。

《特別注意》 本穴為手太陽小腸經之輸穴，八脈交會穴之一，通於督脈。

後溪

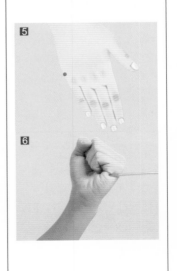

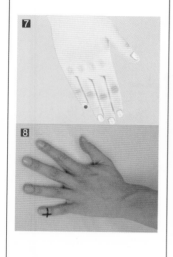

少澤

穴名由來　少，幼小，初生；澤，沼澤。穴為脈氣所初生之處，故名。

科學定位　在手指，小指末節尺側，指甲根角側上方 0.1 寸（指寸）（圖⑦）。

快速取穴法　1.伏掌，伸直小指，於小指甲尺側緣與基底部各作一線，兩線交點處即為本穴，按之有痠脹感（圖⑧）。2.伏掌，在手小指末節尺側，指甲旁 0.1 寸處，按之有痠脹感。

主要作用　清熱通乳，散瘀利竅。主治熱病，腦中風，昏迷；乳汁少，乳癰；咽喉腫痛，目翳，頭痛，腦血管疾病後遺症；耳鳴，耳聾；瘧疾。

經穴養療法　刺法：淺刺 0.1～ 0.2 寸或用三稜針點刺放血。

灸法：艾柱灸 1～3 壯，艾條灸 5～15 分鐘。

推拿：點按法、掐法。

穴位配伍調身袪病　1.配膻中、乳根，主治乳汁分泌過少。2.配人中、十宣，主治高熱，腦中風昏迷。

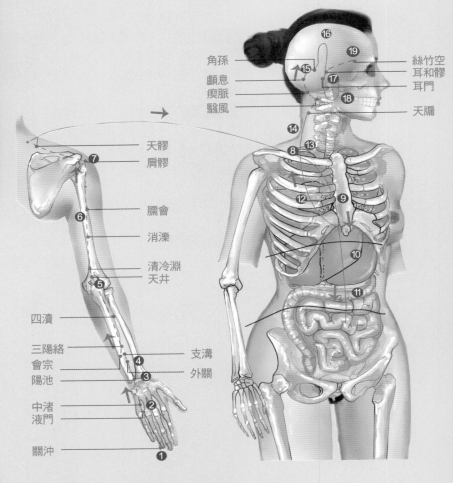

角孫
顱息
瘈脈
翳風

絲竹空
耳和髎
耳門

天牖

天髎
肩髎

臑會

消濼

清冷淵
天井

四瀆

三陽絡
會宗
陽池

支溝

外關

中渚
液門

關沖

循行路線 手少陽三焦經起於第 4 指末端（關沖）（見①），向上行於小指與無名指之間（液門）（見②），沿著手背（中渚、陽池）（見③），出於前臂外側兩骨（尺骨、橈骨）之間（見④），向上通過肘尖（見⑤），沿上臂外側（見⑥），向上通過肩部，交出於足少陽膽經的後面（見⑦），向前進入缺盆（見⑧），分布於胸中，聯絡心包（見⑨），向下通過橫膈（見⑩），從胸至腹，屬於上、中、下三焦（見⑪）。

胸中的支脈：從膻中上行（見⑫），出於鎖骨上窩（見⑬），向上行於後項部（見⑭），聯繫耳後（見⑮），直上出於耳上方，到額角（見⑯），再曲而下行至面頰，到達目眶下（見⑰）。

耳後的支脈：從耳後入耳中，出走耳前，經過上關前，與前脈交叉於面頰部（見⑱），到達外眼角，與足少陽膽經相接（見⑲）。

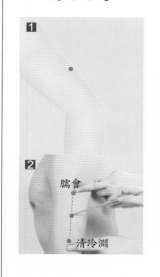

消濼

臑會

清冷淵

科學定位　在臂外側，肘尖與肩峰角連線上，肘尖上 5 寸部位（圖①）。

快速取穴法　1.側坐位，在臂外側，前臂旋前，臑會與清冷淵連線的中點處，按壓有痠脹感（圖②）。

2.側坐位，在臂外側，肘尖與肩峰角連線上，肘尖上 5 寸，按壓有痠脹感。

主要作用　清熱醒神，疏通經絡。主治頭痛，牙痛，項強，上肢麻木，肩背痛；癲癇。

經穴養療法　刺法：直刺 0.8～1.2 寸。

灸法：艾柱灸或溫針灸 3～5 壯，艾條灸 5～10 分鐘。

推拿：點按法、揉法。

科學定位　在前臂背側，於肘尖下 5 寸，尺骨與橈骨間隙中點（圖③）。

快速取穴法　1.在前臂背側，當陽池與肘尖連線中點處，再向上量 1 橫指處，尺骨與橈骨間隙中點，按壓有痠脹感（圖④）。

2.在前臂背側，肘尖下 5 寸，尺骨與橈骨間隙中點。

主要作用　疏通經絡，聰耳利咽。主治偏頭痛；眩暈；耳聾；暴喑，咽喉腫痛；上肢痺痛；腎炎。

經穴養療法　刺法：直刺 0.5～1.0 寸。

灸法：艾柱灸或溫針灸 3～5 壯，艾條灸 5～10 分鐘。

推拿：點按法、揉法。

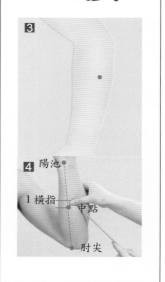

四瀆

陽池

1 橫指　中點

肘尖

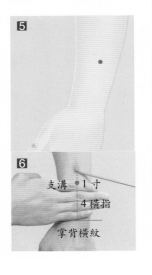

支溝 ●1寸
4橫指
掌背橫紋

三陽絡

科學定位 在前臂背側，腕背側遠端橫紋上 4 寸，尺骨與橈骨間隙中點（圖⑤）。

快速取穴法 抬臂，從掌背橫紋中點處直上量 4 橫指（即 3 寸）處為支溝，從支溝上量 1 寸處，尺骨與橈骨間隙中點，按壓有痠脹感（圖⑥）。

主要作用 疏通經絡，聰耳利音。主治耳聾，暴喑；齒痛；上肢痹痛；腦血管疾病後遺症。

經穴養療法 刺法：直刺 0.5～0.8 寸。
灸法：艾柱灸或溫針灸 3～5 壯，艾條灸 5～10 分鐘。

《特別注意》 1.肺切除手術常用穴位。
2.針刺時，有痠脹感，可傳至肘部。

穴名由來 絲，眉梢；竹，眉毛如竹叢；空，凹陷處。眉毛形如細竹，穴在眉梢凹陷中。

科學定位 在面部，額骨顴突外緣，眉梢凹陷中取穴（圖①）。

快速取穴法 1.側坐位，在面部，眉梢凹陷中，按壓有痠脹感（圖②）。
2.側坐位，在面部，瞳子髎直上，眉梢凹陷中，按壓有痠脹感。

主要作用 清頭明目，散風止痛。主治頭痛，齒痛，眩暈，目眩，目赤腫痛，眼瞼瞤動；結膜炎；癲癇，憂鬱症；面部痙攣，顏面神經麻痺；視神經萎縮；小兒驚風。

經穴養療法 刺法：平刺 0.5～1.0 寸。
灸法：間接灸 3～5 壯，艾條灸 5～10 分鐘。
推拿：點按法、揉法。

穴位配伍調身祛病 1.配合谷、頰車、下關，主治牙痛。
2.配間使、通谷、大陵，主治癲癇。
3.配角孫、足臨泣、率谷，主治偏頭痛。

《特別注意》 可用三稜針點刺出血。

絲竹空

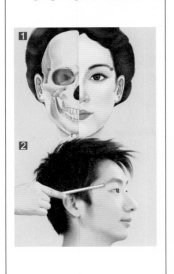

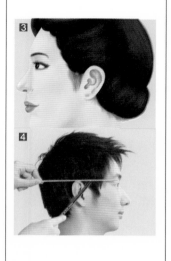

耳和髎

穴名由來　耳，耳竅；和，調和；髎，骨隙。穴在耳廓根前，顱弓後上方凹陷處，主治耳疾，故名。

科學定位　在頭部，鬢髮後緣，平耳廓根的前方，顳淺動脈的後緣（圖③）。

快速取穴法　1.側坐位，在頭側部，鬢髮後緣，平耳廓根的前方，顳淺動脈的後緣，按壓有痠脹感的位置（圖④）。
2.側坐位，在頭側部，鬢髮後緣，耳根前 1 寸處，按壓有痠脹感。

主要作用　祛風通絡，消腫止痛。主治頭痛，耳鳴，外耳道炎；牙關緊閉，口眼喎斜，面肌痙攣，顏面神經麻痺；下頜關節炎。。

經穴養療法　刺法：斜刺 0.3～0.5 寸。
灸法：溫針灸 3～5 壯，艾條灸 5～10 分鐘。
推拿：點按法、揉法。

穴位配伍調身祛病　1.配養老、完骨，主治耳聾。
2.配頰車、廉泉，主治急性扁桃腺炎。

《特別注意》1.手少陽、足少陽、手太陽交會穴。
2.針刺時，避開動脈。

穴名由來　耳，耳竅；門，門戶。穴在耳前，猶如門戶。

科學定位　在耳區，耳屏上切跡與下頜骨髁突之間的凹陷中（圖⑤）。

快速取穴法　1.側坐位時，將按摩工具置於耳屏上方、下頜骨髁突後緣，有一凹陷處，按壓有痠脹感（圖⑥）。
2.側坐位，微張口，先取聽宮穴，當聽宮穴直上 0.5 寸處的凹陷中，按壓有痠脹感。

主要作用　開竅聰耳，泄熱活絡。主治偏頭痛；耳鳴，耳聾，中耳炎，聤耳；齒痛，頜腫；眩暈；顳頜關節炎；口周肌肉痙攣。

經穴養療法　刺法：直刺 0.5～1.0 寸或向對側眼球方向刺入 0.5～1.0 寸。
灸法：艾柱灸或溫針灸 3～5 壯，艾條灸 10～20 分鐘。
推拿：點按法、揉法。

穴位配伍調身祛病　1.配絲竹空、合谷，主治牙痛。
2.配聽宮、中渚、翳風，主治耳聾。

《特別注意》針刺時，耳底脹痛，有時痠脹可傳至舌前部。

耳門

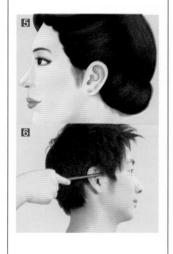

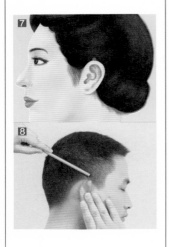

角孫

穴名由來　角，耳上角；孫，隱遁。穴在耳上角對應處，隱於髮際，為耳上角所遮蓋。

科學定位　在頭部，耳尖正對髮際處（圖⑦）。

快速取穴法　1.側坐位，折耳廓向前，當耳尖直上入髮際處，張口時有凹陷處，按壓有痠脹感（圖⑧）。

2.側坐位，折耳廓向前，耳尖盡處，張口時有凹陷處，按壓有痠脹感。

主要作用　清熱散風，消腫止痛。主治疰腮，齒痛，牙齦炎；耳鳴，耳聾；偏頭痛；目赤腫痛，目翳；眩暈；聽力減退；甲狀腺腫大。

經穴養療法　刺法：平刺 0.3～0.5 寸。

灸法：艾柱灸 3～5 壯，艾條灸 10～20 分鐘或用燈草灸。

推拿：點按法、揉法、指摩法。

穴位配伍調身祛病　1.配風池、太陽，主治偏頭痛。

2.配足臨泣、太沖、率谷，主治眩暈。

3.配少海，主治齦痛。

《特別注意》 1.手足少陽、手陽明交會穴。

2.張口取穴，針刺時，耳後有痠脹感。

穴名由來　顱，頭顱；息，安寧。穴在耳後頭顱處，主治小兒癇喘不得息。

科學定位　在頭部，角孫與翳風沿耳輪弧形連線的上、中 1/3 交點處（圖①）。

快速取穴法　1.側坐位，在頭部，於耳後髮際，當瘈脈與角孫沿耳輪連線的中點處（圖②）。

2.側坐位，在頭部，乳突中央，角孫與翳風沿耳輪弧形連線的上 1/3 與下 2/3 的交點處。

主要作用　通竅止痛，鎮驚熄風。主治頭痛，牙痛；甲狀腺腫大；身熱；耳鳴，中耳炎，耳聾；小兒驚風；嘔吐；癲癇；視網膜出血。

經穴養療法　刺法：平刺 0.3～0.5 寸。

灸法：艾柱灸或溫針灸 3～5 壯，艾條灸 10～15 分鐘或用燈草灸。

推拿：點按法、揉法、指摩法。

穴位配伍調身祛病　1.配太沖，主治小兒驚癇。

2.配風池、太陽，主治偏頭痛。

《特別注意》 針刺時，耳後有痠脹感。

顱息

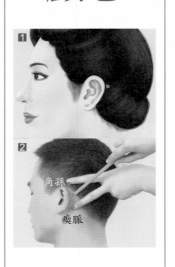

角孫

瘈脈

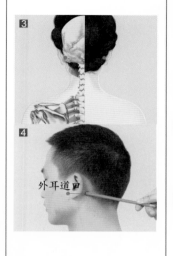

瘈脈

穴名由來　瘈，瘈瘲，抽搐；脈，絡脈。穴在耳後青絡脈形如雞爪處，主治小兒驚風，故名。

科學定位　在頭部，乳突中央，角孫與翳風沿耳輪所連弧線的下 1/3 折點處（圖③）。

快速取穴法　1.側坐位，在頭部，乳突中央，於耳後髮際與外耳道口平齊處，按壓有痠脹感（圖④）。

2.側坐位，在頭部，乳突中央，角孫與翳風沿耳輪弧形連線的上 2/3 與下 1/3 的交點處，按壓有痠脹感。

主要作用　熄風止痙，活絡通竅。主治小兒驚風；頭痛，耳鳴，耳聾。

經穴養療法　刺法：平刺 0.3〜0.5 寸。

灸法：艾柱灸或溫針灸 3〜5 壯，艾條灸 10〜20 分鐘或用燈草灸。

推拿：點按法、揉法、指摩法。

穴位配伍調身祛病　1配翳風、耳門、聽宮、聽會，主治耳聾。

2.配安眠、神門、風池，主治失眠。

《特別注意》 1.可用三稜針點刺出血。

2.針刺時，耳後有痠脹感。

穴名由來　翳，遮蔽；風，風邪。穴主治風邪，猶耳後遮蔽之風穴。

科學定位　在頸部，耳垂後方，乳突下端前方凹陷中（圖⑤）。

快速取穴法　1.側坐或側伏位，張口取穴，將耳垂向後按，正對耳垂的邊緣的凹陷處，按壓有痠脹感（圖⑥）。

2.側坐或側伏位，耳垂微向內折，於乳突前方凹陷處，按壓有痠脹感。

主要作用　通利耳竅，祛風泄熱。主治耳鳴，耳聾；口眼歪斜，頰腫；牙痛；瘰癧；下頜關節炎；顏面神經麻痺；頭痛；膈肌痙攣。

經穴養療法　刺法：直刺0.8〜1.2 寸或斜刺1.5〜2.0 寸。

灸法：艾柱灸 3〜5 壯，艾條灸 10〜20 分鐘。

推拿：點按法、揉法、指摩法。

穴位配伍調身祛病　1.配地倉、承漿、水溝，主治口噤不開。

2.配安眠、神門，主治失眠。

翳風

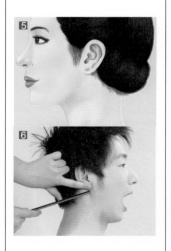

《特別注意》 針刺時，耳後有痠脹感，可傳至舌前部及半側面部。

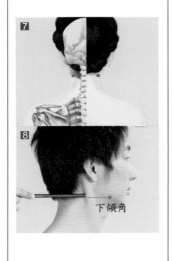

天牖

7

8

下頜角

穴名由來　天，上部；牖，窗口。穴在耳後乳突後下方，胸鎖乳突肌後緣，主治頭竅諸疾，耳目諸竅似天部之窗牖。

科學定位　在頸部，橫平下頜角，胸鎖乳突肌的後緣凹陷中（圖⑦）。

快速取穴法　1.側坐或俯臥位，在耳後乳突後下方，橫平下頜角，胸鎖乳突肌的後緣凹陷中，按壓有痠脹感（圖⑧）。
2.側坐或俯臥位，在耳後乳突後下方，胸鎖乳突肌的後緣，在天容與天柱的連線上。

主要作用　清頭明目，消痰截瘧。主治頭痛，項強；目痛，耳鳴，耳聾；瘰癧；視神經炎。

經穴養療法　刺法：直刺 0.5～1.0 寸。
灸法：艾炷灸或溫針灸 3～5 壯，艾條灸 10～20 分鐘。
推拿：點按法、揉法、彈撥法。

穴位配伍調身祛病　1.配外關、率谷，主治偏頭痛。
2.配聽宮、聽會，主治耳鳴、耳聾。

《特別注意》針刺時，有痠脹感。

穴名由來　天，上部；髎，骨隙。穴位於肩胛骨上角上方凹陷處。

科學定位　在肩胛區，肩井與曲垣之間，肩胛骨上角骨際凹陷中（圖①）。

快速取穴法　1.坐位或俯臥位，在肩胛區，肩胛骨上角，先取曲垣穴，曲垣穴再直上量 1 橫指（即 1 寸）處，按壓有痠脹感（圖②）。
2.坐位或俯臥位，在肩胛區，肩井與曲垣中間，肩胛骨的內上角端，按壓有痠脹感。

主要作用　祛風利濕，疏通經絡。主治肩臂痛，頸項強急；落枕，偏頭痛；岡上肌肌腱炎。

經穴養療法　刺法：直刺 0.5～0.8 寸。
灸法：艾炷灸 3～5 壯，艾條灸 10～20 分鐘。
推拿：點按法、揉法、彈撥法。

穴位配伍調身祛病　1.配秉風、天宗、曲垣，主治頸肩綜合症。
2.配肩井，主治肩周炎。
3.配角孫、率谷，主治偏頭痛。

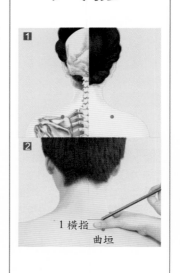

天髎

1

2

1 橫指

曲垣

《特別注意》針刺時，有痠脹感，可擴散至整個肩部。

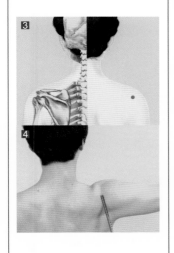

肩髎

穴名由來 肩，肩部；髎，骨隙。穴在肩關節骨隙處。

科學定位 在三角肌區，肩峰角與肱骨大結節兩骨間凹陷中（圖③）。

快速取穴法 1.上臂外展平舉時，在關節部可呈現兩個凹陷窩，後者為肩髎，按壓有痠脹感（圖④）。
2.上臂垂直，在鎖骨肩峰端後緣直下約 2 橫指處，當肩峰與肱骨大結節之間，按壓有痠脹感。

主要作用 祛風利濕，疏通經絡。主治肩臂攣痛不遂；肋間神經痛；腦血管疾病後遺症；胸膜炎。

經穴養療法 刺法：直刺 0.5～1.0 寸或向下斜刺 2.0～3.0 寸。
灸法：艾柱灸或溫針灸 3～5 壯，艾條灸 10～20 分鐘。
推拿：點按法、揉法、推法。

穴位配伍調身祛病 1.配天宗、曲垣，主治肩背疼痛。
2.配肩井、曲池、養老，主治肩周炎。

《特別注意》 1.針刺時，有痠脹感，可擴散至整個關節腔或麻電感放射至手指。
2.治療肩周炎時，可用「合谷刺」。

穴名由來 臑，上臂肌肉隆起處；會，會合。穴在上臂部，為手少陽、陽維之會。

科學定位 在臂外側，在肘尖與肩髎的連線上，肩髎下 3 寸處，三角肌的後緣（圖⑤）。

快速取穴法 1.抬臂屈肘，稍用力，可見上臂外側上端有一三角形肌肉（三角肌），該肌肉下緣與肱骨的交點處，與腋後紋頭平齊，按壓有痠脹感（圖⑥）。
2.屈肘，在臂外側，肘尖與肩髎的連線上，肩髎下 3 寸處。

主要作用 化痰散結，疏通經絡。主治癭氣，瘰癧；上肢痹痛；肩周炎；腋下痛；目疾。

經穴養療法 刺法：直刺 1.0～1.5 寸。
灸法：艾柱灸或溫針灸 3～5 壯，艾條灸 10～20 分鐘。
推拿：點按法、揉法、推法。

穴位配伍調身祛病 1.配肩腧、肩貞、肩髎，主治肩周炎。
2.配肘髎、外關，主治肘臂攣痛。

《特別注意》 針刺時，有痠脹感，可傳至肩部。

臑會

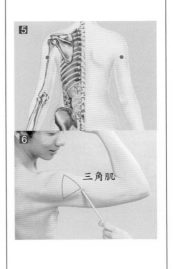

三角肌

清冷淵

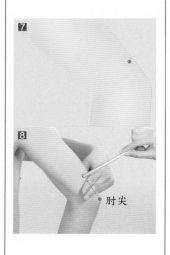

肘尖

穴名由來　清冷，寒冷；淵，深潭。穴處凹陷似深潭，且穴主治頭痛惡寒，肩不可舉等寒症。

科學定位　在臂外側，肘尖與肩峰角連線上，肘尖上 2 寸（圖⑦）。

快速取穴法　1.坐位，以手叉腰，肘尖與肩峰角連線上，肘尖上量約 2 橫指處，按壓有痠脹感（圖⑧）。

2.屈肘 90 度，在尺骨鷹嘴直上 2 寸處，按壓有痠脹感。

3.屈肘 90 度，在臂外側，天井上 1 寸處，按壓有酸脹感。

主要作用　清熱散風，疏通經絡。主治頭痛，目痛；耳鳴，耳聾；上肢痺痛，頸椎病；脅痛。

經穴養療法　刺法：直刺 0.5～1.0 寸。

灸法：艾柱灸或溫針灸 3～5 壯，艾條灸 10～20 分鐘。

推拿：點按法、揉法、推法。

穴位配伍調身祛病　1.配肩髃、養老、合谷，主治上肢痺痛。

2.配角孫、中渚，主治耳鳴、耳聾。

《特別注意》針刺時，有痠脹感。

穴名由來　天，天空；井，水井。在肘外大骨之後兩筋凹陷處，穴居天位，其處凹陷頗深，猶似深井。

科學定位　在臂外側，屈肘時，肘尖上 1 寸的凹陷中（圖①）。

快速取穴法　1.坐位，以手叉腰，在臂外側，於肘尖（尺骨鷹嘴）後上方之凹陷處，按壓有痠脹感（圖②）。

2.屈肘 90 度，在臂外側尺骨鷹嘴窩中，肘尖直上 1 寸處，按壓有痠脹感。

主要作用　行氣散結，安神通絡。主治偏頭痛；憂鬱症；癲癇；耳聾；瘰癧；落枕；肘關節疼痛；腦血管疾病後遺症；蕁麻疹，癮疹。

經穴養療法　刺法：直刺 0.5～1.0 寸。

灸法：間接灸 3～5 壯，艾條灸 10～20 分鐘。

推拿：點按法、揉法、推法。

穴位配伍調身祛病　1.配率谷，角孫，主治偏頭痛。

2.配巨闕、心腧、神門，主治憂鬱症。

3.配曲池、手三里，主治肘關節疼痛。

《特別注意》　1.合穴。

2.針刺時，有痠脹感，不宜進行瘢痕灸。

天井

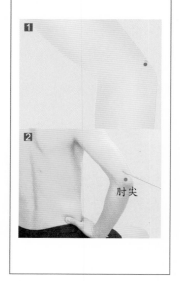

肘尖

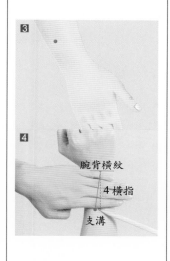

會宗

腕背橫紋
4橫指
支溝

穴名由來 會，會和；宗，聚集。事物之發展必先有宗本，而後有支別之意。

科學定位 在前臂後區，陽池與肘尖的連線上，腕背側遠端橫紋上3寸，尺骨橈側緣（圖③）。

快速取穴法 1.抬臂，從腕背橫紋中點直上量4橫指（即3寸）處，在前臂尺骨的橈側緣，支溝尺側，用力按壓有痠脹感（圖④）。

2.抬臂，在陽池與肘尖的連線上，腕背側遠端橫紋上3寸，前臂尺骨的橈側緣，用力按壓有痠脹感。

主要作用 清熱解痙，通絡益聰。主治耳鳴，耳聾；癲癇；咳嗽，氣喘；上肢痺痛。

經穴養療法 刺法：直刺0.5～1.0寸。

灸法：艾柱灸3～5壯，艾條灸10～20分鐘。

推拿：點按法、揉法、推法。

穴位配伍調身袪病 1.配聽會、耳門、聽宮，主治耳鳴、耳聾。

2.配大包，主治上肢痺痛。

《特別注意》 1.針刺時，有痠脹感。

2.該穴多用瀉法。

穴名由來 支，上肢；溝，溝渠。穴在上肢前臂尺、橈骨之間，脈氣行於兩骨如水行如渠。

科學定位 在前臂後區，陽池與肘尖的連線上，腕背側遠端橫紋上3寸，尺骨與橈骨之間（圖⑤）。

快速取穴法 1.抬臂，從腕背橫紋中點直上量4橫指（即3寸）處，在前臂尺骨與橈骨間隙中點，與間使相對，用力按壓有痠脹感（圖⑥）。

2.抬臂，在陽池與肘尖的連線上，腕背側遠端橫紋上3寸。

主要作用 清熱理氣，降逆通便。主治便秘；脅肋痛；耳聾，耳鳴；心絞痛；急性腰扭傷；上肢癱瘓；產後乳汁不足。

經穴養療法 刺法：直刺0.5～1.0寸。

灸法：艾柱灸或溫針灸3～5壯，艾條灸10～20分鐘。

推拿：點按法、揉法、推法。

穴位配伍調身袪病 1.配天樞、足三里，主治便秘。

2.配後溪、人中，主治腰扭傷。

《特別注意》 1.針刺時，有痠脹感，可傳至指端或肘、肩。

2.本穴為針麻常用穴位之一。

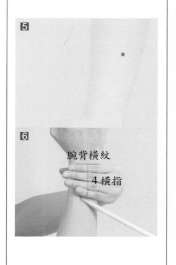

支溝

腕背橫紋
4橫指

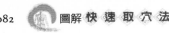

外關

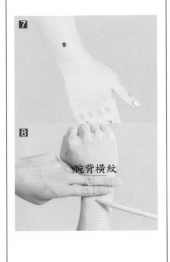

腕背橫紋

穴名由來 外，內外之外，體表；關，關隘。與內關相應，穴主治頭、四肢、軀體疾患，故名。

科學定位 在前臂後區，陽池與肘尖的連線上，腕背側遠端橫紋上2寸，尺骨與橈骨之間（圖⑦）。

快速取穴法 1.抬臂，從腕背橫紋中點直上量約2橫指處，在前臂尺骨與橈骨間隙中點，與內關相對，用力按壓有痠脹感（圖⑧）。

2.抬臂，在陽池與肘尖的連線上，腕背側遠端橫紋上2寸。

主要作用 清熱解表，通經活絡。主治感冒，頭痛，目赤腫痛；耳鳴，耳聾；脇肋痛，上肢痹痛；急性腰扭傷；落枕；腦血管疾病後遺症；高血壓。

經穴養療法 **刺法**：直刺0.5～1.0寸。

灸法：艾柱灸或溫針灸3～5壯，艾條灸5～10分鐘。

推拿：點按法、揉法、掐法。

穴位配伍調身祛病 1.配足臨泣，主治頸項強痛。

2.配大椎、曲池，主治外感熱病。

《特別注意》 針刺時，有痠脹感，可傳至指端或肘、肩。

穴名由來 陽，陰陽之陽；池，池塘。穴為三焦經原穴，承中渚之氣而停留之。

科學定位 在腕部，腕背側遠端橫紋上，指伸肌腱的尺側緣凹陷中（圖①）。

快速取穴法 1.微屈指，沿手背部第4、5掌指關節向上至腕背側橫紋處可觸及一凹陷，用力按壓有痠脹感（圖②）。

2.微屈指，腕背橫紋中，當指總伸肌腱與小指固有肌腱之間，按壓有痠脹感。

主要作用 和解少陽，益陰增液。主治消渴；瘧疾；腕痛；耳聾；流行性感冒，扁桃腺炎。

經穴養療法 **刺法**：直刺0.3～0.5寸。

灸法：間接灸或溫針灸3～5壯，艾條灸5～10分鐘。

推拿：點按法、揉法、掐法。

穴位配伍調身祛病 1.配合谷、曲池，主治手臂疼痛。

2.配條口、魚際，主治肩周炎。

《特別注意》 1.原穴。

2.不宜疤痕灸。

3.針刺時，有痠脹感，可傳至中指。

陽池

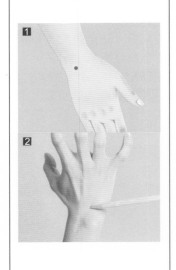

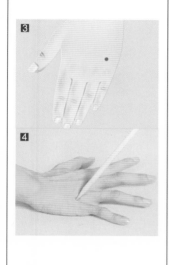

中渚

穴名由來　中，中間；渚，水中小塊陸地。三焦水道似江，脈氣至此輸注留連，猶如江中有渚。

科學定位　在手背部，無名指本節的後方，在第4、5掌骨凹陷中（圖③）。

快速取穴法　1.俯掌，在手背部第4、5掌指關節後可觸及一凹陷，用力按壓有痠脹感即為本穴（圖④）。
2.俯掌，液門上1寸處，第4、5掌指關節後的凹陷中。

主要作用　清熱散邪，明目益聰。主治頭痛，眩暈；目赤；耳鳴，耳聾；咽喉腫痛；兩肩胛內痛，腿疼，手指不能屈伸；肋間神經痛。

經穴養療法　刺法：直刺0.3～0.5寸或向上斜刺0.5～1.0寸。
灸法：艾柱灸或溫針灸3～5壯，艾條灸5～10分鐘。
推拿：點按法、揉法、掐法。

穴位配伍調身祛病　1.配角孫，主治耳鳴、耳聾。
2.配太白、支溝，主治便秘。
3.配外關、期門，主治肋間神經痛。

《特別注意》　1.輸穴。
2.針刺時，有痠脹感，可傳至指端及腕部。

穴名由來　液，水液；門，門戶。握拳時，此穴若人之臂腋，又分列兩側如門。

科學定位　在手背部，第4、5指間，指蹼緣後方赤白肉際處（圖⑤）。

快速取穴法　1.俯掌，此穴在手背部第4、5指指縫掌指關節前可觸及一凹陷，用力按壓有痠脹感的位置（圖⑥）。
2.俯掌，第4、5指間，指蹼緣上方赤白肉際凹陷中，用力按壓有痠脹感。

主要作用　疏風散邪，清熱消腫。主治頭痛，眩暈；瘧疾；咽喉腫痛，口瘡；牙痛；目赤；耳鳴，耳聾；頸椎病；肩周炎；上肢癱瘓。

經穴養療法　刺法：直刺0.3～0.5寸。
灸法：艾柱灸或溫針灸3.5壯，艾條灸5～10分鐘。
推拿：點按法、揉法、掐法。

穴位配伍調身祛病　1.配魚際，主治咽喉腫痛。
2.配條口，主治肩周炎。

《特別注意》　1.滎穴。
2.針刺時，有痠脹感，可傳至手背及肘部。

液門

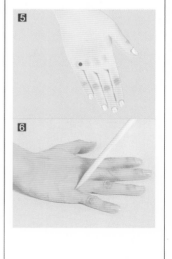

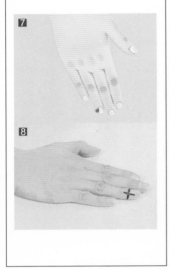

關沖

穴名由來 關，出入的要道；沖，衝要。手少陽經氣由此而出，且在少沖、中沖之間。

科學定位 在手指，第 4 指（無名指）末節尺側，指甲根角側上方 0.1 寸（指寸）處（圖⑦）。

快速取穴法 1.俯掌，在手指，沿無名指尺側緣和基底部各作一水平線，兩線交點處，按壓有痛感（圖⑧）。
2.俯掌，在無名指尺側爪甲的根部，距指甲角旁約 0.1 寸，按壓有痛感。

主要作用 清熱解毒，醒神開竅。主治熱病，昏厥，中暑；咽喉腫痛，頭痛，目赤，耳聾；腦血管疾病後遺症；小兒消化不良。

經穴養療法 刺法：淺刺 0.1～0.3 寸或用三稜針點刺出血。
灸法：艾條灸 5～10 分鐘。
推拿：點按法、揉法、掐法。

穴位配伍調身祛病 1.配內關、人中，主治腦中風暈厥。
2.配少澤、足竅陰，主治咽喉腫痛。
3.配大椎、曲池，主治發熱。

《特別注意》 針刺時，有痛感。

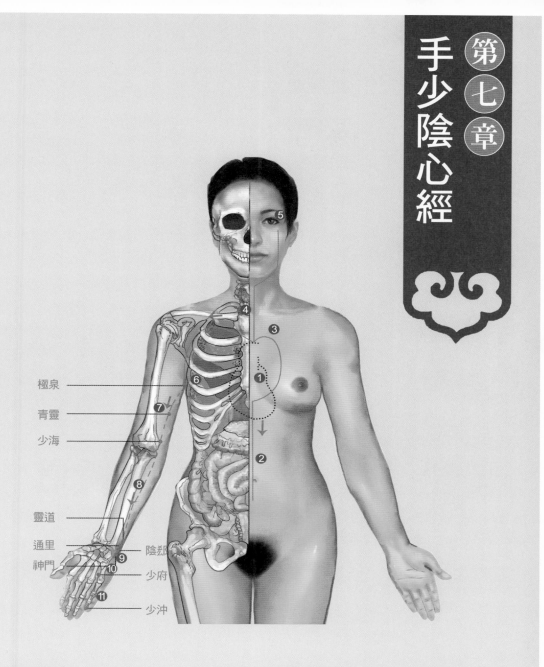

極泉

青靈

少海

靈道

通里

神門

陰郄

少府

少沖

循行路線 起於心中，出於「心系」（心與其他臟器相連繫的脈絡）（見①），通過橫膈，向下聯絡小腸（見②）。

「心系」向上的支脈：起於心中（見③），挾著食道上行（見④），聯結於目系（指眼球與腦相聯繫的脈絡）（見⑤）。

「心系」直行的支脈：向上行於肺部，再向下出於腋窩（極泉）（見⑥），沿上臂內側後緣、肱二頭肌內側溝（見⑦），至肘窩內側，沿前臂內側後緣（見⑧），到達掌後豌豆骨部（見⑨），進入手掌（見⑩），沿著小指橈側，出於末端（少沖），與手太陽小腸經相接（見⑪）。

少沖

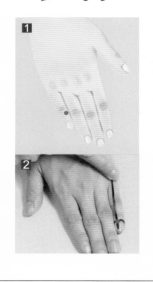

科學定位　在手指，小指末節橈側，指甲根角側上方 0.1 寸（指寸）（圖①）。

快速取穴法　俯掌伸指，在手小指指甲底部與小指橈側緣引線（掌背交界線）的交點處（圖②）。

主要作用　清熱熄風，醒神開竅。主治心悸，心痛，胸脅痛；癲狂，熱病，昏迷，小兒休克；腦出血。

經穴養療法　刺法：淺刺 0.1～0.2 寸或用三稜針點刺放血。

灸法：艾柱灸或溫針灸 3～5 壯，艾條灸 5～10 分鐘。

推拿：點按法、招法。

《特別注意》針刺時，局部有痠脹感。

科學定位　在前臂前區，腕掌側遠端橫紋上 1.5 寸，尺側腕屈肌腱的橈側緣（圖③）。

快速取穴法　1.仰掌，在尺側腕屈肌腱橈側緣，腕橫紋上 1.5 寸（圖④）。

2.仰掌，平尺骨頭上緣，在尺側腕屈肌腱的橈側邊。

主要作用　寧心安神，活血通絡。主治心痛，暴喑；失眠；精神分裂症；失語；舌骨肌麻痹或萎縮。

經穴養療法　刺法：直刺 0.5～0.8 寸。

灸法：艾柱灸或溫針灸 1～3 壯，艾條灸 5～10 分鐘。

《特別注意》針刺時，應避開尺動脈、尺靜脈。

靈道

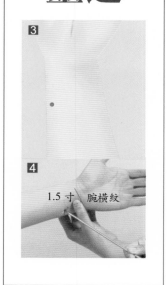

1.5 寸　腕橫紋

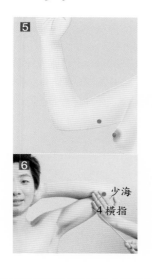

青靈

科學定位　在臂前區，極泉與少海的連線上，肘橫紋上 3 寸，肱二頭肌的內側溝中（圖⑤）。

快速取穴法　1.先取肘橫紋尺側端的少海，於少海穴 4 橫指（即 3 寸）處，與極泉呈直線位上（圖⑥）。

2.屈肘舉臂，在極泉與少海連線的上 2/3 與下 1/3 交點處，肱二頭肌的尺側緣。

主要作用　理氣止痛，寬胸寧心。主治神經性頭痛，肩臂痛，心絞痛。

經穴養療法　刺法：直刺 0.5～1.0 寸。

灸法：艾柱灸或溫針灸 3～5 壯，艾條灸 5～10 分鐘。

《特別注意》刺感可向前臂和腋部放散。

少海
4 橫指

穴名由來　少，手少陰；府，聚也，處所。穴為脈氣所留之處。

科學定位　在手掌面，橫平第 5 掌指關節近端，第 4、5 掌骨之間（圖①）。

快速取穴法　1.仰掌，在手掌面，握拳，手指屈向掌心橫紋，在小指尖下凹陷處，按壓有痠痛感（圖②）。

2.仰掌，在手掌面，第 4、5 掌骨之間，握拳，在小指尖下凹陷處，按壓有痠痛感。

主要作用　清心瀉火，理氣活絡。主治心悸，胸痛，心律不齊；陰痛，陰部瘙癢；癰瘍；小指攣痛；遺尿，尿瀦留；月經過多；癔病；臂神經痛；肋間神經痛。

經穴養療法　刺法：直刺 0.3～0.5 寸。

灸法：艾柱灸 3～5 壯，艾條灸 5～10 分鐘。

推拿：點按法、揉法、指推法。

穴位配伍調身祛病　1.配內關，主治心悸。

2.配地機，主治陰部瘙癢。

《特別注意》1.滎穴。

2.針刺時，局部有痠脹感。

少府

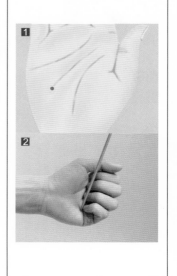

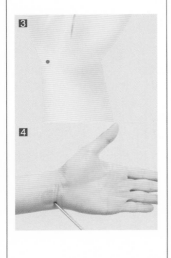

神門

穴名由來　神，心神，神明；門，門戶。心藏神，心氣出入之門戶。

科學定位　在腕前區，腕掌側遠端橫紋尺側端，尺側腕屈肌腱的橈側緣（圖③）。

快速取穴法　1.仰掌，在腕骨後緣，尺側腕屈肌的橈側，在掌後第1橫紋上，按壓有痠痛感（圖④）。
2.仰掌，在豌豆骨的橈側，掌後第1橫紋上，按壓有麻感。

主要作用　寧心安神，通經活絡。主治失眠健忘；心痛，驚悸，心煩，胸痛；神經衰弱，癲狂，癇症，癡呆；高血壓；產後失血；扁桃腺炎。

經穴養療法　刺法：直刺0.3～0.5寸或向上平刺1.0～1.5寸。
灸法：艾柱灸1～3壯，艾條灸5～15分鐘。
推拿：點按法、揉法、掐法。

穴位配伍調身袪病　1.配內關、心腧，主治心痛。
2.配內關、三陰交，主治健忘、失眠。

《特別注意》 1.輸穴、原穴。
2.針刺時避開尺動脈、尺靜脈，以免引起出血。

穴名由來　陰，陰陽之陰，手少陰經；郄，孔隙。氣血深聚處。

科學定位　在前臂前區，腕掌側遠端橫紋上0.5寸，尺側腕屈肌腱的橈側緣（圖⑤）。

快速取穴法　1.仰掌，前臂前區，於尺側腕屈肌橈側，在神門與少海連線上，神門上0.5寸，即半個橫指（拇指）（圖⑥）。
2.前臂前區，平尺骨頭下緣，在尺側腕屈肌橈側緣。

主要作用　清心安神，固表開音。主治心痛，驚悸；骨蒸盜汗；吐血，衄血，暴喑；神經衰弱，癲癇；心絞痛；肺結核；子宮內膜炎。

經穴養療法　刺法：直刺0.3～0.5寸。
灸法：間接灸3～5壯，艾條灸5～10分鐘。
推拿：點按法、揉法、指推法。

穴位配伍調身袪病　1.配大陵、間使，主治癲癇。
2.配大椎，主治陰虛盜汗。

《特別注意》 1.郄穴。
2.針刺時避開尺動脈、尺靜脈，以免引起大出血。
3.針刺時，局部有痠脹感。

陰郄

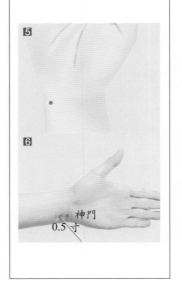

神門
0.5寸

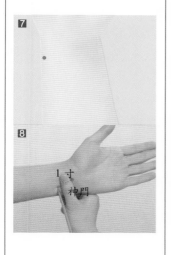

通里

⑦

⑧

1 寸
神門

穴名由來　通，通路；里，裡也，表裡。本經絡脈由本穴別出，與小腸經互為表裡而相通。

科學定位　在前臂前區，腕掌側遠端橫紋上 1 寸，尺側腕屈肌腱的橈側緣（圖⑦）。

快速取穴法　1.坐位，仰掌，在前臂前區，於尺側腕屈肌橈側緣，在神門與少海連線上，神門上 1 寸處（圖⑧）。
2.仰掌，平尺骨頭中部，在尺側腕屈肌橈側緣。

主要作用　安神定志，通經活絡。主治蛔蟲症，繞臍腹痛，泄瀉，痢疾；便秘；疝氣；支氣管炎，陽痿，腳氣；心悸；眼部充血。

經穴養療法　刺法：直刺 0.3～0.5 寸。
灸法：艾柱灸 1～3 壯，艾條灸 5～10 分鐘。
推拿：點按法、揉法。

穴位配伍調身袪病　1.配廉泉、啞門，主治不語。
2.配內關、神門，主治心悸。

《特別注意》 1.絡穴。
2.不可深刺，以免傷及血管和神經。
3.留針時，不可做屈腕動作。

穴名由來　少，手少陰經；海，百川之匯。脈氣匯聚之處。

科學定位　在肘前區，橫平肘橫紋，肱骨內上髁前緣（圖①）。

快速取穴法　1.屈肘舉臂，以手抱頭，在肘內側橫紋盡頭處，按壓有痠脹感（圖②）。
2.屈肘舉臂，在肘橫紋內側端與肱骨內上髁連線的中點處，按壓有痠脹感。

主要作用　理氣通絡，寧心安神。主治心痛，肘臂攣痛，麻木；手顫；瘰癧；腋脇痛；三叉神經痛；落枕；神經衰弱；下肢痿痹；疔瘡。

經穴養療法　刺法：直刺 0.5～1.0 寸。
灸法：艾柱灸或溫針灸 3～5 壯，艾條灸 5～10 分鐘。
推拿：點按法、揉法、指推法。

穴位配伍調身袪病　1.配曲池，主治肘臂攣痛。
2.配神門、內關，主治心率過慢。

《特別注意》 1.合穴。
2.針刺時，局部痠脹，可有麻電感向前臂放散。

少海

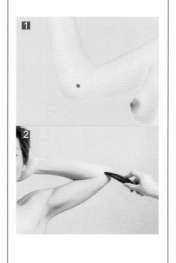

①

②

極泉

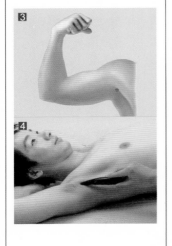

穴名由來 極，高大；泉，水泉。穴在腋窩處，位置最高，局部凹陷如泉。

科學定位 在腋區，腋窩中央，腋動脈搏動處（圖③）。

快速取穴法 1.屈肘上臂外展，手掌按於後枕，於腋窩中部有動脈搏動處，按壓有痠痛感（圖④）。

2.正坐，一隻手平伸，舉掌向上，屈肘，掌心對著自己的頭部，用另一隻手的中指尖按壓對側腋窩正中凹陷處，按壓有痠痛感。

主要作用 寬胸寧心，活絡止痛。主治胸悶氣短，心痛心悸；肘臂冷痛，四肢不舉；腋臭；肩周炎；乳汁分泌不足。

經穴養療法 **刺法**：直刺 0.3～0.5 寸。

灸法：艾柱灸或溫針灸 3～5 壯，艾條灸 5～10 分鐘。

推拿：點按法、揉法、彈撥法。

穴位配伍調身祛病 1.配曲池、肩貞，主治臂痛。

2.配內關、尺澤、合谷，主治腦中風後遺症。

3.配神門、內關、心腧，主治心悸，冠心病。

《特別注意》避開動脈，針刺時整個腋窩痠脹，可有麻電感向前臂指端放散或上肢抽動。

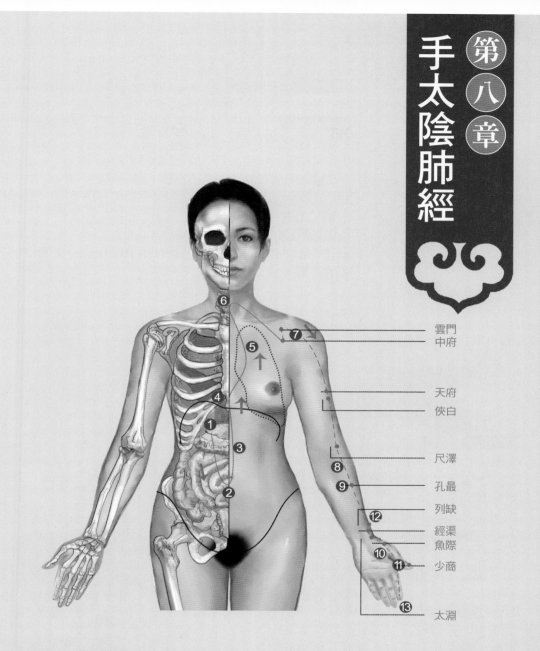

雲門
中府

天府
俠白

尺澤

孔最

列缺

經渠
魚際

少商

太淵

循行路線 手太陰肺經起始於中焦胃部（見①），向下聯絡於大腸（見②），回繞過來沿著胃上口（見③），穿過膈肌（見④），進入肺臟（見⑤）。從肺系上行至氣管（見⑥）、喉嚨部，橫行出於腋下（中府、雲門），沿上臂內側下行（見⑦），行於手少陰心經、手厥陰心包經的前面（天府、俠白），向下經過肘窩中（尺澤）（見⑧），沿前臂內側前緣（孔最）（見⑨），進入寸口——橈動脈搏動處（經渠、太淵），沿大魚際邊緣（魚際）（見⑩），出於拇指的橈側端（少商）（見⑪）。經手腕後方的支脈，從列缺處分出（見⑫），沿著臂側走向食指的橈側端，與手陽明大腸經相接（見⑬）。

俠白

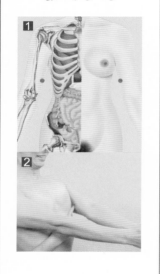

科學定位 在臂內側面，肱二頭肌橈側緣，腋前紋頭下4寸或肘橫紋上 5 寸（圖①）。

快速取穴法 1.正坐位，兩手合掌向前伸直，夾住乳房，此時乳頭所指的手臂內側處即是（圖②）。

2.在臂內側面，肱二頭肌橈側緣，天府下 1 寸。

3.在臂內側面，肱二頭肌橈側緣，肘橫紋上 5 寸。

主要作用 宣肺理氣，寬胸理胃。主治咳嗽，氣短，煩滿；乾嘔；上臂內側痛。

經穴養療法 刺法：直刺 0.5～ 1.0 寸。

灸法：溫針灸 3～5 壯，艾條灸 5～10 分鐘。

推拿：點按法、揉法、拿法。

科學定位 在臂內側面，肱二頭肌橈側緣，腋前紋頭下 3 寸（圖③）。

快速取穴法 1.坐位，臂向前平舉，俯頭，鼻尖接觸上臂側處即是（圖④）。

2.坐位，微屈肘，肱二頭肌外側緣肘橫紋上 6 寸處。

3.肱二頭肌外側溝中，腋前紋頭至肘橫紋的上 1/3 與下 2/3 交界處。

主要作用 調理肺氣，安神定志。主治咳嗽，氣喘；甲狀腺腫大；精神病；鼻衄，吐血；肩臂部疼痛。

經穴養療法 刺法：直刺 0.5～ 1.0 寸。

灸法：艾柱灸或溫針灸 3～ 5 壯，艾條灸 5～15 分鐘。

推拿：點按法、指推法、擦法、揉法。

天府

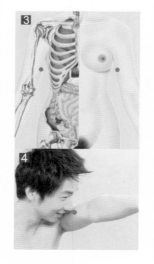

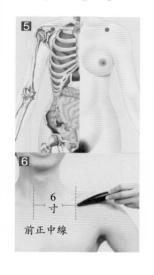

雲門

6 寸

前正中線

科學定位　在胸前臂的外上方，肩胛骨喙突上方，鎖骨下窩凹陷處，距前正中線 6 寸（圖⑤）。

快速取穴法　1.正坐位，以手叉腰。鎖骨外端下方出現的三角窩的中點處。

2.在胸前臂的外上方，鎖骨下緣，距前正中線 6 寸（圖⑥）。

主要作用　清肺理氣，瀉四肢熱。主治咳嗽，胸痛；肩背痛。

經穴養療法　**刺法**：斜刺 0.5～0.8 寸。

灸法：艾柱灸 3～7 壯，艾條灸 5～15 分鐘。

推拿：拿法、按法、揉法。

《特別注意》不宜直刺或向內斜刺，以免刺傷肺臟，引起氣胸。

穴名由來　少，小也；商，五音之一。其脈氣外發似淺小水流。

科學定位　在手拇指末節橈側，距指甲角 0.1 寸的位置（圖⑦）。

快速取穴法　1.伏掌，手拇指末節橈側沿指甲橈側面畫一直線與指甲基底緣水平線交點處，按後有痛感（圖⑧）。

2.伏掌，在拇指末節橈側指甲根角側上方 0.1 寸（指寸）處取，按後有痛感。

主要作用　清熱利咽，醒腦開竅。主治咽喉腫痛，咳嗽，鼻衄；高熱；昏迷，癲狂；指端麻木。

經穴養療法　**刺法**：淺刺 0.1～0.2 寸或用三稜針點刺擠壓放血 5～10 滴。

灸法：艾條灸 5～10 分鐘。

推拿：點按法、掐法。

穴位配伍調身祛病　1.配天突、合谷，主治咽喉腫痛。

2.配太沖、經渠，主治哮症。

《特別注意》孕婦多禁用。

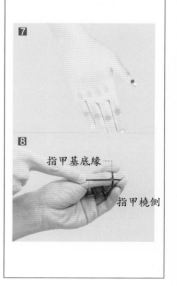

少商

指甲基底緣

指甲橈側

魚際

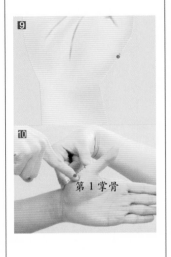

第 1 掌骨

穴名由來　魚，魚腹；際，邊際。掌中屈指肌隆起似魚腹，穴在它的邊際，故名。

科學定位　手拇指本節（第 1 掌指關節）後凹陷處，約在第 1 掌骨中點橈側，赤白肉際處（圖⑨）。

快速取穴法　仰掌，在第 1 掌指關節後，第 1 掌骨中點，掌後白肉（大魚際肌）隆起的邊緣，赤白肉際處（圖⑩）。

主要作用　清瀉肺熱，止咳平喘。主治哮喘，咳嗽，咳血；咽喉腫痛，失音；發熱；小兒疳積；腹瀉；心悸。

經穴養療法　刺法：直刺 0.5～0.8 寸。

灸法：艾柱灸 1～3 壯，艾條灸 3～5 分鐘。

推拿：點按法、揉法、拿法。

穴位配伍調身袪病　1.配合谷，主治由肺熱引起的咳嗽，咽喉腫痛，失音。

2.配天突，主治哮喘。

《特別注意》 1.滎穴。

2.治療小兒疳積時可用割法。

3.單針魚際穴對口乾舌燥者有良好作用。

穴名由來　太，甚大；淵，水深處。穴位局部脈氣旺盛如深淵，博大而深。

科學定位　腕掌側橫紋橈側，橈動脈搏動處（圖①）。

快速取穴法　1.坐位，伸臂側掌，在腕橫紋橈側輕觸橈動脈，從感覺到搏動處稍往橈側移動，至凹陷處（圖②）。

2.伸臂側掌，在橈骨莖突與舟狀骨之間，拇長伸肌腱尺側凹陷處取，即掌後第 1 橫紋上，橈動脈搏動處。

3.大多角骨的橈側，掌後第 1 橫紋上，橈動脈搏動處。

主要作用　調理肺氣，活血通脈。主治咳嗽，氣喘，咳血；胸背痛，咽喉腫痛；無脈症；呃逆；腕痛無力。

經穴養療法　刺法：直刺 0.2～0.3 寸。

灸法：艾柱灸 1～3 壯，艾條灸 5～10 分鐘。

推拿：點按法、揉法、拿法。

穴位配伍調身袪病　1.配魚際，主治咳嗽、咳血。

2.配人迎，主治無脈症。

《特別注意》 1.輸穴、原穴、八會穴。

2.刺時需避開動脈。

3.針刺時，局部有痠脹感。

太淵

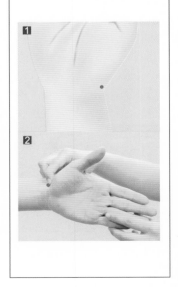

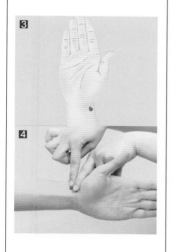

經渠

穴名由來　經，經過；渠，溝渠。當動脈所在，血氣旺盛，猶如水渠。

科學定位　在前臂掌面橈側緣，橈骨莖突與橈動脈之間的凹陷處，腕橫紋上 1 寸（圖③）。

快速取穴法　1.伸臂側掌，從腕橫紋上 1 橫指，橈骨莖突的高點向內側推至骨邊，可感覺與橈動脈間有一凹陷處（圖④）。
2.伸臂側掌，在腕橫紋上 1 寸，橈骨莖突與橈動脈之間的凹陷處，即為本穴。

主要作用　宣肺利咽，降逆平喘。主治咳嗽，氣喘，咽喉腫痛，胸痛；手腕痛，膈肌痙攣。

經穴養療法　刺法：向上斜刺 0.3～0.5 寸。
灸法：艾柱灸或溫針灸 3～5 壯，艾條灸 5～10 分鐘。
推拿：點按法、揉法、拿法。

穴位配伍調身祛病　1.配大椎，主治高血壓。
2.配照海，主治陰虛、咽喉疼痛。
3.配肺腧，主治咳嗽。

《特別注意》 1.經穴。
2.針刺時應避開動脈；可灸，但不宜直接灸。

穴名由來　列，分解；缺，器破。手太陰肺經從此穴分支，別通於手陽明大腸經。

科學定位　在前臂橈側緣，橈骨莖突上方，腕橫紋上 1.5 寸，肱橈肌與拇長伸肌腱之間（圖⑤）。

快速取穴法　1.以被取穴者左右兩手虎口交叉，一手食指壓在另一手的橈骨莖突上，在食指尖到達之處即是（圖⑥）。
2.立掌，拇指向外上方翹起，先取兩筋之間的陽溪穴，在陽溪穴上 1.5 寸的橈骨莖突中部有一凹陷處即是。

主要作用　宣肺疏風，通調任脈。主治外感頭痛，咳嗽，氣喘，咽喉痛；口眼歪斜，牙痛；高血壓；遺精；手腕無力。

經穴養療法　刺法：向上斜刺 0.5～0.8 寸。
灸法：艾柱灸 3～5 壯，艾條灸 5～10 分鐘。
穴位配伍調身祛病　1.配大椎，主治高血壓。
2.配照海，主治陰虛、咽喉疼痛。

《特別注意》 1.絡穴、八脈交會穴、通任脈。
2.若用於治療腕部疾患，可向下斜刺 0.5 寸，若治療外感時，可向大腸經方向斜刺 0.3～0.5 寸。

列缺

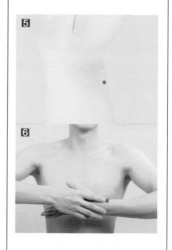

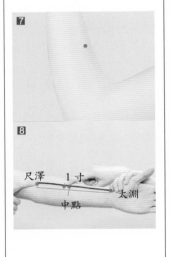

孔最

❼

❽

尺澤　1寸　太淵
中點

穴名由來　孔，孔隙；最，極。手太陰肺經之氣深聚之處。

科學定位　在前臂掌面橈側，尺澤與太淵連線上，腕橫紋上 7 寸處（圖❼）。

快速取穴法　1.伸臂側掌，在尺澤與太淵連線的中點上 1 寸處取穴（圖❽）。

2.伸臂仰掌，尺澤與太淵連線上，在腕掌側遠端橫紋上 7 寸處。

主要作用　清熱止血，潤肺理氣。主治咳血，咳嗽；咽喉腫痛；熱病汗不出；痔瘡出血；肘臂疼痛。

經穴養療法　刺法：刺 0.5～0.8 寸或點刺放血。

灸法：艾柱灸或溫針灸 5～7 壯，艾條灸 10～20 分鐘。

推拿：點按法、揉法、拿法、推法。

穴位配伍調身祛病　1.配曲澤、肺腧，主治咳血。

2.配肺腧、風門，主治咳嗽、氣喘。

3.配少商，主治咽喉腫痛。

《特別注意》1.針刺時，局部有痠脹感，可向前臂擴散。

2.針刺時避免大幅度的提插捻轉，尤其應避開橈動脈、橈靜脈，以防刺破血管，引起出血。

穴名由來　尺，尺部、前臂；澤，沼澤。脈氣流注於此，如水注沼澤。

科學定位　在肘區，肘橫紋上，肱二頭肌腱橈側緣凹陷中（圖①）。

快速取穴法　1.仰掌，微屈肘，在肘橫紋上，肱二頭肌腱橈側緣凹陷中（圖②）。

2.手掌向上，肘部稍彎曲，用拇指沿肘橫紋從外（橈）側向內（尺）側觸摸，在肘彎正中可摸到一條粗大的筋腱（肱二頭肌），靠這條大筋外邊的肘彎橫紋凹陷處，壓之有痠脹感。

主要作用　調理肺氣，清熱和中，通絡止痛。主治咳嗽，氣喘，咳血，潮熱，胸中脹滿；咽喉腫痛；小兒驚風；吐瀉；肘臂攣痛。

經穴養療法　刺法：直刺 0.8～1.2 寸，用針點刺放血。

灸法：隔薑灸 5～7 壯，溫和灸 10～20 分鐘。

推拿：點按法、揉法、拿法。

穴位配伍調身祛病　1.配肺腧，主治咳嗽、氣喘。

2.配少商，主治咽喉腫痛。

《特別注意》可灸，但不宜斑痕灸，以免影響關節屈伸。

尺澤

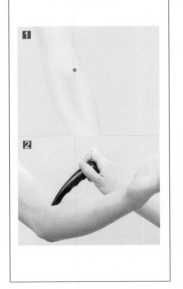

①

②

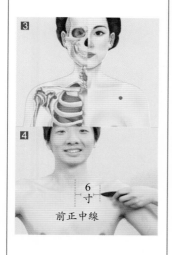

中府

③

④

6 寸

前正中線

穴名由來　中，中焦；府，處所。中焦脾胃之氣聚集肺經之處。

科學定位　在胸前壁外上方，雲門穴下 1 寸，平第 1 肋間隙處，前正中線旁開 6 寸（圖③）。

快速取穴法　1.正坐位，以手扠腰，先取鎖骨外端下方凹陷處的雲門穴，在雲門穴直下約 1 寸，平第 1 肋間隙，前正中線旁開 6 寸，按壓有痠脹感（圖④）。

2.正坐位或臥位，以右手食指、中指、無名指三指並攏，用指腹按壓在左胸窩上、鎖骨外下端，感到有痠脹感之處。

主要作用　止咳平喘，清瀉肺熱。主治咳嗽，氣喘，咳吐膿血；胸痛，肺脹滿；肩背痛。

經穴養療法　刺法：向外斜刺或平刺 0.5～0.8 寸。

推拿：點按法、擦法、揉法。

穴位配伍調身袪病　1.配肺腧，主治哮喘、外感咳嗽。

2.配肩髎穴，主治肩痛。

3.配大杼，主治胸熱。

《特別注意》1.肺募穴。

2.針尖不可向內斜刺，以免誤入胸腔，刺傷肺臟。

第九章

手厥陰心包經

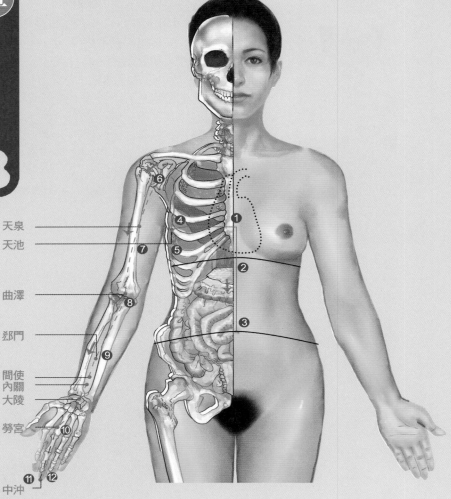

天泉
天池

曲澤

郄門

間使
內關
大陵

勞宮

中沖

循行路線 手厥陰心包經起始於胸中，出於心包絡（見①），向下通過膈肌（見②），從胸部向下到達腹部，依次聯絡上、中、下三焦（見③）。

胸部支脈：經過胸中（見④），出於脇肋部，至腋下（天池）（見⑤），向上行至腋窩中（見⑥），沿上臂內側中央下行，行於手太陰和手少陰經之間（見⑦），經過肘窩（見⑧），向下行於前臂中間（見⑨），進入手掌中（見⑩），沿中指，出於中指尖端（中沖）（見⑪）。

掌中支脈：從勞宮穴分出，沿無名指到指端（關沖），與手少陽三焦經相接（見⑫）。

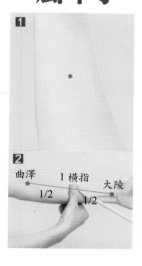

郄門

科學定位 　在前臂，曲澤與大陵的連線上，腕掌側遠端橫紋上 5 寸，掌長肌腱與橈側腕屈肌腱之間（圖①）。

快速取穴法 　伸肘，微屈腕握拳，曲澤與大陵的連線中點處再向下量 一橫指（拇指），即 1 寸處，掌長肌腱與橈側腕屈肌腱之間的凹陷中，按壓有痠脹感（圖②）。

主要作用 　理氣止血，安神止痛。主治心痛，心悸；嘔血，咳血，鼻衄，疔瘡；癲癇，癔病。

經穴養療法 　刺法：直刺 0.5～0.8 寸。

灸法：艾柱灸 3～ 5 壯，艾條灸 5～ 10 分鐘。

《特別注意》 針刺時，局部痠脹，可有麻電感傳至指端。

科學定位 　在臂內側，於腋前紋頭下 2 寸，肱二頭肌的長、短頭之間（圖③）。

快速取穴法 　伸臂仰掌，在腋前皺襞上端與曲澤的連線上，腋前皺襞向下量 2 寸處，肱二頭肌的長、短頭之間，按壓有痠脹感（圖④）。

主要作用 　活血理氣，通脈止痛。主治心痛，心悸，咳嗽，胸脇脹痛，胸背及上臂內側痛，肋間神經痛；臂痛；視力減退。

經穴養療法 　刺法：直刺 0.5～0.8 寸。

灸法：艾柱 3～ 5 壯，艾條 5～ 10 分鐘。

《特別注意》 針刺時不宜大幅度捻轉，以免刺傷小血管。

天泉

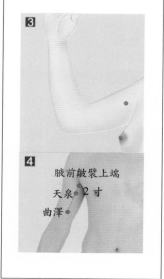

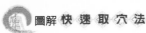

天池

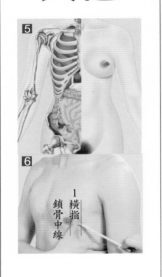

⑤

⑥

1 橫指
鎖骨中線

科學定位 在胸部，第 4 肋間隙，前正中線旁開 5 寸（圖⑤）。

快速取穴法 側坐位，在胸部，先取乳頭下的第 4 肋間隙，再從鎖骨中線外量 1 橫指處，按壓有痠脹感（圖⑥）。

主要作用 活血化瘀，止咳平喘。主治乳癰，乳汁分泌不足；脇肋疼痛，肋間神經痛；咳嗽，氣喘，嘔吐，胸悶；腋窩淋巴腺炎。

經穴養療法 刺法：向外斜刺或平刺 0.3～0.8 寸。

推拿：點按法、揉法、指推法。

《特別注意》 1.手厥陰心包經與足少陽經交會處。

2.勿深刺，以免刺傷肋間內肌傷及壁胸膜、心肺兩臟。

穴名由來 中，中間；沖，沖出。穴在中指端，經氣由此湧出，沿經脈上行。

科學定位 在手中指末端尖端中央（圖⑦）。

快速取穴法 1.仰掌，微屈指，在中指末端尖端中央，距離指甲游離緣 0.1 寸處即為本穴（圖⑧）。

2.任意體位，仰掌，微屈指，中指末端最高點，距離指甲游離緣 0.1 寸處。

主要作用 回陽救逆，醒神通絡。主治昏迷，中暑昏厥，小兒驚風；心痛，心煩；舌強腫痛，小兒消化不良；高血壓，心肌炎，腦溢血。

經穴養療法 刺法：淺刺 0.1～0.2 寸或用三稜針點刺出血。

灸法：艾柱灸 1～3 壯，艾條灸 5～10 分鐘。

推拿：點按法、揉法、掐法。

穴位配伍調身祛病 1.配內關、水溝，主治小兒驚風、中暑、腦中風昏迷。

2.配金津、玉液、廉泉，主治舌強不語、舌腫痛。

3.配勞宮、少沖、太淵、經渠、列缺，主治卒心痛。

中沖

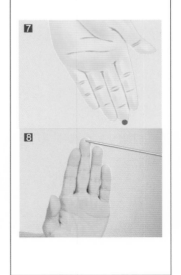

⑦

⑧

《特別注意》 1.井穴。

2.針刺時，局部有痛感。

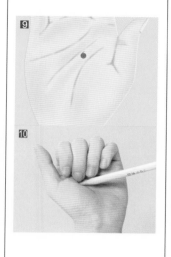

勞宮

⑨

⑩

穴名由來 勞，勞動；宮，中央。當手活動屈指時，穴在手掌部中央。

科學定位 在掌區，平第 3 掌指關節近端，第 2、3 掌骨之間偏於第 3 掌骨（圖⑨）。

快速取穴法 1.任意體位，屈指握拳，在第 2、3 掌骨之間偏於第 3 掌骨，以中指、無名指之間切於掌心橫紋，中指尖處（圖⑩）。

2.屈指握拳，第 2、3 掌骨關節後，第 3 掌骨橈側邊。

主要作用 解表除煩，清心開竅。主治口瘡，口臭；腦中風昏迷，鵝掌風；心痛，嘔吐；高血壓；腦血管疾病後遺症；黃疸，食欲不振；手指麻木。

經穴養療法 刺法：直刺 0.3～0.5 寸。

灸法：艾柱灸或溫針灸 3～5 壯，艾條灸 5～10 分鐘。

推拿：點按法、揉法、指推法。

穴位配伍調身祛病 1.配湧泉，主治癇症。

2.配後溪，主治黃疸。

3.配少澤、三間、太沖，主治口熱、口乾。

《特別注意》 1.滎穴。

2.針刺時，局部有痠脹感，可傳至整個手掌。

穴名由來 大，大小之大；陵，丘陵。穴在腕骨隆起處後方，而腕骨隆起如大丘陵。

科學定位 在前臂掌側，腕掌側遠端橫紋上，掌長肌腱與橈側腕屈肌腱之間（圖①）。

快速取穴法 伸肘仰掌，微屈腕握拳，腕橫紋上，掌長肌腱與橈側腕屈肌腱之間的凹陷中，按壓有痠脹感（圖②）。

主要作用 清熱寧心，通經活血。主治心痛，心悸；胸脅痛，肋間神經痛；胃痛，嘔吐；癲狂，失眠，癔病；腕關節痛；足跟痛；疥癬；扁桃腺炎，咽炎，腋淋巴腺炎。

經穴養療法 刺法：直刺 0.3～0.5 寸。

灸法：艾柱灸或溫針灸 3～5 壯，艾條灸 5～10 分鐘。

推拿：點按法、揉法、指推法。

穴位配伍調身祛病 1.配勞宮，主治心絞痛。

2.配間使、丰隆、心腧，主治癲狂癇。

3.配支溝、陽谷、後溪，主治痂疥。

《特別注意》 1.輸穴、原穴。

2.針刺時，局部痠脹，可有麻電感傳至指端。

大陵

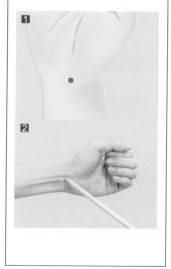

①

②

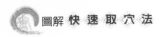

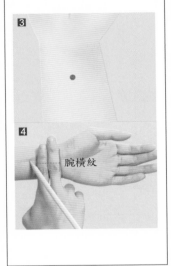

內關

腕橫紋

穴名由來 內，內臟；關，關隘。穴在前臂內側要處，猶如關隘。

科學定位 在前臂掌側，曲澤與大陵的連線上，腕掌側遠端橫紋上 2 寸，掌長肌腱與橈側腕屈肌腱之間（圖③）。

快速取穴法 伸肘仰掌，微屈腕，從腕橫紋上量約 2 橫指處，在掌長肌腱與橈側腕屈肌腱之間的凹陷中，按壓有痠脹感（圖④）。

主要作用 和胃降逆，寬胸理氣。主治胃脘痛，嘔吐，呃逆；胸悶；失眠，鬱症；偏頭痛，眩暈。

經穴養療法 刺法：可以直刺 0.5～1.0 寸或向上斜刺 1.0～2.0 寸。

灸法：艾柱灸或溫針灸 5～7 壯，艾條灸 5～10 分鐘。

穴位配伍調身祛病 1.配中脘、足三里、公孫，主治胃痛、嘔吐。

2.配外關、曲池，主治上肢疼痛。

《特別注意》 本穴深部為正中神經幹，若針刺時穴區出現發熱、疼痛或強烈的觸電感，當停針或略向後退針，不宜反覆提插捻轉，以防損傷正中神經。

穴名由來 間，間隙；使，臣使。心為君主之官，間有臣使之意。

科學定位 在前臂掌側，曲澤與大陵的連線上，腕掌側遠端橫紋上 3 寸，掌長肌腱與橈側腕屈肌腱之間（圖⑤）。

快速取穴法 取坐位，伸肘仰掌，微屈腕，從腕橫紋上量 4 橫指（即 3 寸）處，掌長肌腱與橈側腕屈肌腱之間的凹陷中，按壓有痠脹感（圖⑥）。

主要作用 截瘧安神，理氣寬胸。主治心痛，心悸；胃痛，嘔吐；熱病，瘧疾；癲狂癇，精神分裂症；蕁麻疹。

經穴養療法 刺法：直刺 0.5～1.0 寸。

灸法：艾柱灸或溫針灸 3～5 壯，艾條灸 5～10 分鐘。

推拿：點按法、揉法、指推法。

穴位配伍調身祛病 1.配支溝，主治瘧疾。

2.配腰奇、膈腧，主治癲癇。

《特別注意》 1.經穴。

2.本穴深部為正中神經幹，若針刺時穴區出現發熱、疼痛或強烈的觸電感，當停針或略向後退針，不宜反覆提插捻轉，以防損傷正中神經。

間使

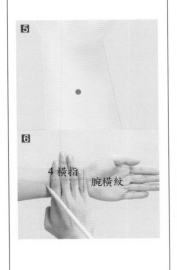

4 橫指

腕橫紋

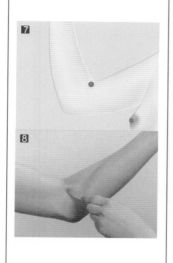

曲澤

穴名由來 曲,彎曲;澤,水歸聚處。經氣流注至此,入曲肘淺凹處,如水之歸聚如澤。

科學定位 在肘前區,肘橫紋上,肱二頭肌腱的尺側緣凹陷中(圖⑦)。

快速取穴法 伸肘仰掌,肘部稍彎曲,在肘彎裡可摸到一條大筋,即肱二頭肌腱,在其內側(尺側),肘橫紋上可觸及一凹陷,按壓有痠脹感(圖⑧)。

主要作用 清暑泄熱,通經活絡。主治心痛,心悸;胃痛,嘔吐,泄瀉;肘臂攣痛,網球肘;中暑;小兒舞蹈病。

經穴養療法 **刺法**:直刺 0.5～1.0 寸或用三稜針點刺出血。

灸法:間接灸 3～5 壯,艾條灸 5～10 分鐘。

推拿:點按法、揉法、指推法。

穴位配伍調身祛病 1.配神門、魚際,主治嘔血。
2.配少商、尺澤、曲池,主治肘臂攣痛。

《特別注意》 1.合穴。
2.針刺時要避開大血管,以防傷及血管引起血腫。
3.本穴不宜斑痕灸,以免影響肘關節屈伸活動。

足陽明胃經

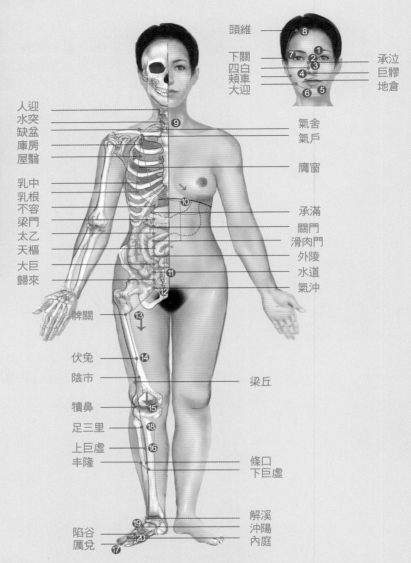

第十章

頭維 ⑧

下關 ⑦
四白 ①
頰車 ②
大迎 ③ ④ 承泣
⑥ ⑤ 巨髎
地倉

人迎
水突
缺盆
庫房
屋翳

⑨ 氣舍
氣戶

膺窗

乳中
乳根
不容
梁門
太乙
天樞
大巨
歸來

⑩ 承滿
關門
滑肉門
外陵
⑪ 水道
⑫ 氣沖

髀關 ⑬

伏兔 ⑭
陰市 梁丘

犢鼻
足三里 ⑮
⑱
上巨虛 ⑯
丰隆 條口
下巨虛

解溪
沖陽
陷谷 ⑲ 內庭
厲兌 ⑳
⑰

循行路線 起於鼻翼兩側，上行到內眼角（見①），與足太陽膀胱經相交會（見②），向下沿鼻外側（見③）進入上齒中（見④），復出環繞口唇，向下左右兩脈交會於頦唇溝處（見⑤），再向後沿口腮後方，出於下頜大迎（見⑥），沿下頜角上行耳前，經下關（見⑦），沿髮際，到達前額（見⑧）。

面部支脈： 從大迎前下方走到人迎，沿著喉嚨，進入缺盆部（見⑨），向下通過膈肌，屬於胃，聯絡脾臟（見⑩）。

缺盆部直行的支脈： 經乳頭，向下夾臍旁，進入少腹兩側氣沖（見⑪）。

胃下口部支脈： 沿著腹部向下到氣沖會合（見⑫），再沿大腿前側下行（見⑬、⑭），下至膝蓋（見⑮），沿脛骨外側前緣（見⑯），下經足背，到達足第 2 趾外側端（見⑰）。

脛部支脈： 從膝下 3 寸（足三里）處分出（見⑱），進入足中趾外側（見⑲）。

足背部支脈： 從足背分出，進入足大趾內側端，與足太陰脾經相接（見⑳）。

沖陽

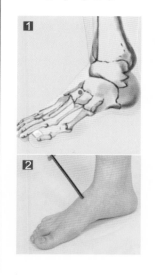

科學定位　在足背，第2蹠骨基底部與中間楔狀骨關節處，可觸及足背動脈（圖①）。

快速取穴法　1.在足背最高處，第2、3蹠骨與中間楔狀骨之間，可觸及足背動脈（圖②）。

2.在解溪穴下約1.3寸，有動脈搏動處。

主要作用　和胃化痰，通絡寧神。主治胃痛，腹脹；噁心，食欲不振；面腫，牙痛，口眼歪斜；癲狂，癲癇；足背腫痛，足痿無力。

經穴養療法　刺法：直刺0.3～0.5寸。

推拿：指揉法、點按法。

《特別注意》針刺時，避開動脈針刺。

科學定位　在下腹部，臍中下2寸，前正中線旁開2寸（圖③）。

快速取穴法　1.坐位，從肚臍沿前正中線向下量約2橫指，再水平旁開約2橫指，按壓有痠脹感（圖④）。

2.坐位，在下腹部，臍中下約2橫指處，前正中線旁開約2橫指處，按壓有痠脹感。

主要作用　調理腸胃，固腎納氣。主治小腹脹滿，便秘，小便不利；疝氣；睪丸炎，遺精，早洩。

經穴養療法　刺法：直刺1.0～1.5寸。

灸法：艾柱灸或溫針灸3～5壯，艾條灸5～10分鐘。

《特別注意》針刺時，局部痠脹，針感向下放射。

大巨

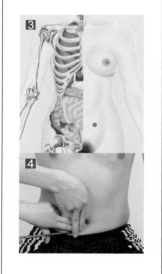

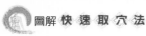

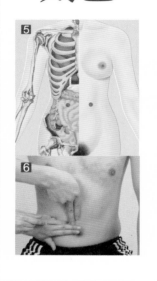

科學定位 在上腹部,臍中上 2 寸,前正中線旁開 2 寸(圖⑤)。

快速取穴法 1.坐位,從肚臍沿前正中線向上量約 2 橫指,再水平旁開約 2 橫指,按壓有痠脹感(圖⑥)。

2.坐位或仰臥位,在上腹部,臍中上 2 寸,前正中線旁開 2 寸,按壓有痠脹感。

主要作用 滌痰開竅,鎮靜安神。主治胃痛,消化不良,腸鳴,腹脹;癲病,心煩癲狂等。

經穴養療法 刺法:直刺 0.8～1.2 寸。

灸法:艾柱灸 3～5 壯,艾條灸 5～10 分鐘。

推拿:掌推法、點按法、摩法。

《特別注意》針刺時,局部有痠脹感。

科學定位 在上腹部,臍中上 5 寸,前正中線旁開 2 寸(圖①)。

快速取穴法 1.在上腹部,臍中上 5 寸,前正中線旁開約 2 橫指,按壓有痠脹感(圖②)。

2.坐位,從不容垂直向下量 1 橫指(拇指),按壓有痠脹感。

主要作用 理氣和胃,降逆止嘔。主治胃痛,吐血,嘔吐,食欲不振,消化不良;腹脹;痢疾。

經穴養療法 刺法:直刺 0.5～1.0 寸。

灸法:艾柱灸 3～5 壯,艾條灸 5～10 分鐘。

推拿:掌推法、點按法、摩法。

《特別注意》針刺時,上腹部沉重發脹。勿深刺,以免刺傷肝、胃。

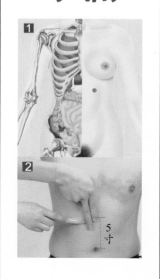

不容

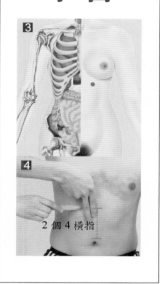

2 個 4 橫指

科學定位　在上腹部，臍中上 6 寸，前正中線旁開 2 寸（圖③）。

快速取穴法　1.坐位，從肚臍向上量 2 個 4 橫指（6 寸），再水平旁開約 2 橫指處，按壓有痠脹感（圖④）。

2.仰臥位，從胸劍聯合中點（岐骨）沿正中線向下量 2 橫指，再水平旁開 2 橫指，按壓有痠脹感。

主要作用　調中和胃，理氣止痛。主治胃痛，嘔吐，食欲不振，腹脹；咳嗽；肋間神經痛，肩臂部痙攣。

經穴養療法　刺法：直刺 0.5～1.0 寸。

灸法：艾柱 3～5 壯，艾條 5～10 分鐘。

《特別注意》 不可深刺，以免刺傷肝、胃。

科學定位　在胸部，第 4 肋間隙，乳頭中央，距前正中線 4 寸（圖⑤）。

快速取穴法　1.正坐位，乳頭中央，距前正中線 4 寸，按壓有麻脹感（圖⑥）。

2.正坐位，在胸部，第 4 肋間隙，乳頭中央，距前正中線 4 寸，按壓有麻脹感。

3.將食指指腹放於胸部乳頭中央，食指指腹所指位置即為本穴，輕揉有麻脹的感覺。

主要作用　調氣醒神，通竅明目。主治母乳不暢，乳汁少；咳嗽，胸悶，性冷感；癲癇；月經不調。

經穴養療法　此穴不做針灸治療。

乳中

4 寸　前正中線

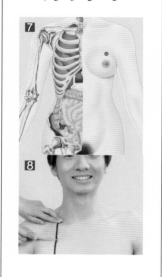

膺窗

科學定位 在胸部，第 3 肋間隙，前正中線旁開 4 寸（圖⑦）。

快速取穴法 1.正坐位，從乳頭沿垂直線向上推 1 個肋間隙（即第 3 肋間隙），即為本穴，按壓有痠脹感（圖⑧）。
2.在胸部，第 3 肋間隙，前正中線旁開 4 寸，按壓有痠脹感。

主要作用 止咳寧嗽，消腫清熱。主治咳喘，胸脇脹痛，乳癰，腸炎，肋間神經痛。

經穴養療法 刺法：直刺 0.2～0.4 寸或斜刺 0.5～0.8 寸。
灸法：艾柱灸 3～5 壯，艾條灸 5～10 分鐘。

《特別注意》 本穴不可深刺、搗刺，以免發生氣胸。

科學定位 在胸部，第 1 肋間隙，前正中線旁開 4 寸（圖⑨）。

快速取穴法 1.正坐位，從乳頭沿垂直線向上推 3 個肋間隙（即第 1 肋間隙），按壓有痠脹感（圖⑩）。
2.正坐位，先取鎖骨，鎖骨下面的肋骨即為第 1 肋骨，在第 1 肋骨與第 2 肋骨之間處，按壓有痠脹感。

主要作用 理氣寬胸，清熱化痰。主治咳喘，咳唾膿血，肺炎等；胸膜炎；肋間神經痛。

經穴養療法 刺法：直刺或斜刺 0.3～0.5 寸。
灸法：艾柱灸 3～5 壯，艾條灸 5～10 分鐘。

《特別注意》 本穴不可深刺、搗刺。

庫房

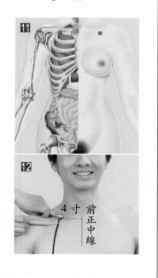

氣戶

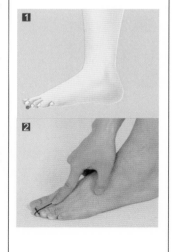

厲兌

科學定位　在胸部，鎖骨下緣，前正中線旁開 4 寸（圖⑪）。

快速取穴法　1.正坐位，乳中線與鎖骨下緣相交的凹陷處，按壓有痠脹感。

2.正坐位，在胸部，鎖骨下緣，乳中線上，前正中線旁開 4 寸（圖⑫）。

主要作用　理氣寬胸，止咳平喘。主治慢性支氣管炎；咳喘；胸痛脹滿，胸膜炎；肋間神經痛。

經穴養療法　刺法：向外斜刺或平刺 0.5～0.8 寸。

灸法：艾柱灸 3～5 壯，艾條灸 5～10 分鐘。

《特別注意》本穴不可深刺、提插。

穴名由來　厲，胃；兌，口。本穴在趾端，猶如胃經之門戶。

科學定位　在足趾，第 2 趾末節外側，趾甲根角側後方 0.1 寸（指寸）（圖①）。

快速取穴法　1.正坐，在足第 2 趾，由足背第 2 趾趾甲外側緣與趾甲下緣各作一垂線之交點處，按壓有痛感（圖②）。

2.在足趾，第 2 趾末節外側，趾甲根角側後方 0.1 寸（指寸），按壓有痛感。

主要作用　清熱和胃，通經活絡。主治面腫，牙痛，鼻衄，咽喉腫痛，扁桃腺炎；夢魘，癲狂，癔病；熱病；休克；下肢麻痺；足背腫痛。

經穴養療法　刺法：淺刺 0.1～0.2 寸或用三稜針點刺放血。

灸法：米粒灸 3～5 壯，艾條灸 5～10 分鐘。

推拿：掐法、點按法。

穴位配伍調身祛病　1.配內關、神門，主治多夢。

2.配間使、膈關，主治癲狂。

《特別注意》足陽明胃經的井穴。

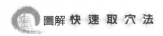

內庭

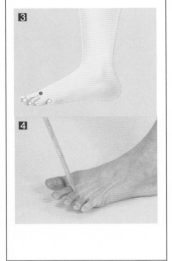

穴名由來　內，裡邊；庭，門庭。穴在足背第 2、3 趾間縫紋端。趾縫如門，喻穴在納入門庭之處。

科學定位　在足背，第 2、3 趾間，趾蹼緣後方赤白肉際處（圖③）。

快速取穴法　1.正坐，在足背，第 2、3 趾間，趾蹼緣後方赤白肉際處，按壓有痠脹感（圖④）。
2.正坐，在足背 2、3 趾的趾蹼正中略後一些（約半橫指）的凹陷處，按壓有痠脹感。

主要作用　清胃瀉火，理氣止痛。主治牙痛，牙齦炎，咽喉腫痛，三叉神經痛；口歪，鼻衄；腹脹，便秘，胃痛；足背或蹠趾關節腫痛；熱病。

經穴養療法　刺法：直刺或斜刺 0.3～0.5 寸。
灸法：艾柱灸 3～5 壯，艾條灸 5～10 分鐘。
推拿：指揉法、點按法、掐法。

穴位配伍調身袪病　1.配合谷，主治齒痛。
2.配地倉、頰車，主治口歪。

《特別注意》 1.榮穴。
2.針刺時，局部有痠脹感。

穴名由來　陷，凹陷；谷，山谷。因穴在足背第 2、3 蹠骨間凹陷，如山谷處，故名。

科學定位　在足背，第 2、3 蹠骨間，第 2 蹠趾關節近端凹陷中（圖⑤）。

快速取穴法　1.正坐，足尖著地，在足背第 2、3 蹠骨間結合部之前可觸及一凹陷處，按壓有痠脹感（圖⑥）。
2.正坐，在足背第 2、3 蹠趾關節後，可觸及一凹陷處，按之有痠脹感。

主要作用　清熱解表，理氣和胃。主治面浮身腫，足背腫痛；下肢癱瘓；腸鳴泄痢，胃痛，疝氣。

經穴養療法　刺法：直刺 0.3～0.5 寸或向上斜刺 0.5～1.0 寸。
灸法：艾柱灸 3～5 壯，艾條灸 5～10 分鐘。
推拿：點按法、掐法、彈撥法。

穴位配伍調身袪病　1.配上星、前頂、囟會、公孫，主治面腫。
2.配後溪，主治急性腰扭傷。
3.配足三里、中脘，主治胃痛。

陷谷

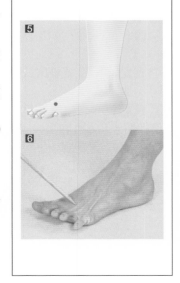

《特別注意》 針刺時，局部痠脹，可傳至足尖。

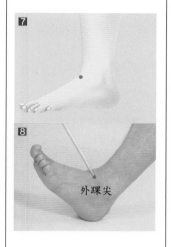

解溪

外踝尖

穴名由來 解,分解;溪,溝溪。穴在足腕部,當繫鞋帶之處,如溪谷之狀,故名。

科學定位 在足背與小腿交界處的橫紋中央凹陷處,拇長伸肌腱與趾長伸肌腱之間(圖⑦)。

快速取穴法 1.正坐,足背屈,與外踝尖齊平,在趾長伸肌腱與拇長伸肌腱之間的凹陷中,按之有痠脹感(圖⑧)。
2.正坐,足背屈,在足背踝關節前橫紋中點與第2足趾正對處,按之有痠脹感。

主要作用 舒筋活絡,清胃化痰。主治踝關節疼痛,下肢痿痹;頭痛,頭暈;腹脹,便秘;高血壓;足下垂。

經穴養療法 刺法:直刺0.5～1.0寸或平刺1.0～1.5寸。
灸法:艾柱灸 3～5 壯,艾條灸 10～15 分鐘。
推拿:指揉法、點按法、掐法。

穴位配伍調身祛病 1.配陽陵泉、懸鐘,主治下肢痿痹。
2.配崑崙、中封,主治踝關節扭傷。

《特別注意》 1.經穴。
2.可透刺,局部有痠脹感,可向整個踝關節放射。

穴名由來 丰,豐滿;隆,隆盛。穴在趾長伸肌外側與腓骨短肌之間,該處肌肉豐滿而隆起,故名。

科學定位 在小腿外側,外踝尖上 8 寸,脛骨前肌前緣 2 橫指(中指)處(圖①)。

快速取穴法 1.坐位屈膝,先確定條口位置,從條口穴向後量 1 橫指,按壓有沉重感。
2.坐位屈膝,先確定犢鼻的位置,取犢鼻與外踝尖連線的中點,在腓骨略前方肌肉豐滿處,按壓有沉重感(圖②)。

主要作用 健脾化痰,和胃降逆。主治咳嗽,痰多,哮喘;頭暈;癲狂,癲癇;下肢不遂;腹脹,便秘。

經穴養療法 刺法:直刺 1.0～1.5 寸。
灸法:艾柱灸或溫針灸 5～7 壯,艾條灸 5～10 分鐘。
推拿:指揉法、點按法、擦法。

穴位配伍調身祛病 1.配風池,主治眩暈。
2.配膻中、肺腧,主治咳嗽痰多。

《特別注意》 1.絡穴。
2.針刺時,局部痠脹。

丰隆

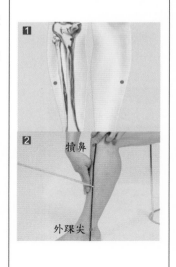

犢鼻

外踝尖

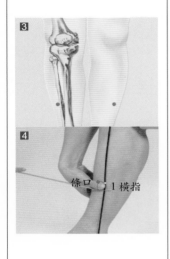

下巨虛

③

④

條口　1 橫指

穴名由來　下，下方；巨，巨大。虛，中空。穴位於脛、腓骨之間的空隙下方，故名。

科學定位　在小腿外側，犢鼻下 9 寸，犢鼻與解溪連線上（圖③）。

快速取穴法　1.坐位屈膝，先確定條口，從條口向下量 1 橫指，在脛、腓骨之間可觸及一凹陷處，按壓有酸脹感（圖④）。
2.在小腿外側，犢鼻下 9 寸，距脛骨前緣 1 橫指（中指）處，按壓有痠脹感。

主要作用　調理腸胃，安神定志。主治小腹痛，泄瀉，痢疾；下肢痿痹；肋間神經痛；癲癇，精神病；乳癰。

經穴養療法　**刺法**：直刺或斜刺 1.0～1.5 寸。
灸法：艾柱灸或溫針灸 5～9 壯，艾條灸 10～20 分鐘。
推拿：指揉法、點按法。

穴位配伍調身祛病　1.配天樞、氣海，主治腹痛。
2.配少澤，主治乳癰。

《**特別注意**》 1.小腸下合穴。
2.針刺時，局部有痠脹感。

穴名由來　條，長條之形。穴在上下巨虛之間，脛、腓骨間隙中。穴位於條狀肌肉處有如條口狀，故名。

科學定位　在小腿外側，犢鼻下 8 寸，犢鼻與解溪連線上（圖⑤）。

快速取穴法　1.側坐屈膝，在小腿外側，犢鼻下 8 寸，距脛骨前緣 1 橫指（中指）處。
2.側坐屈膝，足三里直下，於外膝眼與外踝尖連線之中點同高處取穴（圖⑥）。

主要作用　舒筋活絡，理氣和中。主治肩周冷痛，抬舉困難；下肢痿痹，跗腫，轉筋；腸炎；扁桃腺炎。

經穴養療法　**刺法**：直刺 1.0～3.0 寸。
灸法：艾柱灸或溫針灸 3～5 壯，艾條灸 5～10 分鐘。
推拿：指揉法、點按法。

穴位配伍調身祛病　1.配承山、肩貞，主治肩周炎。
2.配太沖、中封，主治腓神經麻痺。

《**特別注意**》 針刺時，局部有痠脹沉重感，可向下擴散至小腿、足背。

條口

⑤

⑥　足三里

中點

外踝尖

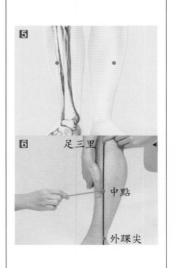

上巨虛

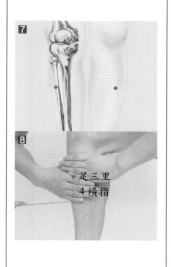

足三里
4 橫指

穴名由來 巨虛，巨大空虛。穴在下巨虛之上方，脛骨、腓骨之間大的空隙處，故名。

科學定位 在小腿外側，犢鼻下 6 寸，犢鼻與解溪連線上（圖⑦）。

快速取穴法 1.坐位屈膝，從足三里向下量 4 橫指（即 3 寸），在脛、腓骨之間可觸及一凹陷處（圖⑧）。
2.坐位屈膝，在小腿外側，犢鼻下 6 寸，距脛骨前緣 1 橫指（中指）處。

主要作用 調和腸胃，通經活絡。主治腸鳴，腹痛，泄瀉，便秘，腸癰；消化不良；面部痤瘡；下肢痿痺，腳氣，膝關節腫痛；腦血管疾病後遺症。

經穴養療法 刺法：直刺 1.0～1.5 寸。
灸法：艾柱灸或溫針灸 5～8 壯，艾條灸 5～10 分鐘。
推拿：指揉法、點按法、擦法。

穴位配伍調身袪病 1.配足三里、氣海，主治便秘、泄瀉。
2.配膽囊穴、陽陵泉，主治急性闌尾炎。

《特別注意》 1.大腸下合穴。
2.針刺時，局部痠脹，可向下放射至足背。

穴名由來 足，下肢；三，數詞；里，古代有以里為寸之說，穴在下肢，位於膝下 3 寸，故名。

科學定位 在小腿外側，犢鼻下 3 寸，犢鼻與解溪連線上（圖①）。

快速取穴法 1.坐位屈膝，取犢鼻，自犢鼻向下量 4 橫指處（即 3 寸），按壓有痠脹感（圖②）。
2.站立彎腰，用同側手張開虎口圍住髕骨上外緣，餘 4 指向下，中指尖所指處，按壓有痠脹感。

主要作用 健脾和胃，扶正陪元。主治胃痛，嘔吐，消化不良；腹脹，腸鳴，泄瀉，痢疾，便秘；乳癰；虛勞羸瘦，咳嗽氣喘，心悸氣短，乏力；頭暈失眠，癲狂；膝關節疼痛，腦中風偏癱。

經穴養療法 刺法：直刺或斜刺 1.0～2.0 寸。
灸法：艾柱灸 3～5 壯，艾條灸 5～10 分鐘。
推拿：指揉法、點按法、推法。

穴位配伍調身袪病 1.配陽陵泉、懸鐘，主治下肢痿痺。
2.配內關，主治嘔吐。

《特別注意》 1.合穴。
2.本穴可採用化膿灸，亦可採用藥物天灸。

足三里

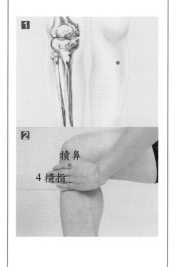

犢鼻
4 橫指

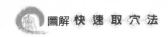

犢鼻

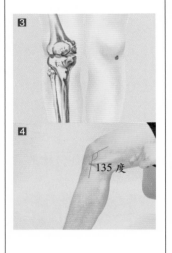

③

④

135 度

穴名由來　犢，小牛；鼻，鼻孔。穴在髕韌帶外側凹陷處，猶如牛犢鼻孔，故名。

科學定位　在膝前區，髕骨下緣，髕骨與髕韌帶外側凹陷中（圖③）。

快速取穴法　1.坐位，屈膝成135度，在髕骨下緣，髕韌帶外側凹陷中，按壓有痠脹感（圖④）。

2.側坐屈膝135度，下肢用力蹬直時，在膝蓋外邊見一凹陷處，按壓有痠脹感。

主要作用　通經活絡，消腫止痛。主治膝關節腫痛，屈伸不利；下肢麻痺；腹脹，便秘；腳氣。

經穴養療法　**刺法**：從前向後斜刺 0.5～1.5 寸。

灸法：艾柱灸 5～9 壯，艾條灸 5～10 分鐘。

推拿：揉法、點按法。

穴位配伍調身祛病　1.配鶴頂、足三里、陰陵泉，主治膝關節病。

2.配支溝、天樞，主治腹脹，便秘。

3.配天樞、太溪、湧泉，主治腳氣。

4.配梁丘、膝眼、委中，主治膝關節炎。

《特別注意》 針刺時，局部有痠脹感。

穴名由來　梁，山梁；丘，丘陵。該穴前骨巨如梁，穴後肉隆如丘，故名。

科學定位　在股前區，髕底上 2 寸，股外側肌與股直肌肌腱之間（圖⑤）。

快速取穴法　1.屈膝，在大腿前面，髂前上棘與髕底外側端連線上，髕底上約 2 橫指處，按壓有痠脹感（圖⑥）。

2.坐位，屈膝，在膝上 2 寸，伏兔與髕骨外上緣的連線上，按壓有痠脹感。

主要作用　理氣和胃，通經活絡。主治急性胃痛，腹瀉，乳癰；痛經；膝關節腫痛，下肢不遂。

經穴養療法　**刺法**：直刺或斜刺 0.3～0.5 寸。

灸法：艾柱灸 3～5 壯，艾條灸 5～10 分鐘或藥物天灸。

推拿：指揉法、點按法。

穴位配伍調身祛病　1.配足三里、公孫，主治胃痛。

2.配少澤，主治乳癰。

3.配下巨虛、足三里，主治腹瀉。

《特別注意》 1.足陽明胃經的郄穴。

2.針刺時，局部痠脹，可放射至膝關節。

梁丘

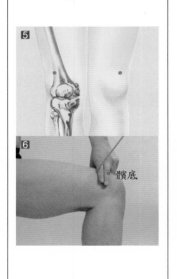

⑤

⑥

髕底

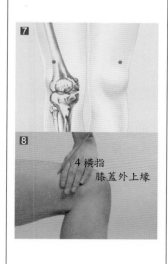

陰市

穴名由來 陰，陰陽之陰，指寒邪；市，集結之外。穴為足陽明脈氣所發，主治陰寒濕邪集聚之患，故名。

科學定位 在股前區，髕底上3寸，股直肌肌腱外側緣（圖⑦）。

快速取穴法 1.正坐屈膝，於膝蓋外上緣直上4橫指（即3寸）處，按壓有痠疼脹感（圖⑧）。
2.正坐屈膝，在大腿前面，髂前上棘與髕底外側端的連線上，髕底上3寸，按壓有痠疼感。

主要作用 溫經散寒，理氣止痛。主治腿膝冷痛，屈伸不利；疝氣，腹脹，腹痛；腦血管疾病後遺症；糖尿病；水腫；風濕性關節炎。

經穴養療法 刺法：直刺1.0～1.5寸。
灸法：艾柱灸或溫針灸3～5壯，艾條灸5～10分鐘。
推拿：指揉法、點按法、彈撥法。

穴位配伍調身祛病 1.配足三里、陽陵泉，主治腿膝痿痺。
2.配承山，主治疝氣。
3.配伏兔、足三里、豐隆、血海，主治腦中風。

《**特別注意**》 直刺時，局部痠脹，可擴散至膝關節周圍。

穴名由來 髀，髀骨，即股骨；關，肌骨上端關節處。因穴在髂前上棘下方近股骨關節處，故名。

科學定位 在股前區，股直肌近端、縫匠肌與闊筋膜肌3條肌肉之間的凹陷中（圖①）。

快速取穴法 1.坐位，右手手掌第1橫紋中點按於伏兔穴，手掌平伸向前，在中指尖到處，按壓有痠脹感處即是（圖②）。
2.在大腿前面，髂前上棘與髕底外側端的連線上，屈股時，平會陰，居縫匠肌外側凹陷中，按壓有痠脹感。

主要作用 增強腰膝，通經活絡。主治下肢痿痺，腦中風偏癱，腰膝冷痛，肥胖，膝關節痛，大腿肌肉痙攣，重症肌無力。

經穴養療法 刺法：直刺1.0～2.0寸或斜刺2.0～3.0寸。
灸法：艾柱灸3～5壯，艾條灸5～10分鐘。
推拿：指揉法、點按法、肘壓法、彈撥法。

穴位配伍調身祛病 1.配犢鼻、陽陵泉，主治腰腿疼痛。
2.配伏兔，主治痿痺。
3.配梁丘、鶴頂、犢鼻，主治膝關節疼痛。

《**特別注意**》 針刺時，局部有痠脹感。

髀關

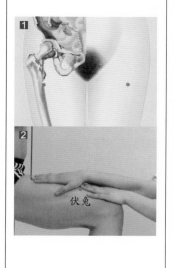

伏兔

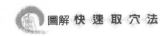

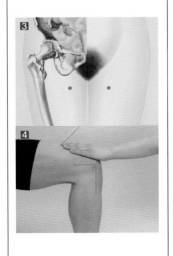

伏兔

穴名由來 伏,俯伏;兔,兔子。穴位局部肌肉隆起,形如俯伏之兔,故名。

科學定位 在股前區,髕底上 6 寸,髂前上棘與髕底外側端的連線上(圖③)。

快速取穴法 1.坐位,屈膝成直角,以手掌橫紋中點按在髕骨上緣中點,手指併攏按壓在大腿上,在中指尖端到達處,按壓有痠脹感(圖④)。

2.在膝上 6 寸,大腿前面正中,按壓有痠脹感。

3.在大腿前面,髂前上棘與髕底外側端的連線上,髕底上 6 寸,按壓有痠脹感。

主要作用 散寒化濕,疏通經絡。主治下肢不遂,腰膝冷痛;腳氣;蕁麻疹;風濕性關節炎。

經穴養療法 刺法:直刺 1.0～2.0 寸。

灸法:艾柱灸 3～5 壯,艾條灸 5～10 分鐘。

推拿:指揉法、點按法、揉法。

穴位配伍調身袪病 1.配髀關、陽陵泉,主治下肢痿痺。

2.配犢鼻、足三里,主治膝關節病。

《特別注意》針刺時,局部痠脹,可傳至膝關節。

穴名由來 氣,經氣;沖,衝要。穴在氣街部位,為經氣流注之衝要,故名。

科學定位 在腹股溝區,恥骨聯合上緣,前正中線旁開 2寸,動脈搏動處(圖⑤)。

快速取穴法 1.仰臥位,在腹股溝稍上方,恥骨聯合上緣,肚臍下 5 寸,距前正中線約 2 橫指,按壓有痠脹感(圖⑥)。

2.仰臥位,從恥骨聯合上緣中點,水平旁開約 2 橫指,按壓有痠脹感。

主要作用 調經舒筋,理氣止痛。主治腸鳴;腹痛;疝氣;痛經,月經不調,不孕;陽痿,陰腫,前列腺炎。

經穴養療法 刺法:直刺 1.0～ 1.5 寸或斜刺 1.0～ 2.0 寸。

灸法:艾柱灸 3～5 壯,艾條灸 5～10 分鐘。

推拿:指揉法、點按法、摩法、指推法。

穴位配伍調身袪病 1.配氣海,主治腸鳴,腹痛。

2.配大敦,主治疝氣。

《特別注意》不可深刺、搗刺,斜刺時向外陰方向。

氣沖

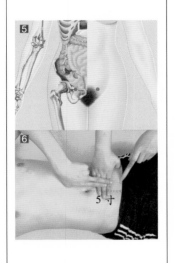

5寸

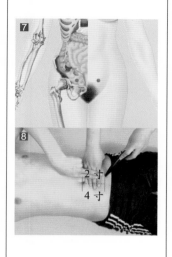

歸來

穴名由來　歸，歸來；來，返回。穴有恢復和復原之意。穴主男子卵縮，女子子宮脫出諸症，刺本穴可使復原而癒。

科學定位　在下腹部，臍中下4寸，前正中線旁開2寸（圖⑦）。

快速取穴法　1.仰臥位，在下腹部，臍中下4寸，前正中線旁開2寸，按壓有痠脹感（圖⑧）。

2.仰臥位，從恥骨聯合上緣沿前正中線向下量1橫指，再水平旁開約2橫指，按壓有痠脹感。

主要作用　活血化瘀，調經止痛。主治陰挺；月經不調，閉經，白帶，陰癢；疝氣；腹痛；膀胱炎，夜尿症。

經穴養療法　**刺法**：直刺1.0～1.5寸或斜刺1.5～2.0寸。

灸法：艾柱灸3～5壯，艾條灸5～10分鐘。

推拿：指揉法、點按法。

穴位配伍調身祛病　1.配大敦，主治疝氣。

2.配三陰交、中極，主治月經不調。

《**特別注意**》　斜刺時，針尖朝向恥骨聯合上緣方向。

穴名由來　水，水液；道，道路。穴有通調水道，使水液滲注於膀胱之功，故名。

科學定位　在下腹部，臍中下3寸，前正中線旁開2寸（圖①）。

快速取穴法　1.仰臥位，在下腹部，臍中下3寸，前正中線旁開2寸，按壓有痠脹感。

2.仰臥位，從肚臍沿正中線向下量4橫指（即3寸），再水平旁開約2橫指，按壓有痠脹感（圖②）。

主要作用　利水消腫，調經止痛。主治小腹脹滿，腹水，小便不利；痛經，不孕，疝氣；脫肛，便秘；子宮病，卵巢炎；脊髓炎。

經穴養療法　**刺法**：直刺1.0～1.5寸。

灸法：艾柱灸3～5壯，艾條灸5～10分鐘。

推拿：指揉法、點按法。

穴位配伍調身祛病　1.配三陰交、中極，主治痛經，不孕。

2.配水分，主治水腫。

3.配筋縮，主治背脊強痛。

水道

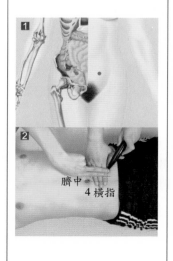

《**特別注意**》　直刺時，局部痠脹，可向陰部放散。

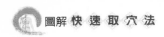

外陵

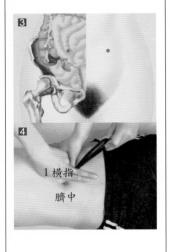

③

④

1 橫指

臍中

穴名由來　外，腹中線外側；陵，高起處，山陵。穴在腹臍外下方，因腹直肌隆起處如山陵，故名。

科學定位　在下腹部，臍中下1寸，前正中線旁開2寸（圖③）。

快速取穴法　1.仰臥位，從肚臍沿正中線向下量1橫指（即1寸），再水平旁約2橫指（圖④）。

2.仰臥位，在下腹部，臍中下1寸，前正中線旁開2橫指，按壓有痠脹感。

主要作用　和胃化濕，理氣止痛。主治腹痛；疝氣，痛經；胃痛，胃下垂；闌尾炎。

經穴養療法　**刺法**：直刺或斜刺1.0～1.5寸。

灸法：艾柱灸3～5壯，艾條灸5～10分鐘。

推拿：指揉法、點按法、摩法。

穴位配伍調身祛病　1.配子宮、三陰交，主治痛經。

2.配天樞、足三里、中脘，主治胃痛。

3.配闌尾、足三里，主治闌尾炎。

《特別注意》孕婦禁灸。

穴名由來　樞，樞紐；臍上應天，臍下應地，穴在臍旁為上下腹交界處，通於中焦，故名。

科學定位　在腹部，橫平臍中，前正中線旁開2寸（圖⑤）。

快速取穴法　1.坐位或仰臥位，在腹部，橫平臍中，前正中線旁開2寸，按之有痠脹感。

2.坐位或仰臥位，肚臍旁開約2橫指處，按壓有痠脹感（圖⑥）。

主要作用　調中和胃，理氣健脾。主治腹脹腸鳴，繞臍痛，便秘，泄瀉，痢疾；月經不調，癥瘕，痛經，經閉；肥胖；腰痛；膽囊炎，肝炎，腎炎。

經穴養療法　**刺法**：直刺或斜刺1.0～1.5寸。

灸法：艾柱灸3～5壯，艾條灸15～30分鐘。

推拿：指揉法、點按法。

穴位配伍調身祛病　1.配支溝，主治便秘。

2.配豐隆、陷谷，主治水腫。

3.配氣海、足三里，主治急性菌痢。

《特別注意》　1.大腸募穴。

2.直刺時，局部痠脹，可向同側腹部放散。

3.孕婦禁灸。

天樞

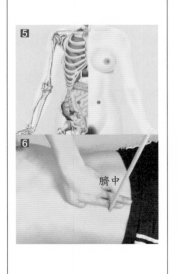

⑤

⑥

臍中

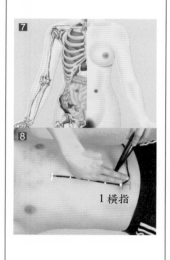

1 橫指

滑肉門

穴名由來　滑，利也；肉，肌肉。脾生肉，陽明主肉。穴主脾胃之疾，通利脾胃之門，故名。症，刺本穴可使復原而癒。

科學定位　在上腹部，臍中上1寸，前正中線旁開2寸(圖⑦)。

快速取穴法　1.仰臥位，在上腹部，臍中上1寸，前正中線旁開2寸，按之有痠脹感。

2.仰臥位，從肚臍沿前正中線向上量1橫指，旁開約2橫指處，按之有痠脹感（圖⑧）。

主要作用　鎮驚安神，清新開竅。主治胃痛，嘔吐，癲狂，神經衰弱；月經不調；舌炎。

經穴養療法　**刺法**：直刺或斜刺0.8～1.2寸。

灸法：艾柱灸3～5壯，艾條灸5～10分鐘。

推拿：指揉法、點按法、摩法、掌推法。

穴位配伍調身袪病　1.配足三里，主治胃痛。

2.配天樞、豐隆，主治肥胖病。

3.配少海、溫溜，主治吐舌。

《**特別注意**》　1.孕婦禁灸。

2.按摩此穴時，有打嗝，放屁等症狀為正常現象。

穴名由來　關，關隘；門，門戶。穴在胃脘下部，約胃腸交界處，有開有關，如同門戶，故名。

科學定位　在上腹部，肚臍與胸劍聯合點的連線處，臍中上3寸，前正中線旁開2寸（圖①）。

快速取穴法　1.仰臥位，在上腹部，臍中上3寸，前正中線旁開2寸，按之有痠脹感。

2.仰臥位，從肚臍沿前正中線量4橫指（即3寸），再水平旁開約2橫指，按之有痠脹感（圖②）。

主要作用　調理腸胃，利水消腫。主治腹脹，腹痛，腸鳴，泄瀉，便秘；水腫；遺尿，水腫。

經穴養療法　**刺法**：直刺或斜刺0.5～1.0寸。

灸法：艾柱灸3～5壯，艾條灸5～10分鐘。

推拿：指揉法、點按法、摩法。

穴位配伍調身袪病　1.配足三里、水分，可主治腸鳴腹瀉。

2.配中極，主治遺尿。

《**特別注意**》　針刺時，局部有痠脹感，可向下放散。

關門

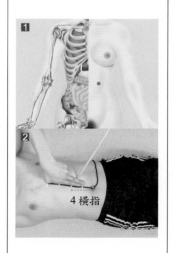

4 橫指

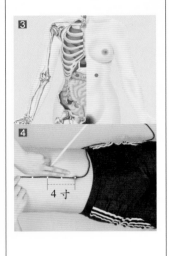

梁門

穴名由來 梁，膏粱之物；門，門戶。穴為胃氣出入之重要門戶，故名。

科學定位 在上腹部，臍中上4寸，前正中線旁開2寸（圖③）。

快速取穴法 1.仰臥位，在上腹部，肚臍與胸劍聯合點的中點處，即臍中上 4 寸，前正中線旁開約 2 橫指處，按壓有痠脹感（圖④）。

2.仰臥位，取肚臍與胸劍聯合點的中點處，再水平旁開約 2 橫指處，按之有痠脹感。

主要作用 和胃理氣，健脾調中。主治胃痛，嘔吐，食欲不振，腹脹泄瀉，消化不良；胃神經官能症。

經穴養療法 **刺法**：直刺或斜刺 0.5～1.0 寸。

灸法：艾柱灸 3～5 壯，艾條灸 5～10 分鐘。

推拿：指揉法、點按法、掌推法。

穴位配伍調身袪病 1.配梁丘、中脘、足三里，主治胃痛。

2.配胃腧、脾腧、腎腧、上巨虛，主治便溏。

《特別注意》 過飽者禁針，肝大者慎針或禁針，不宜做大幅度提插捻轉。

穴名由來 乳，乳房；根，根部。穴在乳房之根部，故名。

科學定位 在胸部，第 5 肋間隙，距前正中線 4 寸處（圖⑤）。

快速取穴法 1.仰臥位，在胸部，男性當乳頭直下，女性沿鎖骨中線，第 5 肋間隙，距前正中線 4 寸處，按壓有痠脹感（圖⑥）。

2.仰臥位，從乳頭沿垂直線向下推 1 個肋間隙，按壓有痠脹感。

主要作用 通乳化瘀，宣肺理氣。主治乳癰，乳癖，乳汁少；胸痛，咳喘；肋間神經痛，臂叢神經痛。

經穴養療法 **刺法**：直刺或斜刺 1.0～1.5 寸。

灸法：艾柱灸 3～5 壯，艾條灸 15～30 分鐘。

推拿：指揉法、點按法。

穴位配伍調身袪病 1.配少澤、足三里，主治乳汁少。

2.配少澤、膻中，主治乳癰。

《特別注意》 宜循肋骨長軸方向刺入，在女性孕期和哺乳期，此穴亦應慎用，以保護乳房。

乳根

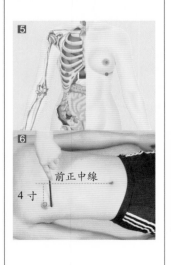

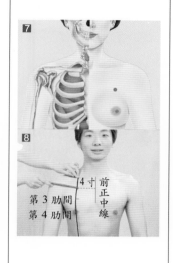

屋翳

穴名由來 屋，深室；翳，隱蔽。翳亦華蓋之意，肺為華蓋，穴主肺疾，內應於肺。

科學定位 在胸部，第 2 肋間隙，距前正中線 4 寸處（圖⑦）。

快速取穴法 1.正坐位，在胸骨上部略呈高起的地方叫胸骨角，與之相平的肋角為第 2 肋骨，其下為第 2 肋間隙，距前正中線 4 寸處即是，按壓有痠脹感。

2.正坐位，從乳頭沿垂直線向上推 2 個肋間隙（男性乳頭所在的肋間隙為第 4 肋間隙，再向上數 2 肋即為第 2 肋間隙），距前正中線 4 寸處即是，按壓有痠脹感（圖⑧）。

主要作用 止咳化痰，消癰止癢。主治咳喘，氣喘，咳唾膿血，胸脅脹痛，乳癰，乳癖。

經穴養療法 刺法：直刺 0.2～0.3 寸或斜刺 0.5～0.8 寸。

灸法：艾柱灸 3～5 壯，艾條灸 5～10 分鐘。

推拿：指揉法、點按法。

穴位配伍調身祛病 1.配天宗，主治乳癰。

2.配中府，主治胸肋脹痛。

《特別注意》 不可深刺、搗刺，以免發生氣胸。

穴名由來 缺，凹陷；盆，器物名。穴在鎖骨凹陷處，因穴在其中，骨形如破缺之盆，故名。

科學定位 在鎖骨上窩中央，距前正中線 4 寸（圖①）。

快速取穴法 1.正坐，在頸外側部，鎖骨中線距前6寸，由2/3處（即旁開前正中線4寸），鎖骨上窩中點處（圖②）。

2.正坐，在乳中線上，鎖骨上窩中點處。

主要作用 寬胸利膈，止咳平喘。主治咳嗽，氣喘，咽喉腫痛；缺盆中痛，瘰癧；甲狀腺腫大；膈肌痙攣；雷諾氏症，頑固性呃逆。

經穴養療法 刺法：斜刺 0.3～0.5 寸。

灸法：艾柱灸 3～5 壯，艾條灸 5～10 分鐘。

推拿：指揉法、點按法。

穴位配伍調身祛病 1.配肺腧，主治咳嗽。

2.配三陰交、十宣，主治雷諾氏症。

《特別注意》 1.禁止向下斜刺。

2.不可深刺、搗刺，以免發生氣胸。

3.孕婦禁針。

缺盆

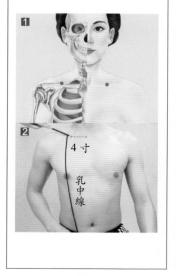

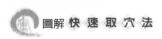

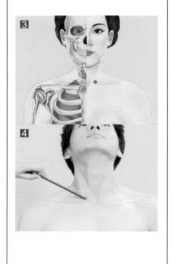

穴名由來 氣，空氣，指肺胃之氣；舍，宅舍。脈氣留止之處，穴在氣管旁，猶如氣之宅舍，故名。

科學定位 在胸鎖乳突肌區，鎖骨上小窩，鎖骨胸骨端上緣，胸鎖乳突肌胸骨頭與鎖骨頭中間的凹陷處（圖③）。

快速取穴法 1.正坐仰靠，在頸部，鎖骨胸骨端上緣，胸鎖乳突肌胸骨頭與鎖骨頭之間的凹陷處，按之有痛感處（圖④）。

2.正坐仰靠，於人迎穴直下鎖骨內側端上緣，距天突穴 1.5 寸處，按之有痛感。

主要作用 清咽利肺，理氣散結。主治咽喉腫痛；胸滿，咳嗽，氣喘，呼吸困難；癭瘤，瘰癧，頸項強痛；消化不良；落枕，頸椎病。

經穴養療法 **刺法**：直刺 0.3～0.5 寸。

灸法：艾柱灸 3～5 壯；艾條灸 5～10 分鐘。

推拿：指揉法、點按法。

穴位配伍調身袪病 配水突，主治癭瘤。

《**特別注意**》 不宜深刺，以免傷及頸總動脈和肝、肺等器官。

穴名由來 水，水穀；突，突起。此穴在胸鎖乳突肌前，喉結突起之旁。當飲食嚥下時，此穴會向上突起衝動。

科學定位 在頸部，橫平環狀軟骨，胸鎖乳突肌前緣，即人迎與氣舍連線的中點處（圖⑤）。

快速取穴法 1.正坐，頭微抬，人迎直下約 1 寸（1 橫指），胸鎖乳突肌的前緣，按壓有痠脹感（圖⑥）。

2.正坐，頭微抬，在頸部，胸鎖乳突肌的前緣，即人迎與氣舍的連線的中點，按壓有痠脹感。

主要作用 清熱利咽，降逆平喘。主治咽喉腫痛；咳嗽，氣喘，胸部憋悶；甲狀腺腫大。

經穴養療法 **刺法**：直刺 0.3～0.5 寸。

推拿：揉法、指推法、摩法。

穴位配伍調身袪病 1.配內關，主治甲狀腺腫大。

2.配太沖、風池、風府，主治腦中風偏癱。

《**特別注意**》 1.不宜深刺，以免傷及頸總動脈和頸外動脈分支。

2.治療甲狀腺腫大，可用「齊刺」「合谷刺」。

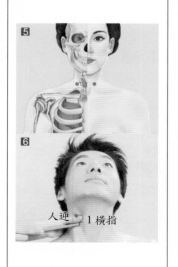

人迎 1 橫指

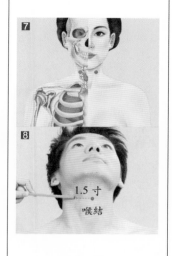

人迎

⑦

⑧

1.5 寸

喉結

穴名由來　人，人類；迎，迎接。穴在切脈的人迎脈，古以此迎候人事三陽之氣。

科學定位　在頸部，平喉結，喉結旁開 1.5 寸，胸鎖乳突肌前緣，頸總動脈搏動處（圖⑦）。

快速取穴法　1.正坐，頭微抬，在頸部，喉結旁 1.5 寸，胸鎖乳突肌前緣，頸總動脈搏動處（圖⑧）。

2.正坐，頭微抬，從喉結往外測量 2 橫指，在胸鎖乳突肌頸部動脈搏動處。

主要作用　利咽散結，理氣降逆。主治頭痛，眩暈；咽喉腫痛，扁桃腺炎；瘰癧，癭氣；腦中風偏癱；胸滿喘息，咯血；高血壓；雷諾氏症。

經穴養療法　刺法：直刺 0.3～0.8 寸。

推拿：揉法、指推法、摩法。

穴位配伍調身袪病　1.配足三里、三陰交、攢竹，主治呃逆。

2.配大椎、太沖，主治高血壓。

《特別注意》　1.足陽明、足少陽交會穴。

2.針刺時，避開動脈直刺，以免刺傷血管。

穴名由來　頭，頭部；維，維護。穴為陽明脈氣所發，有維持頭部正常秩序的作用，故名。

科學定位　在頭側部，額角髮際上 0.5 寸，頭正中線旁 4.5 寸（圖①）。

快速取穴法　1.正坐，在頭側部，在額角髮際上 0.5 寸，頭正中線旁 4.5 寸（圖②）。

2.在鬢髮前緣直上與神庭穴橫開的交點處。

3.正坐，在頭側部，從額角髮際向上輕推約 1 指寬，動嘴，可覺肌肉也會動之處，即為本穴。

主要作用　清頭明目，止痛鎮痙。主治頭痛，頭暈，目眩；眼痛，迎風流淚，視物不清，眼瞼瞤動，視力不清；高血壓。

經穴養療法　刺法：向後平刺 0.5～0.8 寸。

灸法：隔物灸 3～5 壯，艾條灸 10～15 分鐘。

推拿：揉法、點按法、指推法。

穴位配伍調身袪病　1.配攢竹，主治眼瞼瞤動。

2.配睛明、臨泣、風池，主治迎風流淚。

《特別注意》　1.足陽明、足少陽、陽維脈交會穴。

2.運用本穴自我保健，可用中指或食指按壓 50～100 次。

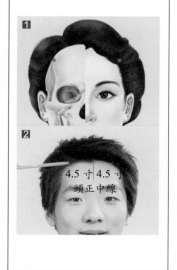

頭維

①

②

4.5 寸 | 4.5 寸

頭正中線

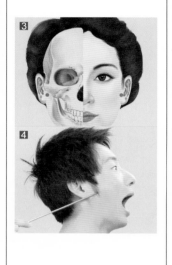

下關

穴名由來　下，下方；關，機關。穴在下頜關節前「牙關」處。

科學定位　在面部耳前方，顴弓下緣中央與下頜切跡之間凹陷中（圖③）。

快速取穴法　1.側坐，在顴弓下緣，下頜骨髁狀突之前方，切跡之間凹陷中，合口有孔，張口即閉（圖④）。

2.側位，在面部耳前方，顴弓與下頜切跡所形成的凹陷中。

3.頰車直上，在顴弓下緣取穴。

主要作用　消腫止痛，聰耳通絡。主治耳聾，耳鳴，聤耳；牙痛，三叉神經痛，鼻塞；口眼歪斜，張口困難，面痛；高血壓；足跟痛。

經穴養療法　**刺法**：向下直刺 0.3～0.5 寸。

灸法：溫針灸 3～5 壯，艾條灸 10～15 分鐘。

推拿：揉法、點按法、指推法、摩法。

穴位配伍調身袪病　1.配偏歷，主治齲齒。

2.配聽宮、聽會，主治耳鳴、耳聾。

《特別注意》 1.足陽明、足少陽交會穴。

2.治療顳頜關節不利，用「齊刺法」。

穴名由來　耳前顳側面為頰，下頜骨古稱「頰車骨」。穴在其處，總載諸齒開合如機軸轉運。

科學定位　在面頰部，下頜角前上方約 1 橫指，當咀嚼時咬肌隆起，按之有凹陷處（圖⑤）。

快速取穴法　1.側坐，下頜角前上方約 1 橫指，當咀嚼時咬肌隆起，放鬆時按之有痠脹感（圖⑥）。

2.側坐，上下齒咬緊時，隆起的咬肌高點處，按之有痠脹感。

主要作用　袪風通絡，消腫止痛。主治頰腫，甲狀腺腫大，牙痛，口腔黏膜炎；口眼歪斜，眼瞼痙攣，口噤，耳部疼痛，三叉神經痛。

經穴養療法　**刺法**：直刺0.3～0.5 寸或斜刺0.5～0.8 寸。

灸法：溫針灸 3～5 壯，艾條灸 10～15 分鐘。

推拿：揉法、點按法、指推法。

穴位配伍調身袪病　1.配頰車、口禾髎，主治牙痛。

2.配人中、承漿、合谷，主治腦中風，口噤不開。

頰車

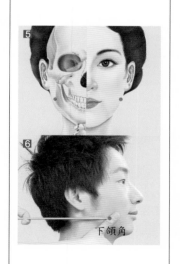

下頜角

《特別注意》 1.治療面癱時，可採用滯針法，即向同一方向捻轉不動，然後手持針柄向患側牽拉。

2.不宜進行深刺。

大迎

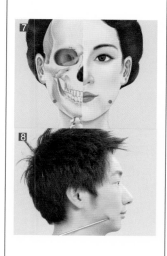

穴名由來　大，多也、尊也。迎，受也，迎合。穴前有面動脈通過，按壓該穴有大動脈搏動沖迎指面之感。

科學定位　在面部，下頜角前方，咬肌附著部的前緣凹陷中，面動脈搏動處（圖⑦）。

快速取穴法　1.側坐，在下頜角前下方約 1.3 寸，咬肌附著處的前緣（圖⑧）。

2.正坐位，閉口鼓氣，在下頜角前下方即出現一溝形凹陷，按凹陷下端有搏動處。

3.下頜角前下 1.3 寸。

主要作用　祛風通絡，消腫止痛。主治頰腫，牙痛，口腔黏膜炎；口眼歪斜，眼瞼痙攣，頸部淋巴結結核，口噤，三叉神經痛。

經穴養療法　刺法：直刺 0.3～0.5 寸。

灸法：溫針灸 3～5 壯，艾條灸 10～15 分鐘。

推拿：揉法、點按法。

穴位配伍調身祛病　1.配頰車、合谷，主治齒痛。

2.配天容、天牖，主治胸鎖乳突肌痙攣。

《特別注意》對本穴進行針刺時應注意避開動脈直刺或斜刺，以免傷及血管。

地倉

穴名由來　地，土地；倉，糧倉。土生五穀，穀從口入，如進糧倉。穴在口角旁，又脾主口土，為倉廩之官。

科學定位　在面部，口角外側，上直瞳孔（圖①）。

快速取穴法　1.正坐位，目正視，在口角旁約 0.4 寸，上直對瞳孔，按壓有痠脹感。

2.正坐位，直視前方，瞳孔直下，沿瞳孔直下垂直線向下輕推，至與口角水平線的交點處，按之有痠脹感（圖②）。

主要作用　祛風止痛，舒筋活絡。主治口角歪斜，流涎，唇頰腫，口腔黏膜炎，面部痙攣，三叉神經痛，眼瞼瞤動；小兒流涎。

經穴養療法　刺法：直刺約 0.2 寸。

灸法：溫針灸 3～5 壯，艾條灸 5～10 分鐘。

推拿：揉法、點按法。

穴位配伍調身祛病　1.配迎香，主治三叉神經痛。

2.配頰車，主治面癱。

《特別注意》1.治療面癱時，可向頰車方向平刺 0.5～1.5 寸。

2.治療三叉神經痛時，可向迎香穴透刺。

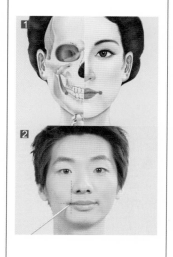

巨髎

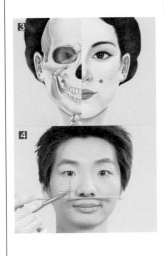

穴名由來 巨，巨大；，骨隙。穴在面部上頜骨和頭骨交接處的大骨隙中，故名。

科學定位 在面部，瞳孔直下，平鼻翼下緣處，鼻唇溝外側（圖③）。

快速取穴法 1.正坐位，目正視，瞳孔直下，平鼻翼下緣，按壓有痠脹感。

2.正坐位或仰臥位，直視前方，瞳孔直下，沿瞳孔直下垂直線向下輕推，至與鼻翼下緣水平線的交點處，按之有痠脹感（圖④）。

主要作用 清熱熄風，明目退翳。主治面痛，口眼歪斜，眼瞼瞤動；鼻衄，牙痛，唇頰腫痛；三叉神經痛；青光眼，近視，白內障。

經穴養療法 **刺法**：直刺 0.5～0.8 寸。

灸法：溫針灸 3～5 壯，艾條灸 5～10 分鐘。

推拿：揉法、點按法、一指禪法。

穴位配伍調身袪病 1.配合谷，主治齒痛。

2.配地倉、頰車，主治口歪。

《特別注意》 1.足陽明、陽蹺脈交會穴。

2.治療面癱時，可向頰車方向透刺。

穴名由來 四，四方廣闊；白，明。穴在目下 1 寸，主「目不明」，針刺能使視力復明四方。

科學定位 在面部，瞳孔直下，平鼻翼下緣處，眶下孔處（圖⑤）。

快速取穴法 1.正坐位，直視前方，瞳孔直下，在眶下孔凹陷處，按之有痠脹感（圖⑥）。

2.正坐位或仰臥位，在面部，直視前方，瞳孔直下，沿眼眶向下約半橫指，可觸及一凹陷，按之痠脹。

主要作用 散風明目，通經活絡。主治近視，目翳，目赤痛癢；眼瞼瞤動，口眼歪斜；三叉神經痛，頭痛，面痛，眩暈。

經穴養療法 **刺法**：直刺或向上斜刺 0.3～0.5 寸。

推拿：揉法。

穴位配伍調身袪病 1.配廉泉、承漿，主治口歪。

2.配頰車、攢竹、太陽，主治口眼歪斜，角膜炎等症。

《特別注意》 針刺時不可深刺，以免傷及眼球，不可過度提插捻轉。

四白

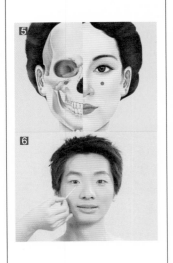

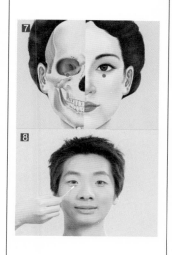

承泣

穴名由來　承，承受；泣，眼淚。穴在瞳孔下0.7寸，意指泣時淚下，穴處承受之，故名。

科學定位　在面部，眼球與眶下緣之間，瞳孔直下（圖⑦）。

快速取穴法　1.正坐位，直視前方，瞳孔直下0.7寸，下眼眶邊上（圖⑧）。

2.正坐位，直視前方，在面部，瞳孔正下方，在眼球與眶下緣之間，即為本穴。

主要作用　疏風清熱，明目止痛。主治眼部疲勞，眼部充血，迎風流淚，夜盲，近視；眼瞼瞤動，口眼歪斜，面肌痙攣。

經穴養療法　**刺法**：直刺0.5～1.0寸或平刺0.5～0.8寸。

推拿：揉法、點按法、摩法。

穴位配伍調身袪病　1.配內關，主治心律失常。

2.配睛明、攢竹、光明，主治目痛。

《特別注意》1.足陽明、陽蹻脈、任脈交會穴。

2.針刺時以左手拇指向上輕推眼球，緊靠框緣緩慢進針，不宜提插，以防刺破血管引起血腫；出針時稍加按壓，以防出血。

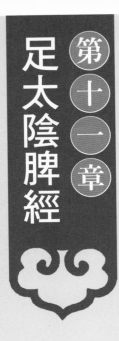

第十一章

足太陰脾經

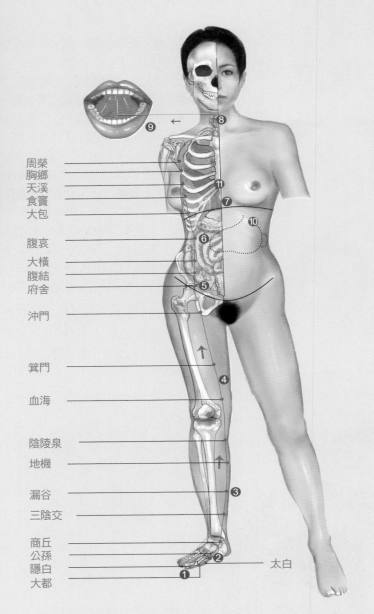

周榮
胸鄉
天溪
食竇
大包

腹哀

大橫
腹結
府舍

沖門

箕門

血海

陰陵泉
地機

漏谷
三陰交

商丘
公孫
隱白
大都

太白

循行路線　足太陰脾經從大趾末端開始（隱白）（見①），沿足大趾內側赤白肉際（大都，足背皮膚與足掌皮膚交界處），經過足大趾本節後第1蹠趾關節上行，到達內踝前面（見②），向上行至於小腿內側，沿脛骨後緣（三陰交、漏谷），與足厥陰肝經交叉，行於肝經之前（地機、陰陵泉）（見③），向上經過膝關節和大腿內側前緣（血海、箕門）（見④），進入腹部（沖門、府舍、腹結、大橫）（見⑤）；屬於脾，聯絡於胃（腹哀）（見⑥），通過膈肌（見⑦），夾食管兩旁（見⑧），連繫舌根，散佈於舌下（見⑨）。
胃部的支脈：從胃部分出，向上經過膈肌（見⑩），流注心中，與手少陰心經相接（見⑪）。

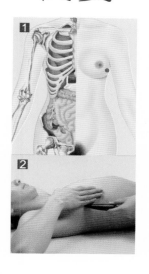

食竇

科學定位　在胸部，第 5 肋間隙，前正中線旁開 6 寸（圖①）。

快速取穴法　仰臥位，在胸部，前正中線旁開 2 個 4 橫指處，再向下 1 肋，在第 5 肋間隙，按壓有痠脹感（圖②）。

主要作用　宣肺平喘，健脾利濕。主治胸脅脹痛，反胃，食入即吐；腹脹，水腫，治尿瀦留；肋間神經痛。

經穴養療法　刺法：向外或平刺 0.5～0.8 寸。

灸法：艾柱灸或溫針灸 3～5 壯，艾條灸 5～10 分鐘。

推拿：點按法、揉法、指推法。

《特別注意》 1.不可深刺，以防氣胸。

2.睡前以拇指指端輕壓穴道，伴隨呼吸頻率連續 20 次，可治脾病。

科學定位　在腹股溝區，腹股溝斜紋中，髂外動脈搏動處的外側（圖③）。

快速取穴法　1.仰臥位，與恥骨聯合上緣齊平，距前正中線 3.5 寸，按壓有痠脹感（圖④）。

2.仰臥位，先取曲骨穴，曲骨穴旁開 3.5 寸，按壓有痠脹感。

主要作用　健脾化濕，理氣解痙。主治疝氣，腹痛；崩漏，帶下；尿瀦留；乳腺炎；胃腸痙攣。

經穴養療法　刺法：直刺 0.5～1.0 寸。

灸法：間接灸或溫針灸 3～5 壯，艾條灸 5～10 分鐘。

《特別注意》 避開動脈，針刺時腹股溝有痠脹感，可擴散到外陰部。

沖門

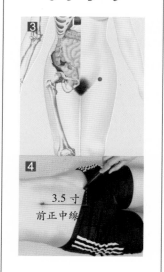

3.5 寸
前正中線

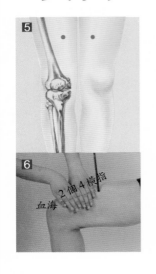

箕門

科學定位　在股前區，在髕底內側端與沖門的連線上 1/3 與下 2/3 交點，長收肌和縫匠肌交角的動脈搏動處（圖⑤）。

快速取穴法　1.坐位，兩腿微張開，於縫匠肌內側緣，距血海上 2 個 4 橫指處，按壓有痠脹感（圖⑥）。
2.仰臥位，繃腿時，股內肌的尾端，約在血海穴上 6 寸。

主要作用　健脾滲濕，通利下焦。主治腹股溝腫痛；小便不利，遺尿；精力減退；痔瘡。

經穴養療法　刺法：直刺 0.3～1.0 寸。

灸法：艾柱灸或溫針灸 3～5 壯，艾條灸 5～10 分鐘。

推拿：點按法、揉法、指推法。

《特別注意》避開動脈。

穴名由來　大，大小之大；包，包容。本穴為脾之大絡，通絡陰陽之經。

科學定位　此穴在胸外側區，第 6 肋間隙，在腋中線上（圖①）。

快速取穴法　1.仰臥位，在腋中線上，於第 6 肋間隙，按壓有痠脹感（圖②）。
2.仰臥位，沿腋中線自上而下摸至第 6 肋間隙，按壓有痠脹感。

主要作用　統血養經，寬胸止痛。主治胸脅痛，氣喘；全身疼痛；岔氣；四肢無力；肋間神經痛。

經穴養療法　刺法：斜刺或向後平刺 0.5～0.8 寸。

灸法：艾柱灸 3～5 壯，艾條灸 5～10 分鐘。

推拿：點按法、揉法、指推法。

穴位配伍調身祛病　1.配足三里，主治四肢無力。
2.配天溪、膻中，主治肋間神經痛。
3.配三陽絡、陽輔、足臨泣，主治胸肋痛。
4.配脾腧、章門，主治食多身瘦。

《特別注意》1.脾之大絡。
2.不可深刺，以免傷及肺臟。

大包

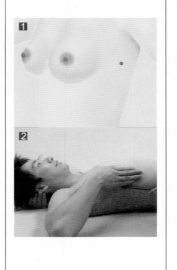

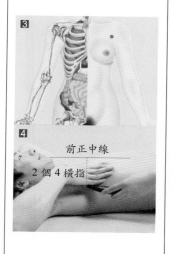

周榮

穴名由來　周，周行；榮，榮養。脾氣散精，上歸於肺，賴肺氣輸布調節以榮養全身。

科學定位　在胸部，第 2 肋間隙，前正中線旁開 6 寸（圖③）。

快速取穴法　1.仰臥位，在胸部，從前正中線旁開 2 個 4 橫指，再向上 2 肋間（第 2 肋間隙）（圖④）。
2.仰臥位，在胸部，第 2 肋間隙，前正中線旁開 6 寸，按壓有痠脹感。

主要作用　宣肺平喘，理氣化痰。主治胸脅脹滿，胸膜炎；咳嗽氣喘，肺膿腫，支氣管擴張；膈肌痙攣，肋間神經痛。

經穴養療法　刺法：斜刺或向外平刺 0.5～0.8 寸。
灸法：艾柱灸 3～5 壯，艾條灸 5～10 分鐘。
推拿：點按法、揉法、指推法。

穴位配伍調身袪病　1.配膻中，主治胸脅脹滿。
2.配天溪、胸鄉，主治肋間神經痛。

《特別注意》 1.不可深刺，以防氣胸；針刺時，局部痠脹。
2.寒則補之或灸之，熱則瀉之或水針。

穴名由來　胸，胸部；鄉，部位。穴在胸廓之側，故名。

科學定位　在胸部，第 3 肋間隙，前正中線旁開 6 寸處（圖⑤）。

快速取穴法　1.仰臥位，在胸部，從乳頭旁開 2 寸，再向上 1 肋間（第 3 肋間隙），按壓有痠脹感。
2.仰臥位，在胸部，第 3 肋間隙，前正中線旁開 6 寸（圖⑥）。

主要作用　宣肺止咳，理氣止痛。主治胸脅脹痛，肺水腫，支氣管哮喘；肋間神經痛；膈肌痙攣；咳嗽；乳汁少，乳癰。

經穴養療法　刺法：斜刺或向外平刺 0.5～0.8 寸。
灸法：艾柱灸或溫針灸 3～5 壯，艾條灸 5～10 分鐘。
推拿：點按法、揉法、指推法。

穴位配伍調身袪病　1.配膻中，主治胸脅脹痛。
2.配天溪，主治肋間神經痛。

《特別注意》 1.不可深刺，以免傷及內臟器官。
2.針刺時，局部痠脹感。

胸鄉

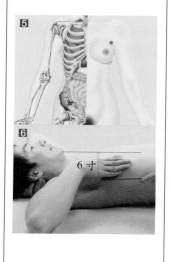

天溪

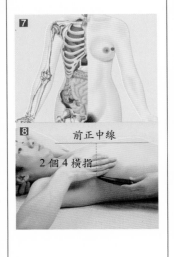

⑦

⑧　前正中線

2個4橫指

穴名由來　天，天空；溪，兩肋間凹陷處。本穴功在寬胸通乳，猶溪水暢流。

科學定位　在胸部，第4肋間隙，前正中線旁開6寸（圖⑦）。

快速取穴法　1.仰臥位，從前正中線向外量2個4橫指，在第4肋間隙，按壓有痠脹感（圖⑧）。

2.仰臥位，先取乳中，再旁開2寸處，在第4肋間隙，按壓有痠脹感。

主要作用　寬胸理氣，止咳通乳。主治胸中滿痛，咳嗽，哮喘，支氣管炎；乳癰；乳汁分泌不足；肋間神經痛。

經穴養療法　**刺法**：斜刺或平刺0.5～0.8寸。

灸法：艾柱灸或溫針灸3～5壯，艾條灸5～10分鐘。

推拿：點按法、揉法、指推法。

穴位配伍調身祛病　1.配膻中，主治胸脇脹痛。

2.配支溝、天宗，主治岔氣。

《**特別注意**》1.不可深刺，以免引起氣胸。

2.針刺時，局部有痠脹感。

3.天溪穴是進行豐胸按摩不可忽略的穴位之一。

穴名由來　腹，腹部；哀，哀鳴，哀痛。凡腹中疼痛難忍，發出哀鳴之音，本穴均能治療。

科學定位　在上腹部，臍中上3寸，前正中線旁開4寸（圖①）。

快速取穴法　仰臥位，在上腹部，先取大橫穴，再向上量4橫指（即3寸）處，按壓有痠脹感（圖②）。

主要作用　健脾和胃，理氣調腸。主治腹痛，腸鳴，消化不良，痢疾，繞臍痛；胃潰瘍，胃痙攣，胃酸過多或過少。

經穴養療法　**刺法**：直刺1.0～1.5寸。

灸法：艾柱灸或溫針灸3～5壯，艾條灸5～10分鐘。

推拿：點按法、揉法、指推法。

穴位配伍調身祛病　1.配中脘、關元，主治胃下垂。

2.配氣海，主治腸鳴。

《**特別注意**》1.足太陽、陰維脈交會穴。

2.針刺時，局部有痠脹感。

3.不可深刺、提插。

4.寒則先瀉後補或補而灸之，熱則瀉針出氣或水針。

腹哀

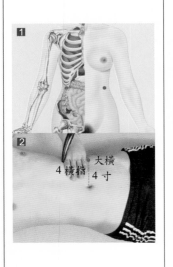

①

②　大橫

4橫指　4寸

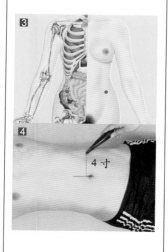

大橫

穴名由來　大，大小之大；橫，平，與肚臍在同一條水平線上。穴位在內應橫行於大腸。

科學定位　在腹中部，臍中旁開 4 寸（圖③）。

快速取穴法　1.取仰臥位，在腹中部，先取肚臍（神闕），再從前正中線旁開 4 寸，按壓有痠脹感的位置（圖④）。
2.仰臥位，在腹中部，腹直肌外側緣距腹中線為 4 寸處，按壓有痠脹感。

主要作用　溫中散寒，調理腸胃。主治泄瀉，便秘，腹痛，痢疾；腸麻痺，腸寄生蟲病；四肢痙攣；流行性感冒。

經穴養療法　刺法：直刺 1.0～1.5 寸。
灸法：艾柱灸或溫針灸 5～7 壯，艾條灸 5～10 分鐘。
推拿：點按法、揉法、指推法。

穴位配伍調身袪病　1.配神闕，主治腸寄生蟲病。
2.配支溝、足三里、天樞，主治習慣性便秘。

《特別注意》1.足太陰、陰維脈交會穴。
2.針刺時，局部有痠脹感。
3.寒則先瀉後補或補而灸之，熱則瀉針出氣或水針。

穴名由來　腹，下腹部；結，結聚。穴為腹氣結聚之處，故名。

科學定位　在下腹部，臍中下 1.3 寸，前正中線旁開 4 寸（圖⑤）。

快速取穴法　1.仰臥位，在下腹部，前正中線旁開 4 寸，大橫下 1.3 寸（圖⑥）。
2.仰臥位，在下腹部，先取氣海，再旁開 4 寸，再略向上 0.2 寸處。
3.在府舍上 3 寸，大橫下 1.3 寸。

主要作用　健脾溫中，宣通降逆。主治蛔蟲症，繞臍腹痛，泄瀉，痢疾；便秘；疝氣；支氣管炎，陽痿，腳氣。

經穴養療法　刺法：直刺 1.0～1.5 寸。
灸法：艾柱灸或溫針灸 3～5 壯，艾條灸 5～10 分鐘。
推拿：點按法、揉法、指推法。

穴位配伍調身袪病　1.配天樞、大橫，主治腹痛。
2.配支溝、足三里，主治便秘。

《特別注意》針刺時，局部有痠脹感。

腹結

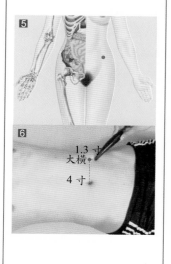

府舍

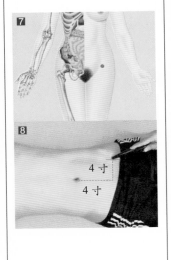

4寸
4寸

穴名由來　府，臟腑；舍，居處。穴為足太陰、厥陰、少陰、陽明、陰維 5 條經脈氣血聚會之處所，故名。

科學定位　在下腹部，臍中下 4 寸，沖門上方 0.7 寸，前正中線旁開 4 寸（圖⑦）。

快速取穴法　1.仰臥位，在下腹部，先於曲骨穴上 0.7 寸處做點，此點旁開 4 寸。

2.仰臥位，在下腹部，臍中下 4 寸，前正中線旁開 4 寸（圖⑧）。

主要作用　健脾理氣，散結止痛。主治疝氣，腹痛，脾腫大，腸炎，闌尾炎；便秘；睪丸炎；附件炎，腹股溝淋巴結炎。

經穴養療法　刺法：直刺 1.0～1.5 寸。

灸法：艾柱灸或溫針灸 5～9 壯，艾條灸 5～10 分鐘。

推拿：點按法、揉法、指推法。

穴位配伍調身袪病　1.配氣海，主治腹痛。

2.配沖門，主治腹股溝淋巴結炎。

《特別注意》足太陰、厥陰、陰維脈交會穴。

血海

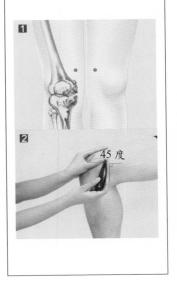

45度

穴名由來　血，氣血；海，百川之匯。穴為足太陰脈氣所發，氣血歸聚之海，故名。

科學定位　在股前區，髕底內側端上 2 寸，股內側肌隆起處（圖①）。

快速取穴法　1.側坐屈膝 90 度，用左手掌心對準右髕骨中央，手掌伏於膝蓋上，拇指與其他 4 指約成 45 度，拇指尖所指處（圖②）。

2.側坐屈膝，繃腿時，在股內側肌隆起處最高點，約在股骨內上髁上 2 寸，按壓有痠痛感。

主要作用　健脾化濕，調經統血。主治月經不調，痛經，經閉；濕疹，蕁麻疹，癮疹，丹毒，神經性皮膚炎；膝關節炎，下肢潰瘍。

經穴養療法　刺法：直刺 1.0～2.0 寸。

灸法：艾柱灸 5～9 壯，艾條灸 5～10 分鐘。

推拿：點按法、揉法、指推法。

穴位配伍調身袪病　1.配曲池、合谷、三陰交，主治蕁麻疹。

2.配犢鼻、陰陵泉、陽陵泉，主治膝關節疼痛。

《特別注意》針刺時，局部有痠脹感。

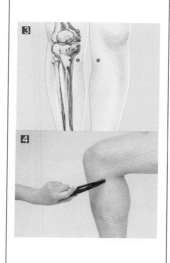

陰陵泉

穴名由來　陰，陰陽之陰；陵，山陵；泉，水泉。穴在脛骨內側髁下緣凹陷中，如山陵之水泉，故名。

科學定位　在小腿內側，脛骨內側髁下緣與脛骨內側緣之間的凹陷中（圖③）。

快速取穴法　1.側坐屈膝，在膝內脛骨內側，髁後下方約脛骨粗隆下緣齊平處，按壓有痠脹感（圖④）。

2.側坐屈膝，用拇指沿小腿內側骨內緣由下往上推，至拇指到膝關節下時，在脛骨向內上彎曲處可觸及一凹陷處，按壓有痠脹感。

主要作用　健脾理氣，通經活絡。主治小便不利或失禁，水腫，黃疸；腹脹，泄瀉；膝痛；陰莖痛，痛經，女性陰痛；低血壓；便秘，尿頻；失眠。

經穴養療法　刺法：直刺 1.0～2.0 寸。

灸法：艾柱灸 5～9 壯，艾條灸 5～10 分鐘。

推拿：點按法、揉法、指推法。

穴位配伍調身袪病　1.配肝腧、至陽，主治黃疸。

2.配陽陵泉、膝關、鶴頂，主治膝關節炎。

《特別注意》針刺時，局部有痠脹感。

穴名由來　地，土為地之體，足太陰脾土；機，要。穴為足太陰氣血深聚之處。

科學定位　在小腿內側，陰陵泉下 3 寸，脛骨內側緣後際（圖⑤）。

快速取穴法　1.取側坐位，在小腿內側，內踝尖與陰陵泉連線上，陰陵泉下 4 橫指（即 3 寸）處，按壓有痠脹感處（圖⑥）。

2.取側坐位，在小腿內側漏谷上 4 寸，脛骨後緣 1 寸處，按壓有痠脹感。

主要作用　健脾滲濕，調經止帶。主治腹痛，泄瀉，遺精，陽痿；小便不利，水腫；月經不調，痛經；腰痛；乳腺炎；下肢痿痺。

經穴養療法　刺法：直刺 0.5～0.8 寸。

灸法：艾柱灸或溫針灸 3～5 壯，艾條灸 5～10 分鐘。

推拿：點按法、揉法、指推法。

穴位配伍調身袪病　1.配子宮，主治痛經。

2.配血海，主治子宮功能性出血。

《特別注意》　1.郄穴。

2.針刺時，局部有痠脹感。

地機

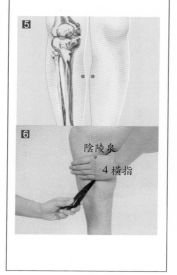

陰陵泉
4 橫指

漏谷

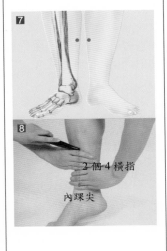

⑦

⑧

2個4橫指

內踝尖

穴名由來 漏，滲漏；谷，凹陷處。因本穴具有滲濕利尿之功能，故名。

科學定位 在小腿內側，內踝尖上 6 寸，脛骨內側緣後際（圖⑦）。

快速取穴法 1.取側坐位，垂足，在小腿內側從內踝尖向上量 2 個 4 橫指（一夫）處，脛骨內側面後緣，按壓有痠脹感（圖⑧）。

2.取側坐位，足跟抬起，在小腿內側，內踝尖與陰陵泉的連線上，距內踝尖 6 寸，脛骨內側緣後方，按壓有痠脹感。

主要作用 健脾和胃，利尿除濕。主治腹脹，腸鳴；小便不利；下肢痿痺，濕痺不能行，女性漏下赤白，肩胛部疼痛；尿道感染；精神病。

經穴養療法 刺法：直刺 1.0～1.5 寸。

灸法：艾柱灸 5～9 壯，艾條灸 5～10 分鐘。

推拿：點按法、揉法、指推法。

穴位配伍調身祛病 1.配足三里，主治腹脹，腸鳴。

2.配陰陵泉，主治下肢痿痺。

《特別注意》 不可深刺。

三陰交

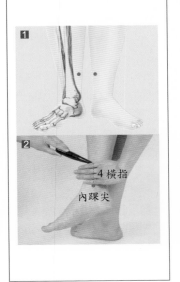

①

②

4橫指

內踝尖

穴名由來 三陰，三條陰經；交，交會。穴為肝、脾、腎三條陰經之交會穴。

科學定位 在小腿內側，內踝尖上 3 寸，脛骨內側緣後際（圖①）。

快速取穴法 1.側坐垂足，在內踝尖直上 4 橫指（即 3 寸）處，脛骨內側面後緣，按壓有痠脹感（圖②）。

2.側坐垂足，手 4 指併攏，小指下邊緣緊靠內踝尖上，食指上緣所在的水平線與脛骨後緣的交點處，按壓有痠脹感。

主要作用 健脾和胃，調經止帶。主治月經不調，崩漏，痛經，赤白帶下；遺精，早洩，陰莖痛，疝氣；小便不利；泄瀉；足痿，腳氣；濕疹；失眠，頭暈。

經穴養療法 刺法：直刺 1.0～1.5 寸。

灸法：艾柱灸 5～9 壯，艾條灸 5～10 分鐘。

推拿：點按法、掐法、指推法。

穴位配伍調身祛病 1.配中極，主治月經不調。

2.配大敦，主治疝氣。

《特別注意》 1.足太陰、足少陰、足厥陰經交會穴。

2.針刺時，局部痠痛，可向膝關節放射。

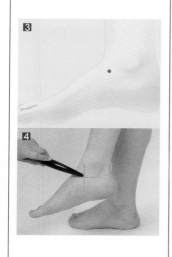

商丘

穴名由來　商，五音之一；丘，土山。穴為足太陰之經穴，五行屬金，位於突起之內踝前下。

科學定位　在踝區，內踝前下方，舟骨粗隆與內踝尖連線中點凹陷中（圖③）。

快速取穴法　1.側坐垂足，於內踝前緣直線與內踝下緣橫線之交點處，按壓有痠脹感（圖④）。

2.側坐垂足，足內踝前下方可觸及一凹陷，在舟骨結節與內踝尖連線中點處，按壓有痠脹感。

主要作用　健脾化濕，通調腸胃。主治足踝疼痛；痔疾；腹脹，腹痛，泄瀉，便秘，黃疸，消化不良；腳氣，水腫；小兒驚厥，百日咳。

經穴養療法　刺法：直刺 0.3～0.5 寸或平刺 1.0～1.5 寸。

灸法：艾柱灸 3～5 壯，艾條灸 5～10 分鐘。

推拿：點按法、掐法。

穴位配伍調身袪病　1.配商丘、承山，主治痔瘡。

2.配申脈、崑崙、太溪，主治足跟痛。

3.配肺腧，主治百日咳。

《**特別注意**》　1.經穴。

2.針刺時，局部痠痛，可向整個踝關節擴散。

穴名由來　公，通；孫，孫絡。脾經之絡脈從此通向胃經。

科學定位　在蹠區，第 1 蹠骨底的前下緣赤白肉際處（圖⑤）。

快速取穴法　1.在足大趾與足掌所構成的關節（第 1 蹠趾關節）內側，往後用手推有一弓形骨（足弓），在弓形骨後端下緣可觸及一凹陷，按壓有痠脹感（圖⑥）。

2.正坐，在足大趾內側後方，正當第 1 蹠骨基底內側的前下方，距太白穴 1 寸，按壓有痠脹感。

主要作用　健脾和胃，調理沖任。主治胃脘痛，胃脘堵悶，腹痛，泄瀉，便血；心痛，胸悶；月經不調，產後血暈；逆氣裡急；癲癇；足跟痛。

經穴養療法　刺法：直刺 0.5～0.8 寸或透刺。

灸法：艾柱灸 3～5 壯，艾條灸 5～10 分鐘。

推拿：點按法、掐法。

穴位配伍調身袪病　1.配足三里、中脘、內關，主治胃痛。

2.配申脈、崑崙，主治足跟痛。

《**特別注意**》　針刺時，局部有痠脹感。

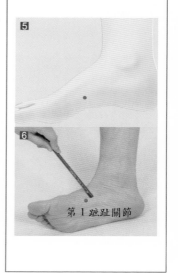

公孫

第 1 蹠趾關節

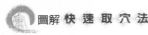

太白

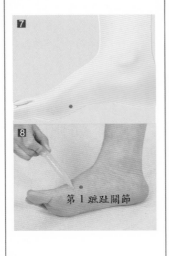

穴名由來　太，大也，始也；白，金色。穴為金色所始；又太白為星座名，即金星；亦含土能生金之意。

科學定位　在蹠區，第 1 蹠趾關節近端赤白肉際凹陷中（圖⑦）。

快速取穴法　1.坐位，在足大趾與足掌所構成的關節（第 1 蹠趾關節）後下方掌背交界線處可觸及一凹陷，按壓有痠脹感（圖⑧）。

2.在蹠區，第 1 蹠趾關節近端赤白肉際凹陷中，按壓有痠脹感。

主要作用　健脾和胃，清熱化濕。主治先天性脾虛，胃痛，便秘，腸鳴，腹脹，腹痛，泄瀉，嘔吐，痢疾；肢倦，血糖不穩，身重；痔瘡；心痛；腰痛；下肢麻痺或疼痛，腳氣。

經穴養療法　**刺法**：直刺 0.5～0.8 寸。

灸法：艾柱灸 3～5 壯，艾條灸 10～15 分鐘。

推拿：點按法、掐法。

穴位配伍調身祛病　1.配足三里、中脘，主治胃痛。

2.配承山、二白，主治痔瘡。

《特別注意》　針刺時，局部有痠脹感。

穴名由來　大，大小之大；都，都會。穴在大趾，為經氣所留聚之處。

科學定位　在足趾，第 1 蹠趾關節遠端赤白肉際凹陷中（圖①）。

快速取穴法　1.正坐，在足大趾與足掌所構成的關節（第 1 蹠趾關節）前下方掌背交界線處可觸及一凹陷，按壓有痠脹感（圖②）。

2.在足趾，第 1 蹠趾關節遠端赤白肉際凹陷中，按壓有痠脹感。

主要作用　健脾和中，泄熱止痛。主治腹脹，嘔吐，腹瀉，胃痛，便秘；熱病無汗；腦血管疾病後遺症；小兒抽搐；足趾痛，肢端寒冷。

經穴養療法　**刺法**：直刺 0.3～0.5 寸。

灸法：艾柱灸 1～3 壯，艾條灸 10～15 分鐘。

推拿：點按法、掐法。

穴位配伍調身祛病　1.配足三里、天樞，主治腹脹。

2.配公孫、中脘，主治胃痛。

《特別注意》　1.經穴。

2.孕婦及產後百日內禁灸。

大都

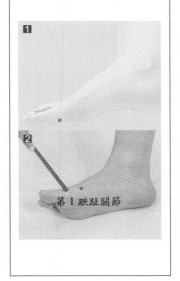

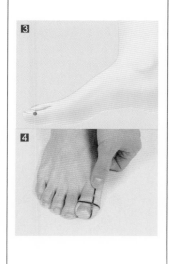

隱白

穴名由來　隱，隱藏；白，為金之色。足太陰屬土，土者金之母，言足太陰氣脈所起，手太陰金氣所隱。

科學定位　在足趾，大趾末節內側，趾甲根角側後方 0.1 寸（指寸）（圖③）。

快速取穴法　1.正坐，足著地，在足大趾甲內側緣線與基底部線之交點處，按壓有痛感（圖④）。

2.正坐，足著地，在足大趾末節內側，距趾甲角 0.1 寸，按壓有痠痛感。

主要作用　調經統血，健脾回陽。主治月經過多，崩漏，便血，尿血；牙齦出血；鼻衄；腹脹；癲狂，夢魘，小兒驚風。

經穴養療法　刺法：淺刺 0.1～0.2 寸或用三稜針點刺放血。

灸法：艾柱灸 3～7 壯，艾條灸 10～15 分鐘，用於止血。

推拿：點按法、掐法。

穴位配伍調身祛病　1.配地機、三陰交，主治出血症。

2.配大敦，主治疝氣。

《**特別注意**》1.井穴。

2.十三鬼穴之一，主治一切癲狂病。

循行路線 足太陽膀胱經起於內眼角（見①），向上經過前額（見②），交會於頭頂（見③）。

頭頂部支脈：從頭頂到達耳上角（見④）。

頭頂部直行的脈：從頭頂入裡聯絡大腦（見⑤），回出分開下行項後，沿肩胛部內側（大杼），經脊柱兩側（見⑥），到達腰部（見⑦），從脊柱旁肌肉進入體腔聯絡腎臟（見⑧），屬於膀胱（見⑨）。

腰部支脈：向下通過臀部，進入膕窩內（委陽）（見⑩）。

後項部支脈：通過肩胛骨內緣向下（附分）（見⑪），經過臀部下行（見⑫），沿大腿後外側（見⑬）與腰部下來的支脈會合於膝關節膕窩中（委中）（見⑭），由此向下，通過腓腸肌（見⑮），出於外踝後方（見⑯），至足小趾外側端，與足少陰腎經相接（見⑰）。

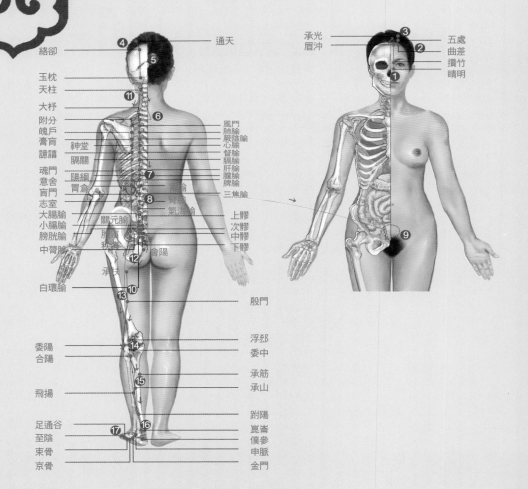

通天
承光
眉沖
五處
曲差
攢竹
睛明

絡卻
玉枕
天柱
大杼
附分
魄戶
膏肓
譩譆
神堂
膈關
魂門
意舍
陽綱
胃倉
肓門
志室
大腸腧
小腸腧
膀胱腧
中膂腧
白環腧

風門
肺腧
厥陰腧
心腧
督腧
膈腧
肝腧
膽腧
脾腧
三焦腧
胃腧
腎腧
氣海腧
關元腧
上髎
次髎
中髎
下髎

秩邊
承扶
會陽

殷門

浮郄
委陽
合陽
委中

承筋
承山

飛揚

跗陽
崑崙
僕參
申脈
金門

足通谷
至陰
束骨
京骨

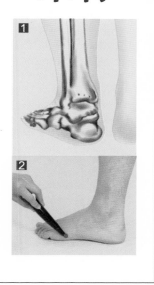

束骨

科學定位　在足外側，第 5 蹠趾關節的近端，赤白肉際的位置（圖①）。

快速取穴法　側坐，在足小趾與足掌所構成的關節（第 5 蹠趾關節）後方掌背交界線處（赤白肉際）可觸及一凹陷，按壓有痠脹感（圖②）。

主要作用　安心定神，清熱消腫。主治目黃；耳聾；癲狂；頭痛，項強，腰腿痛；痔瘡。

經穴養療法　刺法：直刺 0.3～0.5 寸。

灸法：艾柱灸 3～5 壯，艾條灸 5～10 分鐘。

推拿：點按法、揉法。

《特別注意》針刺時，局部痠脹。

科學定位　在足外側，第 5 蹠骨關節粗隆前下方，赤白肉際處（圖③）。

快速取穴法　側坐或俯臥位，沿著小趾後面的長骨往後推，可觸及一凸起，即為第 5 蹠骨粗隆，其凸起下方掌背交界線，按壓有一凹陷處（圖④）。

主要作用　清熱止痙，明目舒筋。主治頭痛，項強，目翳；腰腿痛；癲癇；瘧疾；腦膜炎。

經穴養療法　刺法：直刺 0.3～0.5 寸。

灸法：艾柱灸 3～5 壯，艾條灸 5～10 分鐘。

《特別注意》針刺時，局部痠脹，針感可向足背部擴散。

京骨

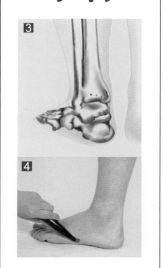

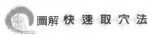

金門

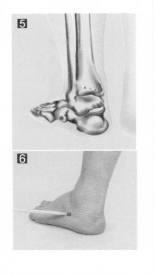

科學定位 在足背，外踝前緣直下，第 5 蹠骨粗隆後方，骰骨下緣凹陷中（圖⑤）。

快速取穴法 側坐或俯臥位，當腳趾向上翹起可見一骨頭突起，即是骰骨，骰骨外側可觸及一凹陷處，按壓有痛感（圖⑥）。

主要作用 通經活絡，清腦安神。主治癲癇，小兒驚風；頭痛，腰痛，下肢痿痺，膝關節炎；外踝痛，足底痛；疝氣。

經穴養療法 刺法：直刺 0.3～0.5 寸。

灸法：艾柱灸 3～5 壯，艾條灸 5～10 分鐘。

《特別注意》 避開股動脈、股靜脈。

科學定位 在骶部，橫平第 2 骶後孔，骶正中嵴旁開 3 寸的位置（圖⑦）。

快速取穴法 坐位，從骨盆後面髂嵴最高點向內下方骶角兩側循摸可觸及一高骨突起（髂後上棘），與之平行的髂骨正中突起處即第 2 骶椎棘突，髂後上棘與其之間的凹陷即為第 2 骶後孔，再旁開 3 寸處，按壓有痠脹感（圖⑧）。

主要作用 補腎壯腰，舒筋活絡。主治癃閉，陰腫；尿瀦留，尿道炎，睾丸炎；腰脊痛；腸鳴腹脹；痔瘡；腦血管疾病後遺症。

經穴養療法 刺法：直刺 0.8～1.0 寸。

灸法：艾柱灸 3～7 壯，艾條灸 5～10 分鐘。

胞肓

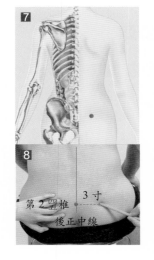

第 2 骶椎

後正中線

3 寸

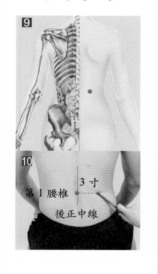

肓門

科學定位　在腰部，第 1 腰椎棘突下，後正中線旁開 3 寸的位置（圖⑨）。

快速取穴法　坐位，在腰部，與兩髂前上棘水平連線相平即為第 4 腰椎，向上數 3 節椎體，即第 1 腰椎，再從其棘突旁開量 3 寸，平三焦腧，按壓有痠脹感（圖⑩ ）。

主要作用　清頭明目，安神利竅。主治頭痛，眩暈，鼻塞，鼻衄；三叉神經痛；目視不明，結膜炎。

經穴養療法　刺法：斜刺 0.5～0.8 寸。
灸法：艾柱灸 3～7 壯，艾條灸 5～10 分鐘。

《特別注意》 1.針刺時，局部有痠脹感。
2.不宜深刺，以免傷及腎臟。

科學定位　在背部脊柱區，第 12 胸椎棘突下，後正中線旁開 3 寸（圖⑪）。

快速取穴法　坐位，在背部脊柱區，與兩髂前上棘水平連線相平即為第 4 腰椎，向上數 4 節椎體，即第 12 胸椎，再從其棘突旁開量 3 寸處，平胃腧，按壓有痠脹感（圖⑫）。

主要作用　健脾和胃，消積導滯。主治胃脘痛，腹脹；小兒食積；水腫；背脊痛。

經穴養療法　刺法：斜刺 0.5～0.8 寸。
灸法：艾柱灸 3～7 壯，艾條灸 5～10 分鐘。
推拿：點按法、揉法、推法。

《特別注意》 1.針刺時，局部痠脹。
2.不宜深刺，以免傷及肝臟。

胃倉

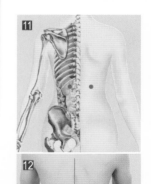

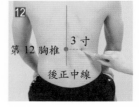

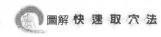

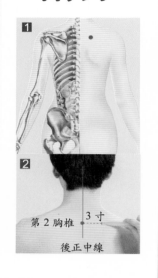

第 2 胸椎　3 寸

後正中線

科學定位 在背部脊柱區，第 2 胸椎棘突下，後正中線旁開 3 寸（圖①）。

快速取穴法 坐位，由頸背交界處椎骨的最高點（第 7 頸椎）向下數 2 節椎骨（第 2 胸椎），再從其棘突旁開量 3 寸處，平肺腧，按壓有痠脹感（圖②）。

主要作用 袪風散寒，疏通經絡。主治感冒，肺炎；頸項強痛，肩背拘急，肘臂麻木。

經穴養療法 **刺法**：斜刺 0.5～0.8 寸。

灸法：艾柱灸 3～7 壯，艾條灸 5～10 分鐘。

《特別注意》 1.手太陽、足太陽交會穴。
2.不宜深刺，防止氣胸。

科學定位 在背部脊柱區，第 6 胸椎棘突下，後正中線旁開 3 寸（圖③）。

快速取穴法 坐位，兩肩胛骨下角水平線與脊柱相交所在的椎體為第 7 胸椎，再向上數 1 節椎體（第 6 胸椎），再旁開 3 寸，按壓有痠脹感（圖④）。

主要作用 止咳平喘，活血通絡。主治咳嗽，氣喘；肩背痛；熱病；肋間神經痛；腋神經痛。

經穴養療法 **刺法**：斜刺 0.5～0.8 寸。

灸法：艾柱灸 3～5 壯，艾條灸 5～10 分鐘。

推拿：點按法、揉法、推法。

《特別注意》 不宜深刺，以防氣胸。

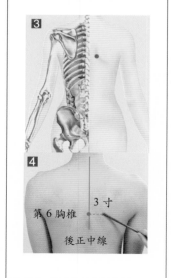

第 6 胸椎　3 寸

後正中線

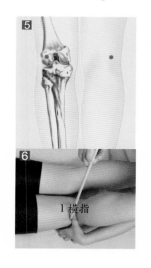

浮郄

1 橫指

科學定位　在大腿後面，於膕橫紋上 1 寸，股二頭肌肌腱的內側緣（圖⑤）。

快速取穴法　俯臥位，稍屈膝，在大腿後面，即可顯露明顯的股二頭肌肌腱；穴在膕橫紋上 1 橫指，股二頭肌肌腱的內側緣，按壓有痠脹感（圖⑥）。

主要作用　通經活絡，舒筋利節。主治膕窩部疼痛、麻木或攣急；霍亂轉筋；急性腸胃炎；小便熱，便秘，膀胱炎；尿瀦留。

經穴養療法　刺法：直刺 1.5～2.5 寸。

灸法：艾柱灸或溫針灸 5～9 壯，艾條灸 5～10 分鐘。

《特別注意》針刺時，局部有痠脹感。

科學定位　在骶部，正對第 1 骶後孔中（圖⑦）。

快速取穴法　坐位，從骨盆後面髂嵴最高點向內下方骶角兩側循摸可觸及一高骨突起，與之平行的髂骨正中突起處即第 1 骶椎棘突，向下數 1 椎體即第 2 骶椎棘突，髂後上棘與其之間的凹陷即為第 2 骶後孔，然後把無名指按在第 2 骶後孔上，食指、中指、無名指、小指等距離分開，小指尖處即是，按壓有痠脹感（圖⑧）。

主要作用　補益下焦，清利濕熱。主治腰骶痛，小腹痛；小便不利，帶下。

經穴養療法　刺法：直刺 0.8～1.0 寸。

灸法：艾柱灸或溫針灸 3～5 壯，艾條灸 5～10 分鐘。

《特別注意》針刺時，局部痠脹。

上髎

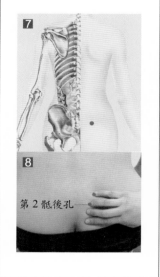

第 2 骶後孔

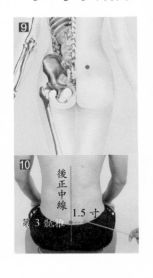

中膂腧

科學定位 在骶部，橫平第 3 骶後孔，骶正中嵴旁開 1.5 寸的位置（圖⑨）。

快速取穴法 坐位，從骨盆後面髂嵴最高點向內下方骶角兩側循摸可觸及一高骨突起（髂後上棘），與之平行的髂骨正中突起處即第 1 骶椎棘突，向下數 2 節椎體即第 3 骶椎棘突，再旁開 1.5 寸處，按壓有痛感（圖⑩）。

主要作用 溫陽理氣，清熱散寒。主治泄瀉；疝氣；腰脊強痛，坐骨神經痛；腳氣；腸炎；腹膜炎。

經穴養療法 刺法：直刺 0.8～1.2 寸。
灸法：艾柱灸或溫針灸 3～5 壯，艾條灸 5～10 分鐘。
推拿：點按法、揉法、推法、摩法。

科學定位 在頭部，後髮際正中直上 5.5 寸，旁開 1.5 寸（圖⑪）。

快速取穴法 1.坐位，先取百會穴，在百會穴後 0.5 寸，再旁開 1.5 寸處，按壓有痛感。
2.在頭部，後髮際正中直上 5.5 寸處，旁開 1.5 寸，按壓後有痛感（圖⑫）。

主要作用 祛熱清風，明目通竅。主治目視不明；腦中風偏癱，癲癇；耳鳴；頭痛，眩暈；顏面神經麻痺。

經穴養療法 刺法：平刺 0.3～0.5 寸。
灸法：間接灸 3～5 壯，艾條灸 5～10 分鐘。

《特別注意》 針刺時，局部痠脹。

絡卻

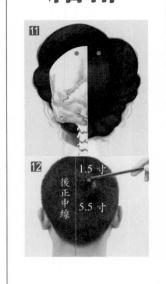

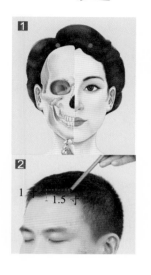

五處

科學定位　在頭部，前髮際正中直上 1 寸，旁開 1.5 寸（圖①）。

快速取穴法　1.正坐位，手指自眉頭向上推，在入髮際 1 寸處，再旁開 1.5 寸處，按壓有痛感（圖②）。

2.在頭部，前髮際正中直上 1 寸處，旁開 1.5 寸，按壓有痛感。

主要作用　清頭明目，泄熱熄風。主治頭痛，眩暈；腦中風偏癱；癲癇；三叉神經痛；結膜炎；青光眼；鼻炎；神經官能症。

經穴養療法　刺法：平刺 0.5～0.8 寸。

灸法：間接灸 3～ 5 壯，艾條灸 5～10 分鐘。

推拿：點按法、揉法、推法。

《特別注意》 針刺時，局部痠脹。

科學定位　在頭部，前髮際正中直上 0.5 寸，旁開 1.5 寸（圖③）。

快速取穴法　1.正坐位，手指自眉頭向上推，在入髮際 0.5 寸處，再旁開 1.5 寸處，按壓有痛感（圖④）。

2.在頭部，前髮際正中直上 0.5 寸處，旁開 1.5 寸，神庭與頭維連線的內 1/3 與 2/3 交點上，按壓有痛感。

主要作用　清頭明目，安神利竅。主治頭痛，眩暈，鼻塞，鼻衄；三叉神經痛；目視不明，結膜炎。

經穴養療法　刺法：平刺 0.3～0.5 寸。

推拿：點按法、揉法、推法。

推拿：點按法、揉法、推法、摩法。

《特別注意》 1.針刺時，局部痠脹。

2.不宜灸。

曲差

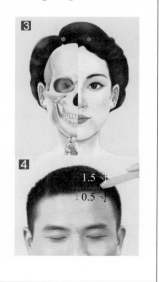

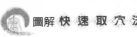

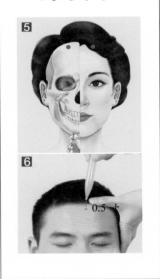

眉沖

5

6

0.5 寸

科學定位　在頭部，攢竹直上髮際 0.5 寸，神庭與曲差連線之間，按壓有痛感。（圖⑤）。

快速取穴法　1.正坐位，手指自眉頭向上推，在入髮際 0.5 寸處，按壓有痛感。

2.正坐位，在攢竹穴直上，入髮際 0.5 寸處，神庭與曲差連線之間，按壓有痛感（圖⑥）。

主要作用　清頭明目，通竅安神。主治頭痛，眩暈，鼻塞；癲癇；眼肌痙攣；三叉神經痛；結膜炎。

經穴養療法　刺法：平刺 0.3～0.5 寸。

推拿：點按法、揉法、推法。

《特別注意》 不宜灸。

穴名由來　至，到達；陰，陰陽之陰，足少陰腎經。穴在小趾端，足太陽膀光經脈氣由此交接足少陰腎經，故名（圖⑦）。

科學定位　在足趾，小趾末節外側，趾甲根角側後方 0.1 寸（指寸）。

快速取穴法　1.側坐，在足小趾外側，由足小趾甲外側緣與下緣各作一垂線之交點，按壓有痠痛感（圖⑧）。

2.側坐，在足小趾外側指甲角根部，按壓有痠痛感。

主要作用　活血理氣，正胎催產。主治胎位不正，難產，胎盤滯留；頭痛，目痛，鼻塞，鼻衄；尿瀦留；遺精；腦血管疾病後遺症。

經穴養療法　刺法：淺刺 0.1～0.2 寸或用三稜針點刺放血。

灸法：艾柱灸或溫針灸 5～9 壯，艾條灸 5～10 分鐘。

推拿：點按法、掐法。

穴位配伍調身袪病　1.配太沖、百會，主治頭痛。

2.配足三里，主治胎位不正。

《特別注意》 1.治療胎位不正時用灸法。

2.孕婦禁針。

至陰

7

8

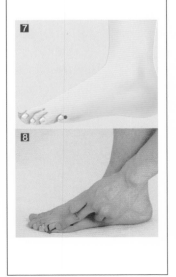

足通谷

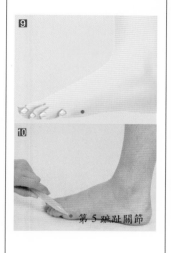

第 5 蹠趾關節

穴名由來　足，足部；通，通達；谷，穴處凹陷形若山谷，故名。

科學定位　在足外側部，第 5 蹠趾關節的遠端，赤白肉際處（圖⑨）。

快速取穴法　1.側坐，足著地，在足外側部，在足小趾與足掌所構成的關節（第 5 蹠趾關節）後方掌背交界線處即可出現一凹陷，按壓有痠脹感（圖⑩）。

2.側坐，足著地，在第 5 蹠趾關節的外側前方赤白肉際處，按壓有痠脹感。

主要作用　疏通經氣，安神益智。主治頭痛，精神病；哮喘；項強，鼻衄，目眩；癲狂；慢性胃炎。

經穴養療法　**刺法**：直刺 0.3～0.5 寸。

灸法：艾柱灸或溫針灸 5～9 壯，艾條灸 5～10 分鐘。

推拿：點按法、揉法、推法。

穴位配伍調身袪病　1.配大椎，主治項強。

2.配太溪、崑崙，主治踝關節腫痛。

《**特別注意**》 1.榮穴。

2.針刺時，局部痠脹。

3.針刺時以捻轉補瀉為主。

穴名由來　申，伸通；脈，陽蹻脈。穴通陽蹻脈，為陽蹻新生也，善治筋脈拘急、屈伸不利等病症，故名。

科學定位　在踝區，外踝尖直下，外踝下緣與跟骨之間凹陷中（圖①）。

快速取穴法　1.側坐，在踝區，從小腿外側高骨（外踝尖）垂直向下可觸及一凹陷處，按壓有痠脹感（圖②）。

2.側坐，在外踝尖下 0.5 寸，前後有筋，上有踝背，下有軟骨，處於兩者之間。

主要作用　活血理氣，寧心安神。主治癎症，癲狂；失眠，精神分裂症；頭痛，項強，腰腿疼，足外翻；眼瞼下垂，嗜臥；腦血管疾病後遺症。

經穴養療法　**刺法**：直刺或略向下斜刺 0.2～0.3 寸。

灸法：艾柱灸 3～5 壯，艾條灸 5～10 分鐘。

推拿：點按法、揉法、推法。

穴位配伍調身袪病　1.配後溪、肩井，主治落枕。

2.配神門、脾腧、心腧，主治失眠。

3.配上巨虛、公孫、中脘、足三里，主治急性泄瀉。

《**特別注意**》 本穴為八脈交會穴，通陽蹻脈。

申脈

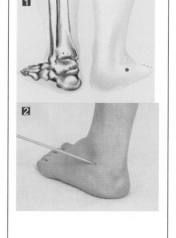

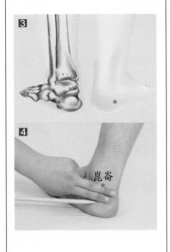

僕參

穴名由來　僕，僕從；參，參拜。穴在足跟外側，僕人參拜主人，屈膝時此處顯露，故名。

科學定位　在足外側部，外踝後下方，崑崙直下，跟骨外側，赤白肉際處（圖③）。

快速取穴法　1.側坐，在踝區，崑崙穴下約2橫指處，跟骨外側，赤白肉際處，按壓有痠脹感（圖④）。

2.側坐，在踝區，先取崑崙穴，在崑崙與足底連線的下2/3赤白肉際處，按壓有痠脹感。

主要作用　疏通經絡，疏筋利腰。主治足跟痛，膝關節炎；下肢痿痺；癲疾；尿道感染；乳汁分泌不足。

經穴養療法　**刺法**：直刺0.3～0.5寸。

灸法：艾柱灸3～5壯，艾條灸5～10分鐘。

推拿：點按法、揉法、拿法、推法。

穴位配伍調身祛病　1配崑崙、太溪、阿是穴，主治足跟痛。

2.配合谷，主治鼻衄。

《**特別注意**》1.本穴為足太陽、陽蹻脈之交會穴。

2.針刺時，局部有痠脹感。

3.主治足跟痛，可用「短刺」法。

穴名由來　崑崙，山名。外踝高突，比作崑崙，穴在其後，故名。

科學定位　在踝區，外踝尖與腳腕後的大筋（跟腱）之間的凹陷中（圖⑤）。

快速取穴法　側坐，在踝區，外踝尖與腳腕後的大筋（跟腱）之間的凹陷中，按壓有痠脹感，即為本穴（圖⑥）。

主要作用　疏通經絡，清熱熄風。主治急性腰疼，足跟痛，膝關節炎，坐骨神經痛；難產；頭痛，項強，目眩；小兒驚風；甲狀腺腫大；踝關節扭傷；佝僂病。

經穴養療法　**刺法**：直刺0.5～0.8寸或向上斜刺2.0～3.0寸。

灸法：艾柱灸5～9壯，艾條灸5～10分鐘。

推拿：點按法、揉法、彈撥法、推法。

穴位配伍調身祛病　1.配風池，主治頭痛、目眩。

2.配太溪，主治踝關節腫痛。

3.配廉泉、太沖，主治甲狀腺腫大。

《**特別注意**》治療甲狀腺腫大時，向上斜刺2.0～3.0寸，透跗陽穴，針感可擴散至足跟或足趾。

崑崙

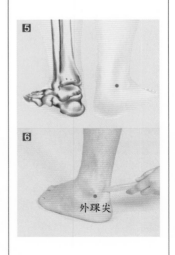

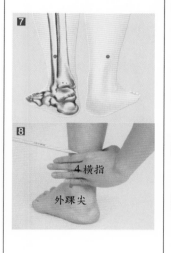

跗陽

穴名由來　跗，足背；陽，指跗部上方。穴在足背上方，故名。

科學定位　在小腿外踝後區，崑崙直上 3 寸，腓骨與跟腱之間（圖⑦）。

快速取穴法　1.側坐，從小腿外側下端高骨（足外踝）後方，平該高骨處向上量 4 橫指（即 3 寸）處，按壓有痠脹感，即為本穴（圖⑧）。

2.側坐位，在小腿後區，外踝尖與跟腱之間的凹陷中取崑崙，直上 3 寸，按壓有痠脹感。

主要作用　疏通經絡，退熱散風，理氣止痛。主治頭痛，頭重；腰腿疼痛，急性腰扭傷；下肢痿痺，外踝腫痛；面神經麻痺；三叉神經痛。

經穴養療法　刺法：直刺 0.8～1.2 寸。

灸法：艾柱灸或溫針灸 5～ 9 壯，艾條灸 5～10 分鐘。

推拿：點按法、揉法、拿法、推法。

穴位配伍調身祛病　1.配天井，主治瘰癧。

2.配承山、飛揚，主治霍亂轉筋。

《特別注意》 1.陽蹻郄穴。

2.針刺時，局部痠脹。

穴名由來　飛，飛翔；揚，向上揚。外為陽，穴在小腿外側，本經絡脈由此處飛離而去絡腎經。

科學定位　在小腿後區，於崑崙直上 7 寸，腓腸肌外下緣與跟腱移行處（圖①）。

快速取穴法　1.俯臥位，在小腿後區，膕橫紋中點與外踝尖連線的中點，再向下方外側量 1 寸處，可觸及一凹陷處，按壓有痠脹感。

2.俯臥位，在小腿後區，崑崙直上 7 寸，承山外下方 1 橫指處，按壓有痠脹感（圖②）。

主要作用　散風清熱，寧神消痔。主治腰腿疼痛無力，風濕性關節炎；頭痛，目眩，鼻塞，鼻衄；痔疾；癲癇；腦血管疾病後遺症。

經穴養療法　刺法：直刺 1.0～1.5 寸。

灸法：艾柱灸或溫針灸 5～ 9 壯，艾條灸 5～ 10 分鐘。

推拿：點按法、揉法、拿法、推法。

穴位配伍調身祛病　1.配委中，主治腿痛。

2.配風府、人中，主治腦血管疾病後遺症。

《特別注意》針刺時，局部痠脹。

飛揚

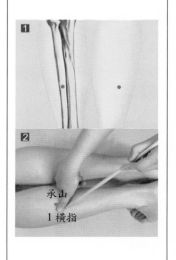

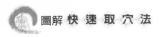

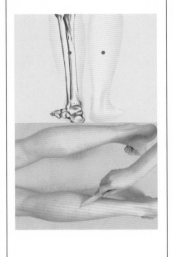

承山

穴名由來 承，承受；山，山路。穴在腓腸肌兩肌腹分開的下端凹陷處，其形若山谷，故名。

科學定位 在小腿後面正中，委中與崑崙之間，當伸直小腿時，腓腸肌肌腹下出現尖角凹陷處（圖③）。

快速取穴法 1.俯臥位，下肢伸直或足跟上提，其腓腸肌部出現人字紋，在其下可觸及一凹陷處，按壓有痠脹感（圖④）。

2.俯臥位，在小腿後區，膕橫紋中點與外踝尖連線的中點，可觸及一凹陷處，按壓有痠脹感。

主要作用 舒筋解痙，調理腸腑。主治腰腿拘急疼痛，坐骨神經痛；痔瘡，便秘，脫肛；痛經；小兒驚風；腳氣。

經穴養療法 刺法：直刺 1.0～2.0 寸。

灸法：艾柱灸 5～9 壯，艾條灸 5～10 分鐘。

推拿：點按法、揉法、拿法、推法。

穴位配伍調身祛病 1.配大腸腧，主治痔瘡。

2.配次髎，主治痛經。

《特別注意》 針刺時，局部有痠脹感，有麻電感向足底放射。

穴名由來 承，承受；筋，筋肉。穴在腓腸肌肌腹中，為足太陽經筋所結之處，主筋病，故名。

科學定位 在小腿後區，於膕橫紋下 5 寸，腓腸肌兩肌腹之間（圖⑤）。

快速取穴法 1.俯臥位，在小腿後區，於膕橫紋中點，委中穴直下 5 寸，按壓有痠脹感。

2.俯臥位，在小腿後區，委中與承山的連線中點下 1 橫指處，按壓有痠脹感（圖⑥）。

主要作用 調理中焦，清瀉腸熱。主治痔疾；霍亂；小腿疼或轉筋；腰腿拘急疼痛；脫肛；便秘。

經穴養療法 刺法：直刺 0.5～1.0 寸。

灸法：艾柱灸 5～9 壯，艾條灸 5～10 分鐘。

推拿：點按法、揉法、拿法、推法。

穴位配伍調身祛病 1.配大腸腧，主治痔瘡。

2.配腰陽關、腰腧、腰眼，主治急性腰扭傷。

3.配委中，主治下肢攣痛。

《特別注意》 針刺時，局部有痠脹感，可向足底放射。

承筋

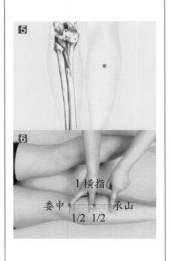

⑤

⑥

1 橫指

委中 ━━━ 承山

1/2 1/2

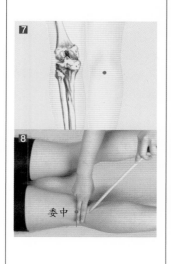

合陽

穴名由來 合，會和；陽，小腿後部。穴在腓腸肌兩頭會和處，故名。

科學定位 在小腿後區，於膕橫紋下 2 寸，腓腸肌內、外側頭之間（圖⑦）。

快速取穴法 1.俯臥位，在小腿後區，於膕橫紋中點，委中穴直下約 2 橫指處，按壓有痠脹感（圖⑧）。

2.俯臥位，在小腿後區，委中與承山的連線上，委中下 2 寸處，按壓有痠脹感。

主要作用 理氣止痛，調經止崩。主治腰脊強痛，下肢痿痹；疝氣；崩漏，月經不調；小腿疼痛；腦血管疾病後遺症。

經穴養療法 刺法：直刺 0.5～1.0 寸。

灸法：艾柱灸或溫針灸 5～9 壯，艾條灸 5～10 分鐘。

推拿：點按法、揉法、拿法、推法。

穴位配伍調身袪病 1.配承山，主治腓腸肌痙攣。

2.配腰陽關，主治腰痛。

《特別注意》 針刺時，局部痠脹，有麻電感可向足底放射。

穴名由來 秩，秩序；邊，邊緣。足太陽膀胱經背部諸穴皆依次排列，本穴正在第 2 條經脈上的最後一穴，故名。

科學定位 在骶部，橫平第 4 骶後孔，骶正中嵴旁開 3 寸（圖①）。

快速取穴法 坐位，在骶部，先取下髎穴，再旁開量 4 橫指（即 3 寸）處，按壓有痠脹感（圖②）。

主要作用 舒筋通絡，強健腰膝。主治腰骶痛，下肢痿痹，坐骨神經痛；小便不利，便秘，痔疾，陰痛；腦血管疾病後遺症；脫肛。

經穴養療法 刺法：直刺 1.0～3.0 寸或斜刺 1.5～2.0 寸。

灸法：艾柱灸或溫針灸 5～9 壯，艾條灸 5～10 分鐘。

推拿：點按法、揉法、拿法、推法。

穴位配伍調身袪病 1.配委中、大腸腧，主治腰腿疼痛。

2.配環跳、陽陵泉，主治坐骨神經痛。

《特別注意》 針刺時若刺中坐骨神經，則不可再繼續猛力提插，以免刺傷神經幹。

秩邊

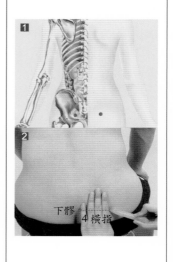

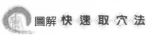

志室

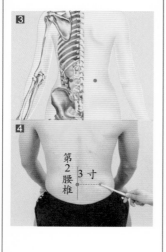

穴名由來 志，意志；室，房室。腎藏志，如腎氣聚集之房室，故名。

科學定位 在腰部，第 2 腰椎棘突下，後正中線旁開 3 寸（圖③）。

快速取穴法 坐位，在腰部，與兩髂前上棘水平連線相平即為第 4 腰椎，向上數 2 節椎體（即第 2 腰椎），再從其棘突旁開量 3 寸，平腎腧，按壓有痠脹感（圖④）。

主要作用 益腎固精，清熱利濕。主治遺精，陽痿，前列腺炎；小便不利，水腫，膀胱炎，陰疹；腰脊強痛。

經穴養療法 刺法：斜刺 0.5～0.8 寸。

灸法：艾柱灸或溫針灸 3～5 壯，艾條灸 5～10 分鐘。

推拿：點按法、揉法、拿法、推法。

穴位配伍調身祛病 1.配命門、腎腧，主治遺精。

2.配復溜，主治小便不利。

《特別注意》 1.不可深刺，以免傷及肝腎。

2.強身保健時可溫灸至溫熱舒適，每月 20 次。

穴名由來 意，意念；舍，宅舍。脾藏意，如脾氣之宅舍，故名。

科學定位 在背部脊柱區，第 11 胸椎棘突下，後正中線旁開 3 寸（圖⑤）。

快速取穴法 坐位，在背部脊柱區，與兩髂前上棘水平連線相平即為第 4 腰椎棘突，向上數 5 節椎體，即第 11 胸椎，再從其棘突旁開量 4 橫指（即 3 寸）處，平脾腧，按壓有痠脹感（圖⑥）。

主要作用 健脾化濕，和胃利膽。主治腹脹，腸鳴，嘔吐，泄瀉；胸悶；飲食不下；糖尿病；進行性肌營養不良；股直肌痙攣。

經穴養療法 刺法：斜刺 0.5～0.8 寸。

灸法：艾柱灸或溫針灸 3～5 壯，艾條灸 5～10 分鐘。

推拿：點按法、揉法、拿法、推法。

穴位配伍調身祛病 1.配脾腧、胃腧，主治腹脹。

2.配中府，主治胸悶。

3.配中脘、胃倉、足三里，主治胃痛。

《特別注意》 本穴不可深刺，以免刺傷肝臟。

意舍

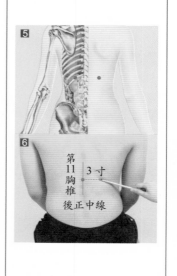

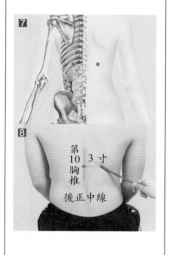

陽綱

穴名由來　陽，陽氣；綱，統領。穴在膽腧旁，內應膽，稟少陽生發之氣，統領陽氣，故名。

科學定位　在背部脊柱區，第 10 胸椎棘突下，後正中線旁開 3 寸（圖⑦）。

快速取穴法　坐位，在背部脊柱區，兩肩胛骨下角水平線與脊柱相交所在的椎體為第 7 胸椎，向下數 3 節椎體，即第 10 胸椎，再從其棘突旁開量 4 橫指處（即 3 寸），平膽腧，按壓有痠脹感（圖⑧）。

主要作用　疏肝利膽，健脾化濕。主治飲食不下，腸鳴，腹痛，小便赤澀；黃疸；消渴；肝炎；膽囊炎、心內膜炎、肌內風濕病、蛔蟲性腹痛。

經穴養療法　刺法：斜刺 0.5～0.8 寸。

灸法：艾柱灸或溫針灸 3～5 壯，艾條灸 5～10 分鐘。

推拿：點按法、揉法、拿法、推法。

穴位配伍調身祛病　1.配氣海、天樞，主治腹脹。

2.配膽腧，主治目黃。

《特別注意》不宜深刺，以防氣胸。

穴名由來　魂，靈魂；門，門戶。肝藏魂，如肝氣出入之門戶，故名。

科學定位　在背部脊柱區，第 9 胸椎棘突下，後正中線旁開 3 寸（圖①）。

快速取穴法　坐位，在背部脊柱區，兩肩胛骨下角水平線與脊柱相交所在的椎體為第 7 胸椎，向下數 2 節椎體即為第 9 胸椎，再從其棘突旁開量 4 橫指（即 3 寸），平肝腧，按壓有痠脹感（圖②）。

主要作用　疏肝健脾，降逆和胃。主治胸脇脹滿，背痛；飲食不下，消化不良，嘔吐；腸鳴，泄瀉；肋間神經痛；癔病，煩躁；肝膽疾病。

經穴養療法　刺法：斜刺 0.5～ 0.8 寸。

灸法：艾柱灸或溫針灸 3～ 5 壯，艾條灸 5～ 10 分鐘。

推拿：點按法、揉法、推法。

穴位配伍調身祛病　1.配陽陵泉、支溝，主治胸脇痛。

2.配內關、陽關，主治嘔吐。

《特別注意》1.本穴不可深刺，以免傷及肝臟。

2.針刺時，局部有痠脹感。

魂門

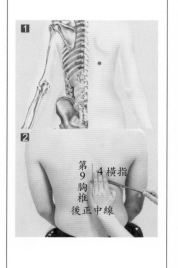

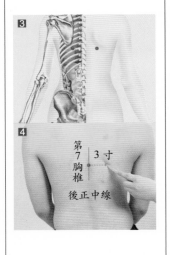

膈關

穴名由來 膈，橫膈；關，關隘。穴為主治橫膈疾患的關隘，故名。

科學定位 在背部脊柱區，第 7 胸椎棘突下，後正中線旁開 3 寸（圖③）。

快速取穴法 取坐位，在背部脊柱區，兩肩胛骨下角水平線與脊柱相交所在的椎體為第 7 胸椎，再從其棘突旁開量 4 橫指（即 3 寸）處，平膈腧，按壓有痠脹感，即為本穴（圖④）。

主要作用 寧心安神，寬胸理氣，活血通絡。主治心痛，心悸煩躁，失眠；胸悶，噯氣，咳嗽，氣喘；噁心，嘔吐，飲食不下，肩背痛；低血壓；胃脹、胃痛、背部肌肉痠痛。

經穴養療法 刺法：斜刺 0.5～0.8 寸。

灸法：艾柱灸或溫針灸 3～5 壯，艾條灸 5～10 分鐘。

推拿：點按法、揉法、拿法、推法。

穴位配伍調身祛病 1.配膻中、內關，主治噯氣。

2.配肺腧、列缺，主治咳嗽、氣喘。

3.配公孫、中脘、足三里，主治胃痛。

《特別注意》 針刺時，局部有痠痛感。

穴名由來 神，神靈；堂，殿堂。心藏神，如心神所居之殿堂。

科學定位 在背部脊柱區，第 5 胸椎棘突下，後正中線旁開 3 寸（圖⑤）。

快速取穴法 坐位，在背部脊柱區，兩肩胛骨下角水平線與脊柱相交所在的椎體為第 7 胸椎，向上數 2 節椎體（第 5 胸椎），再從其棘突旁開量 4 橫指（即 3 寸）處，平心腧，按壓有痠脹感（圖⑥）。

主要作用 寧心安神，活血通絡。主治心痛，心悸煩躁，失眠；胸悶，咳嗽，氣喘；肩背痛；低血壓。

經穴養療法 刺法：斜刺 0.5～0.8 寸。

灸法：艾柱灸或溫針灸 3～5 壯，艾條灸 5～15 分鐘。

推拿：點按法、揉法、拿法、推法。

穴位配伍調身祛病 1.配膻中、內關，主治胸悶。

2.配心腧、神門，主治失眠。

3.配四神聰、百會，主治健忘。

《特別注意》 穴不可深刺，以免刺傷肝臟。

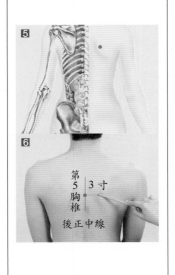

神堂

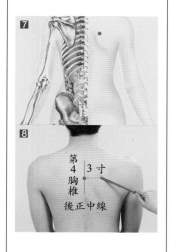

膏肓

穴名由來　膏，心下；肓，膈上。穴在神堂與魄戶之間，為肓脂、膏膜之氣傳輸之處。

科學定位　在背部脊柱區，第 4 胸椎棘突下，後正中線旁開 3 寸（圖⑦）。

快速取穴法　坐位，在背部脊柱區，兩肩胛骨下角水平線與脊柱相交所在的椎體為第 7 胸椎，向上數 3 節椎體（第 4 胸椎），再從其棘突旁開量 4 橫指（即 3 寸）處，平厥陰腧，按壓有痠脹感（圖⑧）。

主要作用　益陰清心，止咳平喘。主治肺癆，咳嗽，氣喘；納差，便溏，消瘦乏力；遺精，盜汗，健忘；肩背痠痛。

經穴養療法　**刺法**：斜刺 0.5～0.8 寸。

灸法：艾柱灸或溫針灸 3～5 壯，艾條灸 5～10 分鐘。

推拿：點按法、揉法、拿法、推法。

穴位配伍調身祛病　1.配尺澤、肺腧，主治咳喘。
2.配足三里，主治身體虛弱。

《特別注意》 本穴可主治各種慢性虛損性疾病。

穴名由來　魄，氣之靈；戶，門戶。穴在肺腧兩旁，內應肺，而肺藏魄。

科學定位　在背部背柱區，第 3 胸椎棘突下，後正中線旁開 3 寸（圖①）。

快速取穴法　坐位，由頸背交界處椎骨的最高點（第 7 頸椎）向下數 3 節椎骨（第 3 胸椎），再從其棘突旁開量 4 橫指（即 3 寸）處，平肺腧，按壓有痠脹感（圖②）。

主要作用　補肺滋陰，舒筋活絡。主治咳嗽，氣喘，肺癆；項強，肩背痛，上臂疼痛或麻木，肩周炎，肋間神經痛。

經穴養療法　**刺法**：斜刺 0.5～ 0.8 寸。

灸法：艾柱灸 3～ 5 壯，艾條灸 5～ 10 分鐘。

推拿：點按法、揉法、拿法、推法。

穴位配伍調身祛病　1.配天突、膻中，主治咳喘。
2.配肩井、天宗，主治肩背痛。

《特別注意》 1.本穴不可深刺，以免傷及肺臟引起氣胸。
2.針刺時，局部有痠脹感。

魄戶

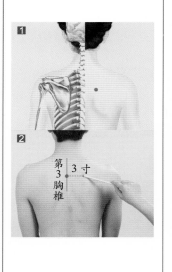

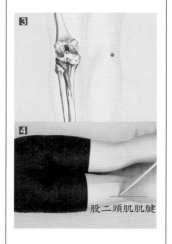

委陽

股二頭肌肌腱

穴名由來　委，彎曲；陽，陰陽之陽。穴在膝膕橫紋外側端，委中外側，故名。

科學定位　在膝部，膕橫紋外側端上，股二頭肌肌腱的內側緣（圖③）。

快速取穴法　1.俯臥位，稍屈膝，在大腿後面，即可顯露明顯的股二頭肌肌腱；穴在股二頭肌肌腱的內側緣，按壓有痠脹感（圖④）。

2.俯臥位，先取委中穴，再旁開約 1 寸處。

主要作用　通利三焦，舒筋活絡。主治腰脊強痛；小腹脹滿，小便不利；腿足攣痛，痿厥；腎炎，膀胱炎；癲癇。

經穴養療法　**刺法**：直刺 1.5～2.5 寸。

灸法：艾柱灸 3～5 壯，艾條灸 5～10 分鐘。

推拿：點按法、揉法、拿法、彈撥法。

穴位配伍調身袪病　1.配三焦腧、腎腧，主治小便不利。

2.配陰陵泉、太白、行間，主治腰痛。

《特別注意》　1.三焦下合穴。

2.針刺時，局部有痠脹感，可傳導至大腿和小腿。

穴名由來　委，彎曲；中，中間。穴在膕橫紋中央，屈膝而得之。

科學定位　在膝部，膕橫紋中點，股二頭肌肌腱與半腱肌肌腱的中間（圖⑤）。

快速取穴法　俯臥位，稍屈膝，在大腿後面，即可顯露明顯的股二頭肌肌腱和半腱肌肌腱，在其中間，按壓有動脈搏動處（圖⑥）。

主要作用　疏通清熱，消腫止痛。主治腰背痛，膕筋攣急，半身不遂，下肢痿痺，坐骨神經痛；腹痛吐瀉；丹毒，皮疹，疔瘡；遺尿，小便不利；中暑；瘧疾。

經穴養療法　**刺法**：直刺 1.0～1.5 寸或用三稜針點刺放血。

灸法：艾柱灸 3～5 壯，艾條灸 5～10 分鐘。

推拿：點按法、揉法、拿法、彈撥法。

穴位配伍調身袪病　1.配大腸腧，主治腰痛。

2.配環跳、陰陵泉、足三里，主治坐骨神經痛。

《特別注意》　1.合穴。

2.針刺不宜過強、過快、過深，以免傷及血管和神經。

委中

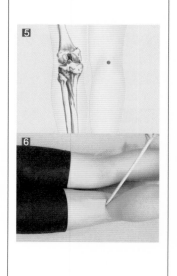

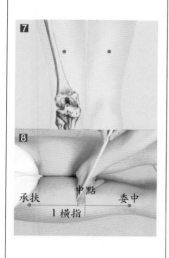

殷門

7

8

承扶　中點　委中
1橫指

穴名由來　殷，盛大；門，門戶。穴在肌肉豐盛、闊大處，為膀胱經脈氣出入的重要門戶。

科學定位　在股後區，臀溝下 6 寸，股二頭肌與半腱肌之間（圖⑦）。

快速取穴法　俯臥位，穴在大腿後面，承扶與委中連線的中點處，再向上量 1 橫指處（即 1 寸），按壓有酸脹感（圖⑧）。

主要作用　疏通經絡，理氣止痛。主治腰痛不可俯仰，坐骨神經痛；下肢痿痺；小兒麻痺後遺症；股部炎症。

經穴養療法　刺法：直刺 1.5～2.5 寸。

灸法：艾柱灸 5～9 壯，艾條灸 5～10 分鐘。

推拿：點按法、揉法、拿法、彈撥法。

穴位配伍調身袪病　1.配委中，主治腰骶疼痛。

2.配章門、期門，主治肋間神經痛。

3.配環跳、陽陵泉、懸鐘，主治坐骨神經痛。

《特別注意》針刺時，局部有痠脹感，有麻電感向足部傳導，以提插手法為主。

穴名由來　承，承受；扶，扶持。穴在臀橫紋下，本穴有承受上身而扶持下肢的作用，故名。

科學定位　大腿後面，臀橫紋中點處（圖①）。

快速取穴法　1.俯臥位，穴在臀橫紋下，大腿與臀部交界處，即臀溝中點處，按壓有痠脹感（圖②）。

2.俯臥位，在大腿後面，臀下橫紋的中點，按壓有酸脹感。

主要作用　舒筋活絡，消痔通便。主治腰、骶、臀、股部疼痛，坐骨神經痛；小兒麻痺後遺症；痔疾；便秘；尿瀦留。

經穴養療法　刺法：直刺 1.5～2.5 寸。

灸法：艾柱灸或溫針灸 5～9 壯，艾條灸 5～10 分鐘。

推拿：點按法、揉法、指推法、拿法、彈撥法。

穴位配伍調身袪病　1.配委中、殷門，主治腰骶疼痛。

2.配中髎俞、中極，主治尿瀦留。

3.配環跳、陽陵泉、懸鐘，主治坐骨神經痛。

《特別注意》針刺時，局部痠脹，有麻電感向足部傳導。

承扶

1

2

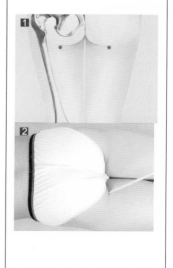

會陽

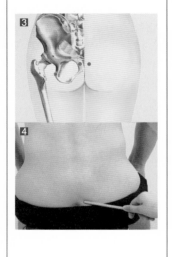

③

④

穴名由來　會，會和；陽，陰陽之陽。本穴為足太陽與督脈交會穴，並與會陰穴相對應，故名。

科學定位　在骶部，尾骨端旁開 0.5 寸（圖③）。

快速取穴法　1.取坐位或跪伏位，在骶部，於尾骨下端旁 0.5 寸處的凹陷中，按壓有痠脹感（圖④）。

2.取坐位或跪伏位，在尾骨下端旁凹陷處，按壓有酸脹感。

主要作用　清熱利濕，理氣升陽。主治經期腰痛；陰部濕疹；慢性前列腺炎；陽痿；大便失禁；泄瀉，痢疾，便血，腸出血；尿瀦留；痔疾；帶下。

經穴養療法　刺法：直刺 0.8～1.5 寸。

灸法：艾柱灸 5～7 壯，艾條灸 5～10 分鐘。

推拿：點按法、揉法、指推法、一指禪法。

穴位配伍調身祛病　1.配承山、二白，主治痔瘡。

2.配中膂腧、中極，主治尿瀦留。

3.配腎腧、大赫，主治慢性前列腺炎。

《特別注意》 針刺時，局部有痠脹感，可擴散到會陰部。

穴名由來　下，上下之下；髎，骨隙。穴在第 4 骶後孔中，居下，故名。

科學定位　在骶部，中下內方，正對第 4 骶後孔中（圖⑤）。

快速取穴法　坐位，從骨盆後面髂嵴最高點向內下方骶角兩側循摸可觸及一高骨突起（髂後上棘），與之平行的髂骨正中突起處即第 2 骶椎棘突，髂後上棘與其之間的凹陷即為第 2 骶後孔，然後把無名指按在第 2 骶後孔上，食指、中指、無名指、小指等距離分開，食指尖處即是，按壓有痠脹感（圖⑥）。

主要作用　清熱利濕，通調二便。主治腰骶痛，小腹痛，腸鳴，泄瀉；小便不利，帶下；腰痛。

經穴養療法　刺法：直刺 0.5～1.5 寸。

灸法：艾柱灸 5～7 壯，艾條灸 5～10 分鐘。

推拿：點按法、揉法、指推法、一指禪法。

穴位配伍調身祛病　1.配氣海，主治腹痛。

2.配承筋、胞肓，主治腰背痠痛。

《特別注意》 針刺時，局部有痠脹感。

下髎

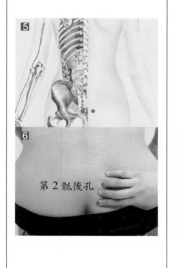

⑤

⑥

第 2 骶後孔

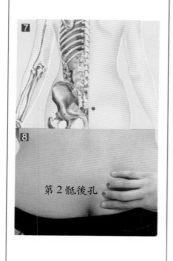

中膠

⑦

⑧

第 2 骶後孔

穴名由來　中，中間；膠，骨隙。穴在第 2 骶後孔中，約居四膠的中部，故名。

科學定位　在骶部，次膠下內方，正對第3骶後孔中（圖⑦）。

快速取穴法　坐位，從骨盆後面髂嵴最高點向內下方骶角兩側循摸可觸及一高骨突起（髂後上棘），與之平行的髂骨正中突起處即第 2 骶椎棘突，髂後上棘與其之間的凹陷即為第 2 骶後孔，然後把無名指按在第 2 骶後孔上，食指、中指、無名指、小指等距離分開，中指尖處即是，按壓有痠脹感（圖⑧）。

主要作用　通調二便，調經止帶。主治月經不調，帶下；小便不利，便秘，泄瀉；腰骶疼痛。

經穴養療法　刺法：直刺 0.5～1.5 寸。
灸法：間接灸 5～7 壯，艾條灸 5～10 分鐘。
推拿：點按法、揉法、指推法、一指禪法。

穴位配伍調身祛病　1.配足三里，主治便秘。
2.配血海、次膠，主治月經不調。

《特別注意》針刺時，局部有痠脹感，可向下肢及二陰部放射。

穴名由來　次，第二；膠，骨隙。因穴在第 2 骶後孔中，故名。

科學定位　在骶部，正對第 2 骶後孔中（圖① ）。

快速取穴法　坐位，從骨盆後面髂嵴最高點向內下方骶角兩側循摸可觸及一高骨突起（髂後上棘），與之平行的髂骨正中突起處即為第 2 骶椎棘突，髂後上棘與其之間的凹陷處即為第 2 骶後孔，按壓有痠脹感（圖②）。

主要作用　清利濕熱、理氣調經。主治遺精，陽痿，小便不利；月經不調，痛經，帶下；腰骶痛，下肢痿痺；疝氣；外陰濕疹。

經穴養療法　刺法：直刺 0.5～1.5 寸。
灸法：艾柱灸或溫針灸 5～7 壯，艾條灸 5～10 分鐘。
推拿：點按法、揉法、指推法、一指禪法。

穴位配伍調身祛病　1.配三陰交、中極、腎腧，主治遺尿。
2.配血海、地機，主治痛經。

《特別注意》本穴為主治痛經的要穴。

次膠

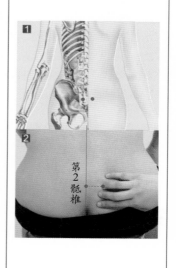

①

②

第 2 骶椎

白環腧

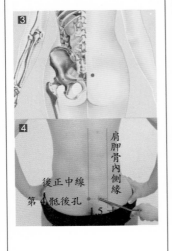

後正中線
第 4 骶後孔
1.5 寸
肩胛骨內側緣

穴名由來 白，白色；環，物名；腧，穴位。人體藏精之處謂之「白環」，因主治女性白帶過多，故名。

科學定位 在骶部，橫平第 4 骶後孔，骶正中嵴旁開 1.5 寸（圖③）。

快速取穴法 坐位，從骨盆後面髂嵴最高點向內下方骶角兩側循摸可觸及一高骨突起（髂後上棘），與之平行的髂骨正中突起處即第 2 骶椎棘突，向下數 2 節椎體（第 4 骶後孔）引一垂線，再從肩胛骨內側緣引一垂線，兩條垂線之間距離的中點處，按壓有痠脹感（圖④）。

主要作用 益腎固精，調經止帶。主治遺精，白帶過多，月經不調，遺尿；腰骶疼痛，坐骨神經痛；疝氣。

經穴養療法 **刺法**：向內斜刺 0.5～0.8 寸。

灸法：艾柱灸 5～7 壯，艾條灸 5～10 分鐘。

推拿：點按法、揉法、指推法、一指禪法。

穴位配伍調身祛病 1.配三陰交、腎腧，主治遺尿、月經不調。

2.配心腧，主治噩夢。

《特別注意》 針刺時，局部有痠脹感。

穴名由來 膀胱，膀胱腑；腧，輸注。穴為膀胱之氣血輸注於後背體表的部位，故名。

科學定位 在骶部，橫平第 2 骶後孔，骶正中嵴旁開 1.5 寸（圖⑤）。

快速取穴法 坐位，從骨盆後面髂嵴最高點向內下方骶角兩側循摸可觸及一高骨突起（髂後上棘），與之平行的髂骨正中突起處即第 2 骶椎棘突，引一垂線，再從肩胛骨內側緣引一垂線，兩條垂線之間距離的中點處，按壓有痠脹感（圖⑥）。

主要作用 清熱利濕，通淋止痛。主治小便不利，遺尿；腰脊強痛，腿痛，坐骨神經痛；腹痛，泄瀉，便秘；糖尿病，腳氣。

經穴養療法 **刺法**：直刺 0.8～1.2 寸。

灸法：艾柱灸 5～7 壯，艾條灸 5～10 分鐘。

推拿：點按法、揉法、指推法、一指禪法。

穴位配伍調身祛病 1.配中極、陰陵泉，主治小便不利。

2.配天樞、石關，主治腹脹，便秘。

《特別注意》 1.背腧穴。

2.不宜深刺；針刺時，局部有痠脹感。

膀胱腧

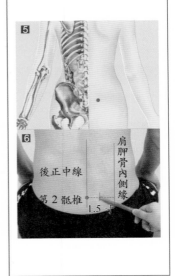

後正中線
第 2 骶椎
1.5 寸
肩胛骨內側緣

小腸腧

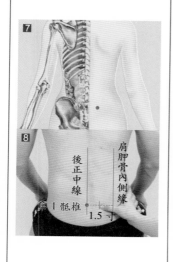

後正中線

肩胛骨內側緣

第 1 骶椎

1.5 寸

穴名由來　小腸，小腸腑；腧，輸注。穴為小腸之氣輸注於後背體表的部位，故名。

科學定位　在骶部，橫平第 1 骶後孔，骶正中嵴旁開 1.5 寸（圖⑦）。

快速取穴法　坐位，從骨盆後面髂嵴最高點向內下方骶角兩側循摸可觸及一高骨突起（髂後上棘），與之平行的髂骨正中突起處即第 2 骶椎棘突，向上數 1 節椎體，引一垂線，再從肩胛骨內側緣引一垂線，兩條垂線之間距離的中點處即是，按壓有痠脹感（圖⑧）。

主要作用　清熱利濕，通調二便。主治腰骶痛；小腹脹痛，小便不利，遺尿；遺精，白帶；疝氣；痔瘡；消渴。

經穴養療法　刺法：向內斜刺 0.8～1.2 寸或向下斜刺 2.0～2.5 寸。

灸法：艾柱灸 5～7 壯，艾條灸 5～10 分鐘。

穴位配伍調身祛病　1.配腎腧、三陰交、關元，主治泌尿系統結石。

2.配天樞、足三里、上巨虛，主治便秘，痢疾。

《特別注意》針刺時，局部有痠脹感。

穴名由來　關，關臟；元，元氣；腧，輸注。穴為關臟的元氣輸注於後背體表的部位，故名。

科學定位　在腰部，第 5 腰椎棘突下，後正中線旁開 1.5 寸（圖①）。

快速取穴法　坐位，兩髂前上棘最高點的水平連線與脊柱相交所在的椎體為第 2 腰椎，向下數 3 節椎體（第 5 腰椎），引一垂線，再從肩胛骨內側緣引一垂線，兩條垂線之間距離的中點處即是，按壓有痠脹感（圖②）。

主要作用　培補元氣，通調二便。主治腰骶痛；痛經；腹脹，泄瀉；小便頻數或不利，遺尿；消渴、腰痛、膀胱炎。

經穴養療法　刺法：直刺 0.5～1.0 寸。

灸法：艾柱灸或溫針灸 5～7 壯，艾條灸 5～10 分鐘。

推拿：點按法、揉法、指推法、一指禪法。

穴位配伍調身祛病　1.配氣海，主治腹脹、腸鳴。

2.配膀胱腧、腎腧，主治腰痛。

《特別注意》針刺時，局部有痠脹感。

關元腧

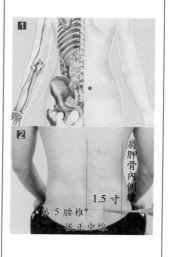

肩胛骨內側緣

1.5 寸

第 5 腰椎

後正中線

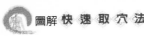

大腸腧

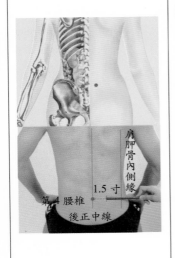

肩胛骨內側緣

1.5 寸

第 4 腰椎

後正中線

穴名由來　大腸，大腸腑；腧，輸注。穴為大腸之氣血輸注與後背體表的部位，故名。

科學定位　在腰部，第 4 腰椎棘突下，後正中線旁開 1.5 寸（圖③）。

快速取穴法　坐位，兩髂前上棘最高點的水平連線與脊柱相交所在的椎體為第 4 腰椎，引一垂線，再從肩胛骨內側緣引一垂線，兩條垂線之間距離的中點處即是，按壓有痠脹感（圖④）。

主要作用　疏調腸胃，理氣化滯。主治腹脹，泄瀉，痢疾，便秘，痔瘡出血；腳氣；腰痛，坐骨神經痛。

經穴養療法　刺法：直刺 0.5～1.5 寸或向下平刺 2.0～2.5 寸。

灸法：艾柱灸或溫針灸 5～ 7 壯，艾條灸 5～ 10 分鐘或用藥物天灸。

穴位配伍調身祛病　1.配氣海、足三里、支溝，主治便秘。2.配關元，主治腰痛。

《特別注意》1.不可深刺，以免傷及內臟。
2.針刺時，局部有痠脹感。

穴名由來　氣海，元氣之海；腧，輸注。穴為人身元氣輸注於後背體表的部位，故名。

科學定位　在腰部，第 3 腰椎棘突下，後正中線旁開 1.5 寸（圖⑤）。

快速取穴法　坐位，兩髂前上棘最高點的水平連線與脊柱相交所在的椎體為第 4 腰椎向上數 1 節椎體（第 3 腰椎），引一垂線，再從肩胛骨內側緣引一垂線，兩條垂線之間距離的中點處，按壓有痠脹感（圖⑥）。

主要作用　補腎益氣，調經止痛。主治腹脹，腸鳴，痔瘡；痛經，腰痛；遺精，陽痿；坐骨神經痛；腦血管疾病後遺症。

經穴養療法　刺法：向內斜刺 0.5～0.8 寸。

灸法：艾柱灸 5～7 壯，艾條灸 5～10 分鐘。

推拿：點按法、揉法、指推法、一指禪法。

穴位配伍調身祛病　1.配氣海、足三里、上巨虛、丰隆，主治腹脹、腸鳴。

2.配環跳、陽陵泉、足三里、太溪、商丘，主治坐骨神經痛。

《特別注意》針刺時，局部有痠脹感。

氣海腧

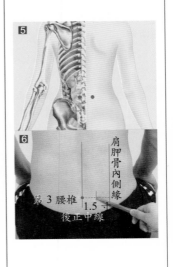

肩胛骨內側緣

第 3 腰椎

1.5 寸

後正中線

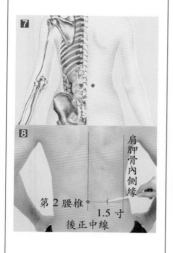

腎腧

穴名由來 腎，腎臟；腧，輸注。穴為腎臟氣血輸注於後背體表的部位，故名。

科學定位 在腰部，第2腰椎棘突下，後正中線旁開1.5寸（圖⑦）。

快速取穴法 坐位，兩髂前上棘最高點的水平連線與脊柱相交所在的椎體為第4腰椎，向上數2節椎體（第2腰椎），引一垂線，再從肩胛骨內側緣引一垂線，兩條垂線之間距離的中點處，按壓有痠脹感（圖⑧）。

主要作用 益腎助陽，納氣利水。主治腰痛，骨病；耳聾，耳鳴，視物昏花；遺尿，小便不利，水腫；遺精，陽痿；月經不調，白帶；咳嗽，氣喘。

經穴養療法 刺法：向內斜刺0.5～0.8寸。

灸法：艾柱灸或溫針灸5～7壯，艾條灸5～10分鐘。

推拿：點按法、揉法、指推法、一指禪法。

穴位配伍調身祛病 1.配關元、三陰交，主治遺精。

2.配太溪，主治腰痛。

《特別注意》 1.背腧穴。

2.不宜深刺，以免損傷腎臟，造成腎臟出血，尿血、尿液外溢甚至引發感染。

穴名由來 三焦，三焦腑；腧，輸注。穴為三焦氣血輸注於後背體表的部位，故名。

科學定位 在腰部，第1腰椎棘突下，後正中線旁開1.5寸（圖①）。

快速取穴法 坐位，兩髂前上棘最高點的水平連線與脊柱相交所在的椎體為第4腰椎向上數3節椎體（第1腰椎），引一垂線，再從肩胛骨內側緣引一垂線，兩條垂線之間距離的中點處（圖②）。

主要作用 調理三焦，健脾利水。主治腹脹，腸鳴，泄瀉，痢疾；水腫，小便不利；遺精；腰背強痛。

經穴養療法 刺法：向內斜刺0.5～0.8寸。

灸法：艾柱灸或溫針灸5～7壯，艾條灸5～10分鐘。

推拿：點按法、揉法、指推法、一指禪法。

穴位配伍調身祛病 1.配氣海、足三里，主治腹脹、腸鳴。

2.配腎腧、大赫，主治遺精。

《特別注意》 1.背腧穴。

2.不宜深刺，以免損傷腎臟，造成腎臟出血，尿血、尿液外溢，甚至引發感染。

三焦腧

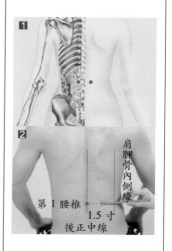

胃腧

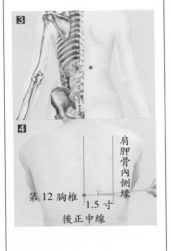

第 12 胸椎
1.5 寸
後正中線
肩胛骨內側緣

穴名由來　胃，胃臟；腧，輸注。穴為胃臟氣血輸注於後背體表的部位，故名。

科學定位　在背部脊柱區，第 12 胸椎棘突下，後正中線旁開 1.5 寸（圖③）。

快速取穴法　坐位，兩髂前上棘最高點的水平連線與脊柱相交所在的椎體為第 4 腰椎，向上數 4 節椎體（第 12 胸椎），引一垂線，再從肩胛骨內側緣引一垂線，兩條垂線之間距離的中點處（圖④）。

主要作用　健脾和胃，理氣降逆。主治胃脘痛，嘔吐，胃下垂；腹脹，腸鳴，痢疾；糖尿病；失眠。

經穴養療法　**刺法**：向內斜刺 0.3～0.6 寸。
灸法：艾柱灸 5～7 壯，艾條灸 5～10 分鐘。
推拿：點按法、揉法、指推法、一指禪法。

穴位配伍調身祛病　1.配中脘、梁丘、足三里、公孫、里內庭，主治胃痛。
2.配神門、百會，主治失眠。

《特別注意》1.背腧穴。
2.不可深刺，以防氣胸。
3.針刺時，局部有痠脹感。

穴名由來　脾，脾臟；腧，輸注。穴為脾臟氣血輸注於後背體表的部位，故名。

科學定位　在背部脊柱區，第 11 胸椎棘突下，後正中線旁開 1.5 寸（圖⑤）。

快速取穴法　坐位，兩肩胛骨下角水平線與脊柱相交所在的椎體為第 7 胸椎，向下數 4 節椎體（第 11 胸椎），引一垂線，再從肩胛骨內側緣引一垂線，兩條垂線之間距離的中點處，按壓有痠脹感（圖⑥）。

主要作用　健脾利濕，和胃益氣。主治腹脹，黃疸，嘔吐，泄瀉，痢疾，便血；水腫；嗜睡；糖尿病，腎炎；月經不調；背痛。

經穴養療法　**刺法**：向內斜刺 0.5～0.8 寸。
灸法：艾柱灸 5～7 壯，艾條灸 5～10 分鐘。
推拿：點按法、揉法、指推法、一指禪法。

穴位配伍調身祛病　1.配足三里、支溝，主治腹脹、便秘。
2.配胃腧、膀胱腧，主治消化不良。

《特別注意》不可深刺，以免傷及腎臟，導致腰部疼痛加劇或腰肌強直，尿血，尿液外溢而引發感染等症。

脾腧

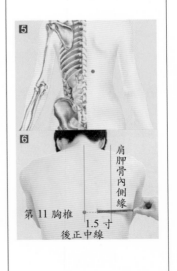

第 11 胸椎
1.5 寸
後正中線
肩胛骨內側緣

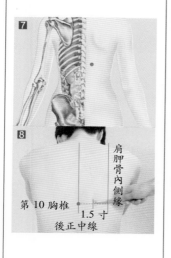

膽腧

第 10 胸椎　1.5 寸　後正中線　肩胛骨內側緣

穴名由來　膽，膽腑臟；腧，輸注。穴為膽腑氣血輸注於後背體表的部位，故名。

科學定位　在背部脊柱區，第 10 胸椎棘突下，後正中線旁開 1.5 寸（圖⑦）。

快速取穴法　坐位，兩肩胛骨下角水平線與脊柱相交所在的椎體為第 7 胸椎，向下數 3 節椎體（第 10 胸椎），引一垂線，再從肩胛骨內側緣引一垂線，兩條垂線之間距離的中點處，按壓有痠脹感（圖⑧）。

主要作用　清熱祛濕，利膽止痛。主治黃疸，口苦，飲食不下，脅滿痛，肺癆，骨蒸潮熱。

經穴養療法　刺法：向內斜刺 0.5～0.8 寸。
灸法：艾柱灸或溫針灸 5～7 壯，艾條灸 5～10 分鐘。
推拿：點按法、揉法、指推法、一指禪法。

穴位配伍調身祛病　1.配商陽、小腸腧、湧泉、少府，主治口舌乾，食欲不下。
2.配章門，主治兩脅脹痛。

《**特別注意**》1.背腧穴。
2.不可深刺，以防氣胸。

穴名由來　肝，肝臟；腧，輸注。穴為肝臟氣血輸注於後背體表的部位，故名。

科學定位　在背部脊柱區，第 9 胸椎棘突下，後正中線旁開 1.5 寸（圖①）。

快速取穴法　取坐位，兩肩胛骨下角水平線與脊柱相交所在的椎體為第 7 胸椎，向下數 2 節椎體（第 9 胸椎），引一垂線，再從肩胛骨內側緣引一垂線，兩條垂線之間距離的中點處，按壓有痠脹感（圖②）。

主要作用　疏肝利膽，安神明目。主治癲狂，癇症；脅痛，黃疸；目視不明；脊背痛；目疾。

經穴養療法　刺法：向內斜刺 0.5～0.8 寸。
灸法：艾柱灸或溫針灸 5～7 壯，艾條灸 5～10 分鐘。
推拿：點按法、揉法、指推法。

穴位配伍調身祛病　1.配商陽、光明，主治目視不清。
2.配脾腧、志室，主治兩脅脹痛。

《**特別注意**》1.背腧穴。
2.不可直刺，以防氣胸。
3.不可深刺，以免傷及內臟。

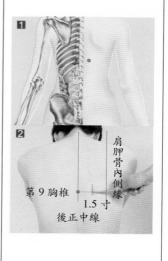

肝腧

第 9 胸椎　1.5 寸　後正中線　肩胛骨內側緣

膈腧

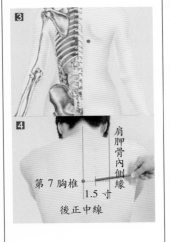

③

④

肩胛骨內側緣

第 7 胸椎

1.5 寸

後正中線

穴名由來　膈，膈肌；腧，輸注。穴為膈氣輸注於後背體表的部位，故名。

科學定位　在背部脊柱區，第 7 胸椎棘突下，後正中線旁開 1.5 寸（圖③）。

快速取穴法　取坐位，兩肩胛骨下角水平線與脊柱相交所在的椎體為第 7 胸椎，引一垂線，再從肩胛骨內側緣引一垂線，兩條垂線之間距離的中點處，按壓有痠脹感即為本穴（圖④）。

主要作用　寬胸降逆，和血止血。主治急性胃脘痛，呃逆，噎膈，便血；腸出血；咳嗽，氣喘，咳血；貧血；癮疹，蕁麻疹，皮膚瘙癢。

經穴養療法　刺法：向內斜刺 0.5～0.8 寸。

灸法：艾柱灸或溫針灸 5～ 7 壯，艾條灸 5～ 10 分鐘。

推拿：點按法、揉法、指推法、一指禪法。

穴位配伍調身袪病　1.配血海、曲池，主治皮膚瘙癢、蕁麻疹。

2.配偏歷，主治齲齒。

《特別注意》 1.背腧穴，血會。

2.不可深刺，以防氣胸。

穴名由來　督，督脈；腧，輸注。穴為督脈氣血之氣輸注部位，故名。

科學定位　在背部脊柱區，第 6 胸椎棘突下，後正中線旁開 1.5 寸（圖⑤）。

快速取穴法　取坐位，兩肩胛骨下角水平線與脊柱相交所在的椎體為第 7 胸椎，向上數 1 節椎骨（第 6 胸椎），引一垂線，再從肩胛骨內側緣引一垂線，兩條垂線之間距離的中點處，按壓有痠脹感（圖⑥）。

主要作用　寬胸理氣，消腫止痛。主治心痛，胸悶；胃痛，腹痛；咳嗽，氣喘；皮膚瘙癢症；銀屑症。

經穴養療法　刺法：向內斜刺 0.5～0.8 寸。

灸法：艾柱灸或溫針灸 5～7 壯，艾條灸 5～10 分鐘。

推拿：點按法、揉法、指推法。

穴位配伍調身袪病　1.配內關，主治胸悶、心痛。

2.配脾腧、天樞、足三里，主治腹脹、腸鳴。

《特別注意》 1.背腧穴。

2.不可深刺，以防氣胸。

3.針刺時，局部有痠脹感。

督腧

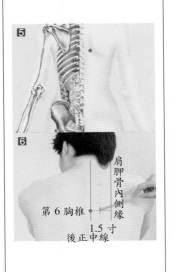

⑤

⑥

肩胛骨內側緣

第 6 胸椎

1.5 寸

後正中線

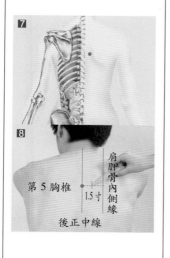

心腧

第5胸椎
1.5寸
肩胛骨內側緣
後正中線

穴名由來　心，心臟；腧，輸注。穴為心臟氣血之氣輸注部位，故名。

科學定位　在背部脊柱區，第 5 胸椎棘突下，後正中線旁開 1.5 寸（圖⑦）。

快速取穴法　取坐位，兩肩胛骨下角水平線與脊柱相交所在的椎體為第 7 胸椎，向上數 2 節椎骨（第 5 胸椎），引一垂線，再從肩胛骨內側緣引一垂線，兩條垂線之間距離的中點處，按壓有痠脹感（圖⑧）。

主要作用　寬胸理氣，寧心安神。主治癲癇；心痛，心悸，胸悶，氣短；失眠，健忘；咳嗽，吐血；夢遺，盜汗；肋間神經痛；低血壓。

經穴養療法　刺法：向內斜刺 0.5～0.8 寸。
灸法：艾柱灸或溫針灸 5～7 壯，艾條灸 5～10 分鐘。
推拿：點按法、揉法、指推法、一指禪法。

穴位配伍調身祛病　1.配神門、百會、四神聰，主治失眠健忘。
2.配缺盆、肝腧、巨闕、鳩尾，主治咳血。

《特別注意》 1.背腧穴。
2.不可深刺，以防氣胸。

穴名由來　厥陰，心包絡；腧，輸注。穴為心包氣血之氣輸注部位。

科學定位　在背部脊柱區，第 4 胸椎棘突下，後正中線旁開 1.5 寸（圖①）。

快速取穴法　取坐位，兩肩胛骨下角水平線與脊柱相交所在的椎體為第 7 胸椎，向上數 3 節椎骨（第 4 胸椎），引一垂線，再從肩胛骨內側緣引一垂線，兩條垂線之間距離的中點處（圖②）。

主要作用　寧心安神，寬胸理氣。主治心痛，心悸，心絞痛，風濕性心臟病；咳嗽，胸悶；肋間神經痛。

經穴養療法　刺法：向內斜刺 0.5～0.8 寸。
灸法：艾柱灸或溫針灸 3～5 壯，艾條灸 5～10 分鐘。
推拿：點按法、揉法、指推法。

穴位配伍調身祛病　1.配神門、臨泣、內關，主治心痛、心悸。
2.配膻中，主治胸悶不暢。

《特別注意》 1.背腧穴。
2.不可深刺，以防氣胸。
3.針刺時，局部有痠脹感。

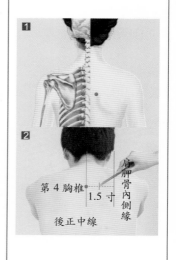

厥陰腧

第4胸椎
1.5寸
肩胛骨內側緣
後正中線

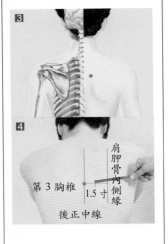

肺腧

穴名由來 肺，肺臟；腧，輸注。穴為肺臟之氣輸注部位。

科學定位 在背部脊柱區，第 3 胸椎棘突下，後正中線旁開 1.5 寸（圖③）。

快速取穴法 取坐位，由頸背交界處椎骨的最高點（第7頸椎）向下數 3 節椎骨（第 3 胸椎），引一垂線，再從肩胛骨內側緣引一垂線，兩條垂線之間距離的中點處，按壓有痠脹感（圖④）。

主要作用 解表宣肺，止咳平喘。主治發熱，咳嗽，氣喘，慢性支氣管炎，咳血，胸滿，骨蒸潮熱，盜汗，落枕，鼻塞；肩背痛。

經穴養療法 **刺法**：向內斜刺 0.5～0.8 寸。

灸法：艾柱灸或溫針灸 3～5 壯，艾條灸 5～10 分鐘。

推拿：點按法、揉法、指推法、一指禪法。

穴位配伍調身祛病 1.配太淵、天突，主治咳嗽。
2.配心腧、膈腧、靈台，主治丹毒瘡瘍。

《**特別注意**》 1.背腧穴。
2.不可深刺，以防氣胸。

穴名由來 風，風邪；門，門戶。穴為風邪出入之門戶，又主風邪，故名。

科學定位 在背部脊柱區，第 2 胸椎棘突下，後正中線旁開 1.5 寸（圖⑤）。

快速取穴法 取坐位，由頸背交界處椎骨的最高點（第7頸椎）向下數 2 節椎骨（第 2 胸椎），引一垂線，再從肩胛骨內側緣引一垂線，兩條垂線之間距離的中點處，按壓有痠脹感（圖⑥）。

主要作用 祛風散邪，宣肺固表。主治傷風，咳嗽；發熱，頭痛，項強，肩背痛；胸中熱；蕁麻疹；遺尿。

經穴養療法 **刺法**：向內斜刺 0.5～0.8 寸。

灸法：艾柱灸 3～5 壯，艾條灸 5～10 分鐘。

推拿：點按法、揉法、指推法、一指禪法。

穴位配伍調身祛病 1 配肩井、中渚、支溝，主治肩背痠痛。
2.配迎香、合谷、通天，主治鼻炎。

《**特別注意**》 1.足太陽、督脈交會穴。
2.不可深刺，以防氣胸。

風門

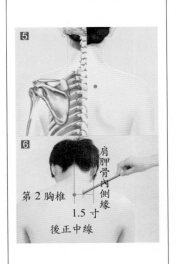

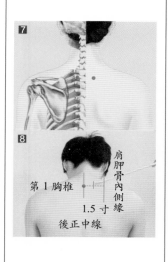

大杼

穴名由來 大，大小之大；杼，梭子。脊柱兩側有橫突隆起，形似織梭，故名。

科學定位 在背部脊柱區，第 1 胸椎棘突下，後正中線旁開 1.5 寸（圖⑦）。

快速取穴法 坐位，由頸背交界處椎骨的最高點（第 7 頸椎）向下數 1 節椎骨（第 1 胸椎），引一垂線，再從肩胛骨內側緣引一垂線，兩條垂線之間距離的中點處，按壓有痠脹感（圖⑧）。

主要作用 清熱解表，宣肺止咳。主治肩、背、腰、骶、膝關節疼；發熱，咳嗽，頭痛，鼻塞；癲狂、咽炎、頸椎病。

經穴養療法 刺法：向內斜刺 0.5～0.8 寸。
灸法：艾柱灸或溫針灸 3～5 壯，艾條灸 5～10 分鐘。
推拿：點按法、揉法、指推法、一指禪法。

穴位配伍調身袪病 1.配大椎、風池、後溪，主治頸椎病。
2.配頰車、合谷，主治牙痛。

《**特別注意**》 手太陽經、足太陽經交會穴。

穴名由來 天，天空；柱，支柱。人體以頭為天，頸項猶如擎天之柱，故名。

科學定位 在項部，斜方肌外緣之後髮際凹陷中，約後髮際正中旁開 1.3 寸（圖①）。

快速取穴法 1.取坐位，觸摸頸後部，有兩條大筋（斜方肌），在該大筋的外側緣、後髮際緣可觸及一凹陷，按壓有痠脹感。
2.取坐位，後髮際中點上 0.5 寸，再旁開 1.3 寸處，按壓有痠脹感（圖②）。

主要作用 清頭明目，強壯筋骨。主治頭暈，頭痛，目眩；鼻塞，咽喉腫痛；失眠；癔病；項強，肩背痛，頸椎病，腰扭傷。

經穴養療法 刺法：平刺 0.5～0.8 寸。
灸法：間接灸 3～5 壯，艾條灸 5～10 分鐘。
推拿：點按法、揉法、指推法、拿法。

穴位配伍調身袪病 1.配大椎、列缺，主治頭項強痛。
2.配風池、商陽、關沖，主治熱病汗不出。

《**特別注意**》 自我保健時可經常按摩此穴，有改善視力衰退，使頭腦反應敏銳，改善心臟機能的作用。

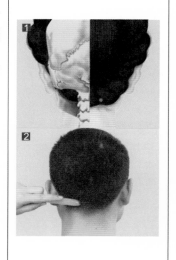

天柱

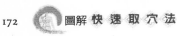

玉枕

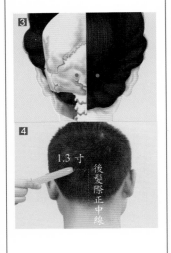

穴名由來 玉，玉石；枕，頭與枕接觸之部位。古稱枕骨為「玉枕骨」，因穴在其上而得名。

科學定位 在頭部，後髮際正中直上 2.5 寸，旁開 1.3 寸，橫平枕外隆凸上緣（圖③）。

快速取穴法 1.取坐位，沿後髮際正中線向上輕推觸及枕骨，由此旁開 1.3 寸處，在骨隆起的外上緣可觸及一凹陷，按壓有痠脹感（圖④）。
2.取坐位，先取枕外粗隆上緣凹陷處的腦戶穴，再旁開 1.3 寸處，按壓有痠脹感。

主要作用 開竅明目，通經活絡。主治頭項痛；視神經炎，目視不明，青光眼；近視，鼻塞，嗅覺減退；口瘡；枕神經痛；足癬。肩背痛。

經穴養療法 **刺法**：平刺 0.3～0.5 寸。
灸法：間接灸 3～5 壯，艾條灸 5～10 分鐘。
推拿：點按法、揉法、指推法、摩法。

穴位配伍調身袪病 1.配大椎，主治頭項強痛。
2.配少府、湧泉，主治口瘡。

《**特別注意**》 1.出針時要按壓針孔，以免出血。
2.不宜深刺。

通天

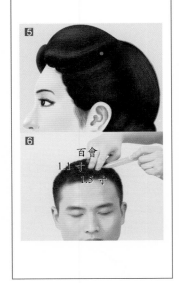

穴名由來 通，通達；天，天空；穴在足太陽之脈至高之位，如通達天空，故名。

科學定位 在頭部，前髮際正中直上 4 寸，旁開 1.5 寸（圖⑤）。

快速取穴法 1.取正坐位，閉上雙眼，先取百會穴，在百會穴向上量 1 寸處再旁開 1.5 寸處，按壓有痠脹感（圖⑥）。
2.正坐位，先取曲差穴，於其後 3.5 寸處，按壓有痠脹感。

主要作用 宣肺利鼻，散風清熱。主治鼻塞，鼻衄，鼻淵；頭痛，目眩；腦血管疾病後遺症；三叉神經痛；面肌痙攣；支氣管炎，支氣管哮喘。

經穴養療法 **刺法**：平刺 0.3～0.5 寸。
灸法：間接灸 3～5 壯，艾條灸 5～10 分鐘。
推拿：點按法、揉法、指推法、摩法。

穴位配伍調身袪病 1.配迎香、合谷，主治鼻炎。
2.配絡卻、關元，主治腦血管疾病後遺症。
3.配風池、崑崙，主治頭重眩暈。
4.配人中、內關，主治虛脫症。

《**特別注意**》 出針時要按壓針孔，以免出血。

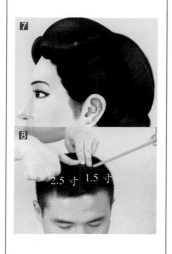

承光

穴名由來　承，承受；光，光線。此穴可使眼睛承受光明，故名。

科學定位　在頭部，前髮際正中直上 2.5 寸，旁開 1.5 寸（圖⑦）。

快速取穴法　1.正坐位，先取百會穴，在百會穴與前髮際之連線中點，再旁開 1.5 寸處，按壓有痠脹感。

2.正坐位，前髮際正中直上 2.5 寸，再旁開 1.5 寸，按壓有痠脹感（圖⑧）。

主要作用　清熱散風，明目通竅。主治目視不明；腦中風偏癱；頭暈目眩，鼻炎；內耳性眩暈；面神經麻痺；熱病；癲癇；三叉神經痛。

經穴養療法　**刺法**：平刺 0.3～0.5 寸。

灸法：艾條灸 5～10 分鐘。

推拿：點按法、揉法、指推法、摩法。

穴位配伍調身祛病　1.配百會，主治頭痛。

2.配通天，主治鼻炎。

《**特別注意**》1.不宜深刺。

2.出針時要按壓針孔，以免出血。

3.此穴為主治目疾之要穴。

穴名由來　攢，簇聚；竹，竹子。穴在眉頭凹陷中，眉毛叢生，猶如竹子簇聚，故名。

科學定位　在面部，眉頭凹陷中，框上切跡的位置（圖①）。

快速取穴法　1.正坐位，目視前方，在眉毛內側端有一隆起處，按壓有痠脹感（圖②）。

2.正坐位，眉頭凹陷中，約在目內眥直上，按壓有痠脹感。

主要作用　清熱散風，活絡明目。主治近視眼，淚囊炎，視力減退；目赤腫痛，眼瞼瞤動，迎風流淚，眼瞼下垂，面癱，面肌痙攣；口眼歪斜，眉棱骨痛；頭痛；呃逆；腰痛。

經穴養療法　**刺法**：向下斜刺 0.3～0.5 寸或平刺 0.5～0.8 寸或用三稜針點刺放血。

推拿：點按法、揉法。

穴位配伍調身祛病　1.配風池、太陽，主治神經性頭痛。

2.配翳風，主治呃逆。

《**特別注意**》1.此穴禁灸。

2.自我保健時，可用兩手拇指腹揉按兩側的攢竹穴 30～50 次，可以防治各種目疾。

攢竹

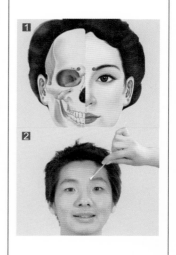

睛明

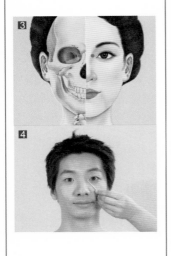

穴名由来 睛，眼睛；明，明亮。穴在目內眥，主治目疾，善明目，故名。

科學定位 在面部，目內眥角稍上方的凹陷中的位置（圖③）。

快速取穴法 1.正坐位，目視前方，手置於內側眼角稍上方，輕輕按壓有一凹陷處，按壓有痠脹感（圖④）。

2.正坐位，目視前方，在內眼角外上，按壓有痠脹感。

主要作用 明目退翳，祛風清熱。主治近視眼，視神經萎縮，青光眼，結膜炎；急性腰痛，坐骨神經痛。

經穴養療法 刺法：直刺 0.5～1.0 寸。

推拿：點按法、揉法。

穴位配伍調身祛病 1.配光明、攢竹，主治近視眼。

2.配後溪、人中，主治急性腰扭傷。

《特別注意》 1.此穴為手太陽經、足太陽經、足陽明經、陰蹺脈、陽蹺脈之交會穴。

2.此穴禁灸。

3.針刺時，患者閉目，醫者用左手推眼球向外側固定，右手緩慢進針，不宜提插捻轉，出針後按壓針孔片刻。

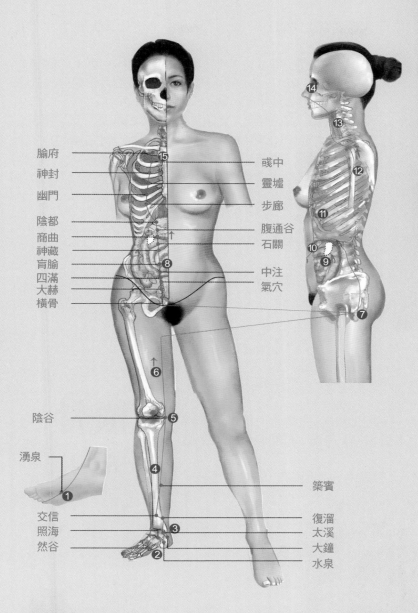

腧府
神封
幽門

陰都
商曲
神藏
肓腧
四滿
大赫
橫骨

陰谷

湧泉

交信
照海
然谷

15

8

6

5

4

3

2

1

彧中
靈墟
步廊

腹通谷
石關

中注
氣穴

14

13

12

11

10

9

7

築賓

復溜
太溪
大鐘
水泉

循行路線 起於足小趾下面，斜走於足心（湧泉）（見①），出於舟骨粗隆的下方（見②），沿內踝後緣（見③），向上沿小腿內側後緣（見④），到達窩內側（見⑤），上行經過大腿內側後緣（見⑥），進入脊柱內（長強），穿過脊柱（見⑦），屬於腎（見 ⑧），聯絡膀胱（見⑨）。

直行的支脈： 從腎臟上行（見⑩），穿過肝臟和膈肌（見⑪），進入肺（見⑫），沿喉嚨（見⑬），到達舌根兩旁（見⑭）。

另一支脈： 從肺中分出，聯絡心，流注於胸中，與手厥陰心包經相接（見⑮）。

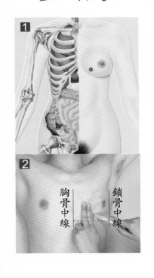

步廊

科學定位 在胸部，第 5 肋間隙，前正中線旁開 2 寸（圖①）。

快速取穴法 仰臥位，在平乳頭的肋間隙（第 4 肋間隙）中，再向下數 1 節椎體，於胸骨中線與鎖骨中線連線的中點處，按壓有痠脹感（圖②）。

主要作用 寬胸理氣，止咳平喘。主治胸膜炎；支氣管炎，鼻炎，哮喘；肋間神經痛；腹直肌痙攣；急性乳腺炎。

經穴養療法 刺法：斜刺或平刺 0.5～0.8 寸。

灸法：艾柱灸或溫針灸 3～ 5 壯，艾條灸 5～10 分鐘。

《特別注意》針刺時，局部有痠脹感。

科學定位 在下腹部，臍中下 5 寸，前正中線旁開 0.5 寸的位置（圖③）。

快速取穴法 仰臥位，在腹白線與恥骨聯合上緣水平線的交點處或臍中下 5 寸，旁開 0.5 寸處，按壓有痠脹感（圖④）。

主要作用 理氣健脾，清熱調經。主治腹痛，腹脹，泄瀉，痢疾；水腫；月經不調，帶下，痛經，不孕症；遺精，遺尿，疝氣，角膜白斑。

經穴養療法 刺法：直刺 0.8～1.2 寸。

灸法：艾柱灸或溫針灸 3～5 壯，艾條灸 5～10 分鐘。

推拿：點按法、揉法、指推法、摩法。

《特別注意》孕婦禁刺。

橫骨

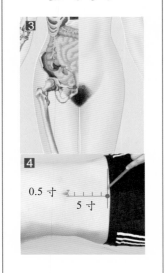

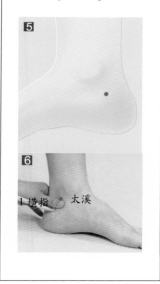

水泉

⑤

⑥

1橫指　太溪

科學定位　在足跟區，太溪直下 1 寸，跟骨結節內側凹陷中的位置（圖⑤）。

快速取穴法　坐位，在足內側，內踝後下方，於太溪穴下 1 橫指處，跟骨結節的內側凹陷中，按壓有痠脹感（圖⑥）。

主要作用　利水消腫，活血調經。主治月經不調，痛經，經閉，子宮脱垂，不孕症；陰挺；小便不利；近視眼；痛風，足跟痛。

經穴養療法　**刺法**：直刺 0.3～0.5 寸。

灸法：艾柱灸或溫針灸 3～5 壯，艾條灸 5～10 分鐘。

推拿：點按法、揉法、指推法、摩法。

《特別注意》針刺時局部有痠脹感。

穴名由來　腧，輸注；府，腑，聚。足少陰之氣由足至胸轉輸、會聚於本穴。

科學定位　在胸部，鎖骨下緣，前正中線旁開 2 寸的位置（圖⑦）。

快速取穴法　1.仰臥位，在鎖骨下可觸及一凹陷，於胸骨中線與鎖骨中線連線的中點處（圖⑧）。

2.仰臥位，先取雲門穴，雲門與前正中線的內 1/3 處凹陷處，按壓有痠脹感。

主要作用　止咳平喘，理氣降逆。主治咳嗽，氣喘，咽炎，胸痛；神經性嘔吐；心律不齊，房顫。

經穴養療法　**刺法**：橫刺 0.3～0.5 寸。

灸法：艾柱灸或溫針灸 3～5 壯，艾條灸 5～10 分鐘。

推拿：點按法、揉法。

穴位配伍調身袪病　1.配天突、肺腧、魚際，主治咽喉腫痛。

2.配足三里、合谷，主治呃逆。

《特別注意》1.勿深刺，免傷心、肺。

2.針刺時，局部有痠脹感。

3.穴道指壓法治療氣喘發作。

腧府

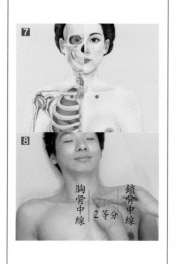

⑦

⑧

胸骨中線　鎖骨中線

2等分

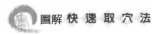

彧中

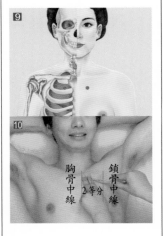

穴名由來　彧，茂盛；中，中間。腎氣行於胸中大盛之處。

科學定位　在胸部，第 1 肋間隙，前正中線旁開 2 寸（圖⑨）。

快速取穴法　仰臥位，在平乳頭的肋間隙（第 4 肋間隙），再向上數 3 節椎體（第 1 肋間隙），於胸骨中線與鎖骨中線連線的中點處，按壓有痠脹感（圖⑩）。

主要作用　止咳平喘，降逆止嘔。主治支氣管炎，咳嗽，氣喘；胸痛；嘔吐，消化不良；肋間神經痛；乳腺炎。

經穴養療法　**刺法**：斜刺或平刺 0.5～0.8 寸。
灸法：艾柱灸或溫針灸 3～5 壯，艾條灸 5～10 分鐘。
推拿：點按法、揉法。

穴位配伍調身袪病　1.配風門、肺腧，主治感冒。
2.配天突、間使，主治咽喉腫痛。

《**特別注意**》1.不宜深刺，免傷心、肺。
2.針刺時，局部有痠脹感。
3.寒則補針多留或灸，熱則瀉針出氣。

穴名由來　神，神明；藏，匿藏。穴在心旁，內應心臟。因心藏神。

科學定位　在胸部，第 2 肋間隙，前正中線旁開 2 寸（圖①）。

快速取穴法　仰臥位，在平乳頭的肋間隙（第4肋間隙），再向上數 2 節椎體（第 2 肋間隙），於胸骨中線與鎖骨中線連線的中點處，按壓有痠脹感（圖②）。

主要作用　止咳平喘，寬胸理氣。主治上呼吸道感染，咳嗽，氣喘；胸痛；嘔吐，消化不良；肋間神經痛。

經穴養療法　**刺法**：斜刺或平刺 0.5～0.8 寸。
灸法：艾柱灸或溫針灸 3～5 壯，艾條灸 5～10 分鐘。
推拿：點按法。

穴位配伍調身袪病　1.配天突、內關、太沖，主治梅核氣。
2.配心腧、玉堂，主治冠心病，胸痹、噎嗝、心肌梗塞。

《**特別注意**》1.勿深刺，免傷心、肺。
2.針刺時，局部有痠脹感。

神藏

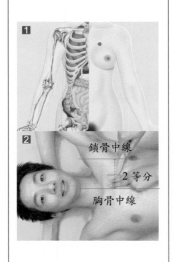

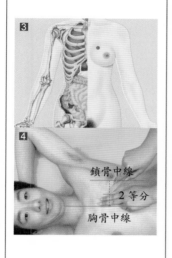

靈墟

穴名由來　靈，神明；墟，墟址。穴在心旁，因心藏神，故為神靈之墟址。

科學定位　在胸部，第 3 肋間隙，前正中線旁開 2 寸（圖③）。

快速取穴法　仰臥位，在平乳頭的肋間隙（第 4 肋間隙），再向上數 1 節椎體（第 3 肋間隙），於胸骨中線與鎖骨中線連線的中點處，按壓有痠脹感（圖④）。

主要作用　寬胸理氣，清熱降逆。主治咳嗽，氣喘；鼻炎，嗅覺減退；胸脇脹滿；乳癰；肋間神經痛；嘔吐。

經穴養療法　刺法：斜刺或平刺 0.5〜0.8 寸。

灸法：艾柱灸或溫針灸 3〜5 壯，艾條灸 5〜10 分鐘。

推拿：點按法、揉法。

穴位配伍調身袪病　1.配足三里、中脘、內關，主治嘔吐、納呆。

2.配神門，主治失眠。

《特別注意》　1.不宜深刺，免傷心、肺。

2.針刺時，局部有痠脹感。

穴名由來　神，神明；封，範圍。穴臨心臟，地處心臟所居之封界，又心主神明。

科學定位　在胸部，第 4 肋間隙，前正中線旁開 2 寸（圖⑤）。

快速取穴法　仰臥位，在平乳頭的肋間隙（第 4 肋間隙）中，於胸骨中線與鎖骨中線連線的中點處，按壓有痠脹感（圖⑥）。

主要作用　通乳消癰，降逆平喘。主治咳嗽，氣喘，胸脇脹滿；乳癰；心動過速；肋間神經痛；腹直肌痙攣。

經穴養療法　刺法：斜刺或平刺 0.5〜0.8 寸。

灸法：艾柱灸或溫針灸 3〜5 壯，艾條灸 5〜10 分鐘。

推拿：點按法、揉法。

穴位配伍調身袪病　1.配陽陵泉、支溝，主治胸脇脹痛。

2.配天突、列缺，主治哮喘。

3.配心腧、神門，主治失眠。

《特別注意》　1.不宜深刺，以免刺傷心、肺。

2.針刺時，局部有痠脹感。

神封

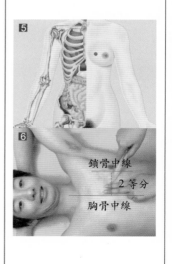

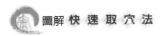

幽門

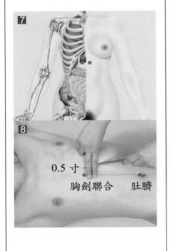

0.5 寸

胸劍聯合　肚臍

穴名由來　幽，幽隱；門，門戶，穴近胃之下口幽門而與之相關。

科學定位　在上腹部，臍中上 6 寸，前正中線旁開 0.5 寸（圖⑦）。

快速取穴法　仰臥位，從胸劍聯合向下量約 2 橫指，再從前正中線旁開 0.5 寸處（半橫指），按壓有痠脹感（圖⑧）。

主要作用　健脾和胃，降逆止嘔。主治腹痛，腹脹，嘔吐，泄瀉，痢疾；乳腺炎，乳汁缺少，妊娠嘔吐；肋間神經痛。

經穴養療法　刺法：直刺 0.5～0.8 寸。

灸法：艾柱灸或溫針灸 3～5 壯，艾條灸 5～10 分鐘。

推拿：點按法、揉法、指推法、摩法。

穴位配伍調身袪病　1.配玉堂，主治煩心，嘔吐。

2.配中脘、建里，主治胃痛，嘔吐。

3.配天樞，主治腹脹，腸鳴，泄瀉。

《特別注意》1.足少陰、沖脈交會穴。

2.勿向上深刺，以免刺傷肝臟。

3.針刺時，局部有痠脹感，可傳至上腹部。

穴名由來　腹，腹部；通，通過；谷，水穀。穴在腹部，為水穀通行之道。

科學定位　在上腹部，臍中上 5 寸，前正中線旁開 0.5 寸（圖①）。

快速取穴法　仰臥位，從胸劍聯合與肚臍連線的中點直上量 1 橫指（拇指）處，旁開 0.5 寸處（半橫指），按壓有痠脹感（圖②）。

主要作用　清心益腎，降逆止嘔。主治急慢性胃炎，消化不良；神經性嘔吐；腹脹，腹痛，嘔吐；咳嗽，氣喘；癲癇；暴喑。

經穴養療法　刺法：直刺 0.5～0.8 寸。

灸法：艾柱灸或溫針灸 3～5 壯，艾條灸 5～10 分鐘。

推拿：點按法、揉法、指推法。

穴位配伍調身袪病　1.配內關、中脘，主治胃氣逆。

2.配申脈、照海，主治癲癇、驚悸。

《特別注意》1.足少陰、沖脈交會穴。

2.不可深刺，以免傷及肝胃。

3.針刺時，局部痠脹，針感可放射至上腹部。

腹通谷

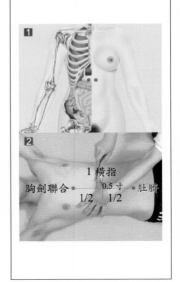

1 橫指

胸劍聯合　0.5 寸　肚臍

1/2　1/2

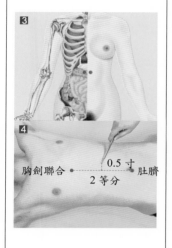

陰都

胸劍聯合 ••••• 0.5 寸 •••• 肚臍
2 等分

`穴名由來` 陰，陰陽之陰，腹部；都，匯聚。足少陰與沖脈之會。

`科學定位` 在上腹部，臍中上 4 寸，前正中線旁開 0.5 寸（圖③）。

`快速取穴法` 仰臥位，在胸劍聯合與肚臍連線的中點，從前正中線再旁開 0.5 寸處（半橫指），按壓有痠脹感（圖④）。

`主要作用` 調理腸胃，寬胸降逆。主治腹痛，便秘；胃痛，嘔吐，胃腸炎；支氣管炎，肺氣腫；不孕；瘧疾；結膜炎。

`經穴養療法` **刺法：**直刺 1.0～1.5 寸。

灸法：艾柱灸或溫針灸 3～5 壯，艾條灸 5～10 分鐘。

推拿：點按法、揉法、指推法、摩法。

`穴位配伍調身祛病` 1.配巨闕，主治胸中煩滿。

2.配足三里、四縫，主治小兒疳積。

3.配三陰交、血海，主治閉經。

《特別注意》 1.足少陰、沖脈交會穴。

2.不可深刺，以免傷及胃。

3.針刺時，局部痠脹，針感可放射至上腹部。

`穴名由來` 石，堅滿；關，關要。穴近胃脘，與飲食有關，可攻堅消滿。

`科學定位` 在上腹部，臍中上 3 寸，前正中線旁開 0.5 寸（圖⑤）。

`快速取穴法` 仰臥位，在腹白線與肚臍水平線的交點處，旁開 0.5 寸處（半橫指），再向上量 4 橫指，即 3 寸處，按壓有痠脹感（圖⑥）。

`主要作用` 滋陰清熱，和中化濕。主治嘔吐，腹痛，便秘；月經不調，痛經，不孕症，婦人子宮中有惡血，產後腹痛；尿道感染。

`經穴養療法` **刺法：**直刺 0.5～0.8 寸。

灸法：艾柱灸 3～5 壯，艾條灸 5～10 分鐘。

推拿：點按法、揉法、指推法。

`穴位配伍調身祛病` 1.配中脘、內關，主治胃痛、嘔吐，腹脹。

2.配三陰交、陰交、腎腧，主治先兆流產和不孕症。

《特別注意》 1.足少陰、沖脈交會穴。

2.針刺時，局部有痠脹感。

石關

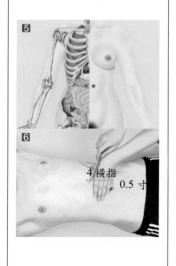

4 橫指
0.5 寸

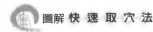

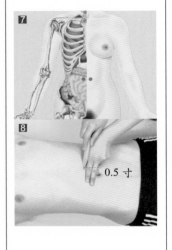

0.5 寸

穴名由來 商，五音之一，屬金，對應大腸；曲，彎曲。本穴內應大腸橫曲之處。

科學定位 在上腹部，臍中上 2 寸，前正中線旁開 0.5 寸（圖⑦）。

快速取穴法 仰臥位，在腹白線與肚臍水平線的交點處，旁開 0.5 寸處（半橫指），再向上量約 2 橫指處，按壓有痠脹感（圖⑧）。

主要作用 健脾和胃，消積止痛。主治腹痛，泄瀉，便秘，痢疾；胃炎，胃下垂，消化不良。

經穴養療法 刺法：直刺 0.5～0.8 寸。

灸法：艾柱灸或溫針灸 3～5 壯，艾條灸 5～10 分鐘。

推拿：點按法、揉法、指推法、摩法。

穴位配伍調身祛病 1.配中脘、大橫，主治腹痛、腹脹。

2.配大腸腧、天樞，主治便秘、泄瀉。

3.配支溝，主治便秘。

《**特別注意**》 1.足少陰、衝脈交會穴。

2.針刺時，局部有痠脹感，可傳至上腹部。

穴名由來 肓，肓膜；腧，通輸，輸注。穴位於大腹與少腹之間，內應肓膜。

科學定位 在下腹部，臍中旁開 0.5 寸，腹直肌內側緣處（圖①）。

快速取穴法 仰臥位，在腹白線與肚臍水平線的交點處，旁開0.5 寸處（半橫指），在腹直肌內側緣，按壓有痠脹感即為本穴（圖②）。

主要作用 通便止瀉，理氣止痛。主治腹痛，腹脹，嘔吐，習慣性便秘，泄瀉，痢疾；膀胱炎，尿道炎，疝氣；月經不調；腰痛。

經穴養療法 刺法：直刺 0.8～1.2 寸。

灸法：艾柱灸或溫針灸 3～5 壯，艾條灸 5～10 分鐘。

推拿：點按法、揉法、指推法。

穴位配伍調身祛病 1.配天樞、足三里、大腸腧，主治習慣性便秘、泄瀉。

2.配中脘、足三里、內關、公孫，主治胃痛。

《**特別注意**》 1.足少陰、衝脈交會穴。

2.針刺時，局部有明顯痠脹感，針感可放散至小腹部。

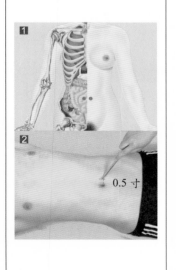

0.5 寸

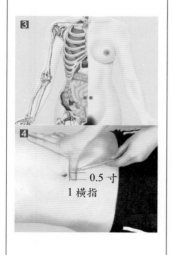

中注

穴名由來 中，中間；注，灌注。穴位為沖脈、足少陰之會，足少陰脈氣由此經沖脈進入胞中。

科學定位 在下腹部，臍中下 1 寸，前正中線旁開 0.5 寸（圖③）。

快速取穴法 仰臥位，在腹白線與肚臍水平線的交點處，旁開 0.5 寸處（半橫指），再向下量 1 橫指（拇指）處，按壓有痠脹感（圖④）。

主要作用 通便止瀉，行氣調經。主治月經不調，痛經；腹痛，便秘，泄瀉，痢疾；結膜炎，角膜炎。

經穴養療法 刺法：直刺 0.8～1.2 寸。

灸法：艾柱灸或溫針灸 3～5 壯，艾條灸 5～10 分鐘。

推拿：點按法、揉法、指推法、摩法。

穴位配伍調身袪病 1.配腎腧、委中，主治腰痛。

2.配三陰交、中極、血海、太沖、陰交，主治月經不調、卵巢炎、附件炎。

《特別注意》 1.足少陰、沖脈交會穴。

2.針刺前宜排空小便；針刺時，局部有痠脹感，針感可傳至腹部、胸部、咽部。

3.孕婦禁針。

穴名由來 四，序號；滿，溢滿。為膀胱水液儲蓄溢滿之處，又穴主脹滿之病。

科學定位 在下腹部，臍中下 2 寸，前正中線旁開 0.5 寸（圖⑤）。

快速取穴法 仰臥位，在腹白線與恥骨聯合上緣水平線的交點處，旁開0.5 寸處（半橫指），先取氣穴再向上量 1 橫指（拇指）處，按壓有痠脹感（圖⑥）。

主要作用 理氣健脾，清熱調經。主治腹痛，腹脹，泄瀉，痢疾；水腫；月經不調，帶下，痛經，不孕症；遺精，遺尿，疝氣，角膜白斑。

經穴養療法 刺法：直刺 0.8～1.2 寸。

灸法：艾柱灸或溫針灸 3～5 壯，艾條灸 5～10 分鐘。

推拿：點按法、揉法、指推法。

穴位配伍調身袪病 1.配氣海、大敦，主治疝氣。

2.配三陰交、血海，主治月經不調。

《特別注意》 1.足少陰、沖脈交會穴。

2.針刺前宜排空小便；針刺時，局部痠脹。

3.孕婦禁針。

四滿

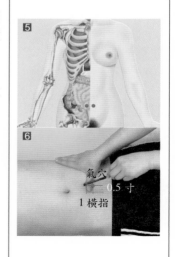

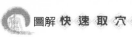

氣穴

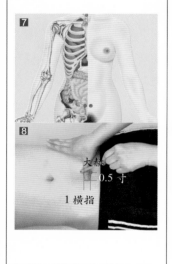

大赫
0.5 寸
1 橫指

穴名由來 氣，腎氣；穴，土室。腎氣藏聚之室，且腎主納氣。

科學定位 在下腹部，臍中下 3 寸，前正中線旁開 0.5 寸（圖⑦）。

快速取穴法 仰臥位，在腹白線與肚臍水平線的交點處，旁開 0.5 寸處（半橫指），先取大赫穴，再向上量 1 橫指（拇指）處，按壓有痠脹感（圖⑧）。

主要作用 調理沖任，溫腎暖胞。主治月經不調，帶下，小便不利，泄瀉，痢疾，急性腸胃炎，遺精，陽痿，腰痛，角膜炎。

經穴養療法 刺法：直刺 0.8～1.2 寸。
灸法：艾柱灸或溫針灸 3～5 壯，艾條灸 5～10 分鐘。
推拿：點按法、揉法、指推法、摩法。

穴位配伍調身袪病 1.配天樞、大腸腧、公孫，主治消化不良。
2.配氣海、三陰交、血海，主治月經不調。

《特別注意》 1.針刺前宜排空小便；針刺時，局部有酸脹感，針感可傳至小腹部。
2.孕婦禁針。

穴名由來 大，大小之大；赫，盛大。下焦元氣充盛之處。

科學定位 在下腹部，臍中下 4 寸，前正中線旁開 0.5 寸（圖①）。

快速取穴法 仰臥位，在腹白線與恥骨聯合上緣水平線的交點處，旁開 0.5 寸處（半橫指），再向上量 1 橫指（拇指）處，按壓有痠脹感（圖②）。

主要作用 益腎助陽，調經止帶。主治遺精，早洩，陽痿；陰挺，帶下；月經不調，痛經，不孕症；痢疾，急性腸胃炎。

經穴養療法 刺法：直刺 0.8～1.2 寸。
灸法：艾柱灸或溫針灸 3～5 壯，艾條灸 5～10 分鐘。
推拿：點按法、揉法、掌推法、摩法。

穴位配伍調身袪病 1.配帶脈、大敦、中極，主治陽痿、遺精。
2.配命門、志室、關元，主治男科病。
3.配中極、關元、三陰穴，主治不孕症。

《特別注意》 針刺前應排空小便，針刺時宜緩慢，以免刺傷膀胱及小腸。孕婦禁針。

大赫

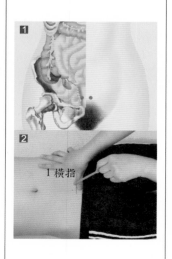

1 橫指

陰谷

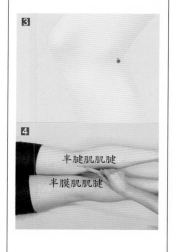

③

④

半腱肌肌腱

半膜肌肌腱

穴名由來　陰，陰陽之陰；谷，山谷。穴在膝關節內側，局部凹陷如谷。

科學定位　在膕窩內側，膕橫紋上，半腱肌肌腱與半膜肌腱之間（圖③）。

快速取穴法　俯臥位，微屈膝，從膝內高骨向後緣推，在膕橫紋內側端可觸及兩條筋（半腱肌肌腱與半膜肌腱），兩筋之間可觸及一凹陷，按壓有痠脹感（圖④）。

主要作用　益腎調經，理氣止痛。主治陽痿，遺精，疝氣，崩漏；月經不調，帶下，功能性子宮出血，小便不利，膝膕痠痛，胃炎，腸炎，癲癇，精神病。

經穴養療法　刺法：直刺 0.8～1.2 寸。

灸法：艾柱灸或溫針灸 3～5 壯，艾條灸 5～10 分鐘。

推拿：點按法、揉法、指推法。

穴位配伍調身袪病　1.配照海、中極，主治癃閉。

2.配大赫、命門，主治陽痿、早洩。

3.配頸四針、關杼、頸百勞，主治頸項痛。

《特別注意》　針刺時，局部有痠脹感，麻電感可傳至膕窩及足部。

穴名由來　築，強健；賓，膝和小腿。穴在小腿內側，使膝與小腿強健之意。

科學定位　在小腿內側，太溪直上 5 寸，腓腸肌肌腹的內下方（圖⑤）。

快速取穴法　1.坐位垂足或仰臥位，在太溪與陰谷的連線上，向上量 3 橫指，再向上量 3 寸，同時從脛骨由後量 2 橫指處，兩者相交處，按壓有痠脹感。

2.坐位垂足或仰臥位，在太溪直上 5 寸的凹陷處，按壓有痠脹感（圖⑥）。

主要作用　調補肝腎，清熱利濕。主治癲狂，精神病，失眠；疝氣；小腿疼痛，腓腸肌痙攣；神經性嘔吐。

經穴養療法　刺法：直刺 0.5～0.8 寸。

灸法：艾柱灸或溫針灸 3～5 壯，艾條灸 5～10 分鐘。

推拿：點按法、揉法、指推法。

穴位配伍調身袪病　1.配腎腧、關元，主治水腫。

2.配大敦、歸來，主治疝氣。

3.配大椎、間使，主治癲癇。

《特別注意》　1.陰維脈郄穴。

2.針刺時，局部痠脹，針感可傳至大腿或足底。

築賓

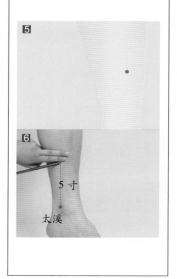

⑤

⑥

5 寸

太溪

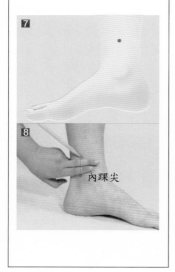

交信

交信

穴名由來　交，交會；信，信用。古代以仁義禮智信五德配五行，信屬土，本經脈氣在本穴交會脾經。

科學定位　在小腿內側，內踝尖上 2 寸，脛骨內側緣後際凹陷中（圖⑦）。

快速取穴法　1.坐位或仰臥位，由內踝尖向上量約 2 橫指的凹陷處，按壓有痠脹感（圖⑧）。

2.坐位或仰臥位，在小腿內側先取太溪穴，再向上量約 2 橫指，復溜前 0.5 寸，脛骨內側緣的後方，按壓有痠脹感。

主要作用　益腎調經，清熱利尿。主治月經不調，崩漏，陰挺；疝氣；痢疾，泄瀉，便秘；尿瀦留；淋病。

經穴養療法　刺法：直刺 0.8～1.0 寸。

灸法：艾柱灸或溫針灸 3～5 壯，艾條灸 5～10 分鐘。

推拿：點按法、揉法、指推法。

穴位配伍調身袪病　1.配關元、三陰交，治月經不調。

2.配太沖、血海、地機，主治崩漏。

3.配支溝、天樞、足三里，主治便秘、泄瀉。

《特別注意》　1.陰蹻脈郄穴。

2.針刺時，局部痠脹，針感可傳至整個足底。

穴名由來　復，返還；溜，流。脈氣至「海」入而復出並繼續流注之意。

科學定位　在小腿內側，太溪直上 2 寸，跟腱前方的位置（圖①）。

快速取穴法　1.坐位或仰臥位，先取太溪穴，再向上量約 2 橫指處，跟腱前緣處，按壓有痠脹感（圖②）。

2.坐位或仰臥位，由內踝尖向上量約 2 橫指（即 2 寸），交信後 0.5 寸的凹陷處，按壓有痠脹感。

主要作用　補腎益陰，溫陽利水。主治水腫，腹脹，泄瀉，癃閉；熱病汗不出，或汗出不止，盜汗；下肢痿痹，腰肌勞損；痔瘡。

經穴養療法　刺法：直刺 0.8～1.0 寸。

灸法：艾柱灸或溫針灸 3～5 壯，艾條灸 5～10 分鐘。

推拿：點按法、揉法、指推法。

穴位配伍調身袪病　1.配後溪、陰郄，主治盜汗。

2.配中極、陰谷，主治癃閉。

《特別注意》　1.經穴。

2.針刺時，局部痠脹，針感可傳至整個踝部。

3.本穴為保健用穴，經常按摩可以預防足跟痛等。

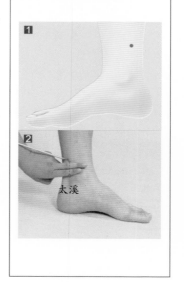

復溜

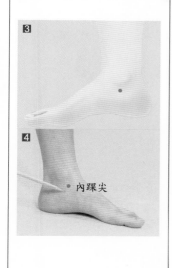

照海

內踝尖

穴名由來　照，光照；海，大海。此穴脈氣明顯，闊如大海。

科學定位　在足內側，內踝尖下 1 寸，內踝下緣邊際凹陷中（圖③）。

快速取穴法　1.坐位或仰臥位，在足內側由內踝尖垂直向下推，至其下緣凹陷處，按壓有痠脹感（圖④）。

2.坐位或仰臥位，在足內側由內踝尖向下量 1 橫指處的凹陷處，按壓有痠脹感。

主要作用　滋陰調經，熄風安神。主治咽喉乾痛，便秘，癃閉；痛經，月經不調，帶下，陰挺，陰癢；癲癇，失眠，神經衰弱；急性扁桃腺炎。

經穴養療法　**刺法**：直刺 0.5～0.8 寸。

灸法：艾柱灸或溫針灸 3～5 壯，艾條灸 5～10 分鐘。

推拿：點按法、揉法、掐法。

穴位配伍調身袪病　1.配列缺、廉泉，主治咽喉腫痛。

2.配神門、三陰交，主治失眠。

3.配中脘、足三里，主治腹痛。

《**特別注意**》 1.八脈交會穴，通陰蹻脈。

2.針刺時，局部痠脹，針感可擴散至整個踝部。

穴名由來　大，大小之大；鐘，匯聚。此穴為脈氣匯聚得以深大。

科學定位　在足內側，內踝後下方，跟骨上緣，跟腱附著部前緣凹陷中（圖⑤）。

快速取穴法　1.坐位或仰臥位，先取太溪穴，由太溪穴向下量 0.5 寸處，再向後平推，在跟腱前緣可觸及一凹陷，按壓有痠脹感（圖⑥）。

2.坐位或仰臥位，內踝後下方，太溪穴下 0.5 寸稍後，跟腱附著部內側凹陷中，按壓有痠脹感，即為本穴。

主要作用　利水消腫，活血調經。主治癃閉，尿道感染，遺尿，便秘；月經不調，閉經，不孕症；咳血，氣喘；心悸，癡呆；足跟痛。

經穴養療法　**刺法**：直刺 0.3～0.5 寸。

灸法：艾柱灸或溫針灸 3～5 壯，艾條灸 5～10 分鐘。

推拿：點按法、指推法。

穴位配伍調身袪病　1.配太溪、神門，主治心悸。

2.配魚際，主治咽喉腫痛。

《**特別注意**》 1.絡穴。

2.針刺時，局部有痠脹感。

大鐘

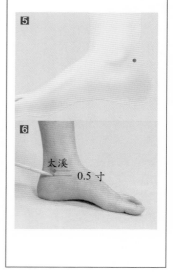

太溪
0.5 寸

太溪

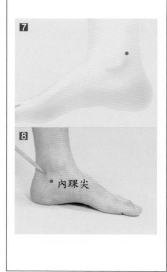

穴名由來 太，大；溪，溝溪。氣血所駐之處，至此聚留而成大溪。

科學定位 在踝區，內踝尖與跟腱之間的凹陷中的位置（圖⑦）。

快速取穴法 1.坐位或仰臥位，由足內踝尖向後推至與跟腱之間的凹陷處，大約相當於內踝尖與跟腱之間的中點，按壓有痠脹感（圖⑧）。

2.坐位或仰臥位，於內踝後緣與跟腱前緣的中間，平內踝尖，按壓有痠脹感，即為本穴。

主要作用 滋陰益腎，壯陽強腰。主治遺精，陽痿，遺尿，小便頻數，腰痛；耳鳴，耳聾；月經不調；頭痛，頭暈，目視不明，牙痛，咽腫；咳嗽，氣喘，消渴；失眠。

經穴養療法 刺法：直刺 0.5～1.0 寸。

灸法：艾柱灸或溫針灸 3～5 壯，艾條灸 5～10 分鐘。

推拿：點按法、指推法。

穴位配伍調身袪病 1.配崑崙、申脈，主治足踝腫痛。

2.配支溝、照海，主治心痛。

《特別注意》 輸穴、原穴。

穴名由來 然，舟骨粗隆；谷，凹陷處。穴在足舟骨粗隆前方凹陷處。

科學定位 在足內側緣，足舟骨粗隆下方，赤白肉際處（圖①）。

快速取穴法 1.坐位或仰臥位，先找到內踝前下方較明顯的骨性標誌（舟骨），舟骨粗隆前下方觸及一凹陷處，按壓有痠脹感（圖②）。

2.坐位，內踝前下方，足舟骨粗隆下緣凹陷處，按壓有痠脹感。

主要作用 滋陰補腎，清熱利濕。主治陰挺，陰癢，月經不調，帶下；膀胱炎，尿道炎，小兒臍風，口噤；遺精，陽痿，消渴，足背腫痛。

經穴養療法 刺法：直刺 0.5～1.0 寸。

灸法：艾柱灸 3～5 壯，艾條灸 5～10 分鐘。

推拿：點按法、指推法。

穴位配伍調身袪病 1.配承山，主治轉筋。

2.配太溪，主治熱病煩心。

然谷

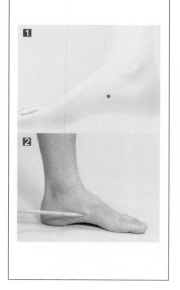

《特別注意》 1.滎穴。

2.針刺時，局部脹痛，針感可向整個足底部放射。

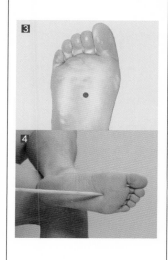

穴名由來 湧，湧出；泉，水泉。腎屬水，經氣初出如泉水湧出於下。

科學定位 在足底，屈足卷趾時足心最凹陷中（圖③）。

快速取穴法 1.坐位，卷足時，在足底掌心前面正中凹陷處（圖④）。

2.坐位或仰臥位，在足底部，卷足時，足前部凹陷處，約在足底第 2.3 趾蹼緣與足跟連線的前 1/3 與後 2/3 交點的凹陷處。

主要作用 滋陰熄風，醒腦開竅。主治昏厥，小兒驚風；頭頂痛，眩暈；癲狂，精神病；咽喉痛，舌乾，咳嗽，哮喘，支氣管炎；遺尿，尿瀦留，大便難；足心熱。

經穴養療法 **刺法**：直刺 0.5～1.0 寸。

灸法：艾柱灸 3～5 壯，艾條灸 5～10 分鐘。

推拿：點按法、揉法、指推法。

穴位配伍調身袪病 1.配膻中、乳根，主治乳汁不暢。

2.配水溝、照海，主治癲癇。

《特別注意》 1.井穴。

2.針刺時，局部脹痛，針感可向整個足底部放射。

第十四章

足少陽膽經

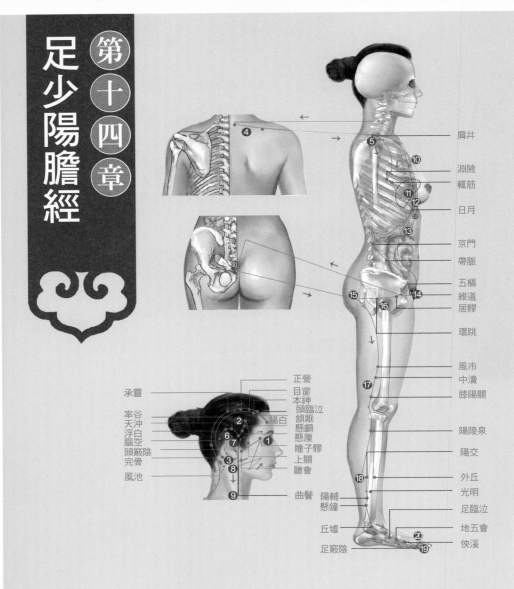

肩井
淵腋
輒筋
日月
京門
帶脈
五樞
維道
居髎
環跳
風市
中瀆
膝陽關
陽陵泉
陽交
外丘
光明
足臨泣
地五會
俠溪

承靈
率谷
天沖
浮白
腦空
頭竅陰
完骨
風池

正營
目窗
本神
頭臨泣
頷厭
懸顱
懸厘
瞳子髎
上關
聽會
陽白
曲鬢
陽輔
懸鐘
丘墟
足竅陰

循行路線 足少陽膽經開始於外眼角（見①），上行到額角（見②），向下經過耳後（見③），沿著頭頸下行至第 7 頸椎（見④），退回來向前進入缺盆部（見⑤）。

耳部的支脈： 從耳後進入耳中，出於耳前（見⑥），至外眼角後方（見⑦）。

外眼角部的支脈： 從外眼角分出，向下到大迎穴附近，與手少陽三焦經在眼下會合（見⑧），下行至頸部，與前脈會合於缺盆（見⑨），由此向下進入體腔，穿過膈肌（見⑩），聯絡於肝（見⑪），屬於膽（見⑫），沿脅肋部（見⑬），向下繞陰部毛際（見⑭），橫向進入髖關節部（見⑮），與前脈會合於此。

缺盆部的支脈： 從鎖骨上窩下進入腋下，沿側胸部，經過脅肋，向下與前脈會合於髖關節部（見⑯）。再向下，沿著大腿外側、膝關節外側（見⑰），向下行於腓骨前緣，直下到腓骨下段（見⑱），下出於外踝之前，沿足背到達足第 4 趾外側端（見⑲）。

足背的支脈： 從足背上分出，進入足大趾端，回轉來通過趾甲，出於大趾背毫毛部，與足厥陰肝經相接（見⑳）。

足竅陰

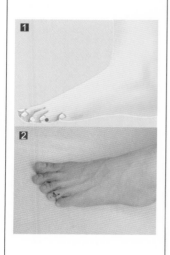

穴名由來 足，足部；竅，關竅；陰，陰陽之陰，肝經。此穴為足厥陰肝經之關竅，故名。

科學定位 在足第 4 趾末節外側，距趾甲角 0.1 寸的位置（圖①）。

快速取穴法 側坐，在第 4 趾外側，由第 4 趾趾甲外側緣（掌背交界處）與下緣各作一垂線，兩垂線的交點處，按壓有痠脹感（圖②）。

主要作用 祛風止痛，通經聰耳。主治足背腫痛；偏頭痛，目赤腫痛，喉痺；耳鳴，耳聾；胸脇痛；熱病，多夢；高血壓；肋間神經痛。

經穴養療法 刺法：淺刺 0.1～0.2 寸。

灸法：艾柱灸或溫針灸 3～7 壯，溫和灸 5～15 分鐘。

推拿：點法、按法，掐法。

穴位配伍調身祛病 1.配頭維、太陽，主治偏頭痛。

2.配翳風、聽會、外關，主治耳鳴、耳聾。

3.配少商、商陽，主治喉痺。

《特別注意》 1.井穴。

2.可用三稜針點刺出血。

3.針刺時，局部痠脹。

穴名由來 俠，夾；溪，溝陷。穴在第 4、 5 趾夾縫間的溝陷中。

科學定位 在足背外側，在第 4、 5 趾間，趾蹼緣後方赤白肉際處（圖③）。

快速取穴法 1.側坐，在足背第4、 5 趾之間連接處的縫紋頭，赤白肉際處，按壓有痠脹感（圖④）。

2.側坐垂足，在第 4、5 趾蹼緣的上方紋頭處。

主要作用 祛風止痛，活絡聰耳。主治足背腫痛；膝股痛；胸脇痛，頭痛，目痛；耳鳴，耳聾，頰腫；眩暈，驚悸；瘧疾；肋間神經痛，腦血管疾病後遺症。

經穴養療法 刺法：直刺或斜刺 0.5～0.8 寸。

灸法：艾柱灸 3～7 壯，溫和灸 5～15 分鐘。

推拿：點法、按法、揉法。

穴位配伍調身祛病 1.配太陽、率谷、風池，主治頭痛。

2.配支溝、陽陵泉，主治胸脇痛。

3.配聽宮、翳風，主治耳鳴、耳聾。

4.配骨、頰車，主治頷頰腫。

俠溪

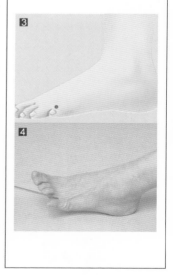

《特別注意》 1.滎穴。

2.針刺時，局部痠脹，可向趾端放散。

地五會

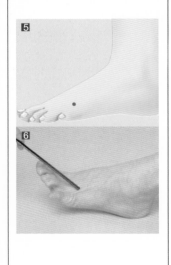

⑤

⑥

穴名由來　地，土地；五，中數；會，會通。本穴為足少陽脈氣上下會通之處。

科學定位　在足背外側，在足4趾本節的後方，第4、5趾骨之間（圖⑤）。

快速取穴法　1.側坐，當小趾向上翹時，可看到第5趾長伸肌腱，在肌腱的內側，按壓有痛感（圖⑥）。

2.側坐，在第4、5蹠趾關節後方，第4、5蹠骨之間，按壓有痛感。

主要作用　疏肝利膽，通經活絡。主治足背腫痛，腰肌勞損；頭痛，目赤腫痛；耳鳴，耳聾；脇痛；乳癰；肺結核，吐血。

經穴養療法　刺法：直刺或斜刺 0.5～0.8 寸。

灸法：艾柱灸或溫針灸 3.7 壯，溫和灸 5～15 分鐘。

推拿：點法、按法、揉法。

穴位配伍調身祛病　1.配睛明、瞳子髎、風池，主治目赤痛。

2.配乳根、膻中、足三里，主治乳癰。

3.配耳門、足三里，主治耳鳴、腰痛。

《特別注意》　針刺時，局部有痠脹感。

穴名由來　足，足部；臨，調治；泣，眼淚。其氣上通於目，可治療目疾。

科學定位　在足背外側，在足4趾本節的後方，小趾伸肌腱的外側凹陷處（圖⑦）。

快速取穴法　側坐，當小趾向上翹時，可看到第5趾長伸肌腱，在肌腱的外側，按壓有痛感即為本穴（圖⑧）。

主要作用　疏肝解鬱，熄風瀉火。主治足背腫痛；偏頭痛，目痛；乳癰，月經不調，胎位不正；脇肋痛；瘧疾；腦中風偏癱，足跗痛。

經穴養療法　刺法：直刺 0.5～ 0.8 寸或用三稜針點刺出血。

灸法：直接灸 3～7 壯，溫和灸 5～15 分鐘。

推拿：點法、按法、揉法。

穴位配伍調身祛病　1.配丘墟、解溪、崑崙，主治足背腫痛。

2.配風池、太陽、外關，主治偏頭痛。

3.配乳根、肩井，主治乳癰。

《特別注意》　針刺時，局部痠脹，可傳至足趾端。

足臨泣

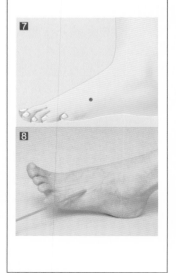

⑦

⑧

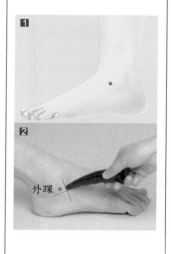

丘墟

穴名由來　丘，土丘；墟，大丘。穴在足外踝前下方，故名。

科學定位　在足外踝的前下方，在趾長伸肌腱的外側凹陷處（圖①）。

快速取穴法　側坐，先取外踝，過外踝前緣作一豎直切線，再過外踝下緣作一水平切線，兩條切線的交點處，按壓有痛感（圖②）。

主要作用　清肝明目，通經活絡。主治外踝腫痛；下肢痿痺，腦中風偏癱；頸項痛；胸脇痛；目赤腫痛；瘧疾；疝氣；膽囊炎，膽結石。

經穴養療法　刺法：直刺 0.5～0.8 寸或斜刺 0.8～1.2 寸。
灸法：艾柱灸 3.7 壯，溫和灸 5～15 分鐘。
推拿：點法、按法、揉法。

穴位配伍調身袪病　1.配風池、太沖，主治目赤腫痛。
2.配崑崙、申脈，主治外踝腫痛。
3.配陽陵泉、期門、日月、膽腧，主治膽囊炎。

《特別注意》　1.原穴。
2.針刺時，局部有痠脹感，可傳至足踝部。

穴名由來　懸，懸掛；鐘，聚。穴在外踝上，未及於足，猶如懸掛之狀。

科學定位　在小腿外側，於外踝尖上 3 寸，腓骨前緣（圖③）。

快速取穴法　正坐位或仰臥位，從外踝尖向上量 4 橫指（即 3 寸）處，腓骨前緣，按壓有痠脹感（圖④）。

主要作用　通經活絡，疏筋止痛。主治腰腿痛，坐骨神經痛，半身不遂；腳氣；頸項強痛，頸椎病，肩痛；胸脇疼痛，腋下腫；頸淋巴結核；小兒舞蹈病；動脈硬化症。

經穴養療法　刺法：直刺 0.5～0.8 寸。
灸法：直接灸 3～7 壯，溫和灸 5～15 分鐘。
推拿：點法、按法、揉法。

穴位配伍調身袪病　1.配腎腧、膝關、陽陵泉，主治腰腿痛。
2.配風池、後溪，主治頸項強痛。
3.配環跳、風市，主治坐骨神經痛。

《特別注意》　1.髓會。
2.針刺時，局部有痠脹感，可傳至足底。

懸鐘

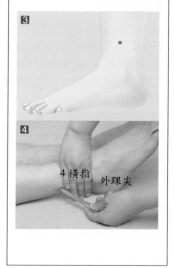

陽輔

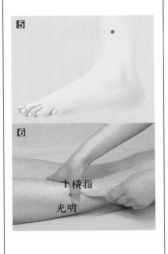

⑤

⑥

十横指
光明

穴名由來 陽，陰陽之陽，外側；輔，輔骨，腓骨。穴在腓骨外側前緣。

科學定位 在小腿外側，於外踝尖上 4 寸，腓骨前緣稍前方（圖⑤）。

快速取穴法 正坐位或仰臥位，在膝中（橫平膕橫紋）與外踝尖連線的下 1/4 處，光明穴下 1 橫指處，腓骨前緣處，按壓有痠脹感（圖⑥）。

主要作用 舒筋活絡，祛風止痛。主治下肢外側痛，坐骨神經痛，膝關節炎；腋下痛，胸脅痛，偏頭痛，目外眥痛；瘧疾；還可輔療頸淋巴結炎，頸淋巴結核，扁桃腺炎。

經穴養療法 **刺法**：直刺 0.8～1.2 寸。
灸法：直接灸 3～5 壯，溫和灸 5～15 分鐘。
推拿：點法、按法、揉法。
穴位配伍調身祛病 1.配環跳、陽陵泉，主治下肢外側痛。
2.配風池、太陽，主治偏頭痛。
3.配丘墟、足臨泣，主治腋下腫。

《特別注意》 經穴。

穴名由來 光，日光；明，明亮；穴主治眼疾，可以開關復明。

科學定位 在小腿外側，於外踝尖上 5 寸，腓骨前緣（圖⑦）。

快速取穴法 正坐位或仰臥位，在膝中（橫平膕橫紋）與外踝尖連線的中點，再向下量 4 橫指（即 3 寸）處，腓骨前緣處，按壓有痠脹感（圖⑧）。

主要作用 疏風清熱，舒筋活絡。主治目痛，夜盲，視神經萎縮，白內障；乳房脹痛；頰腫；下肢痿痹，膝痛；精神病；腰扭傷。

經穴養療法 **刺法**：直刺 0.8～1.2 寸。
灸法：直接灸 3～7 壯，溫和灸 5～15 分鐘。
推拿：點法、按法、揉法。
穴位配伍調身祛病 1.配睛明、瞳子髎，主治目痛。
2.配陽陵泉、崑崙，主治下肢痿痹。

《特別注意》 1.絡穴。
2.針刺時，局部痠脹，可傳至膝關節及足背外側。

光明

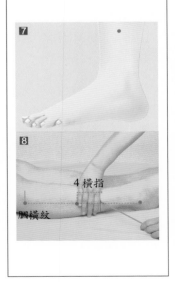

⑦

⑧

4横指
膕橫紋

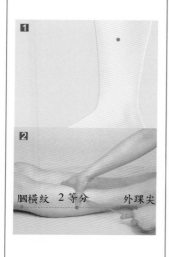

外丘

膕橫紋　2 等分　　　　外踝尖

穴名由來　外，內外之外，外側；丘，丘陵。穴在小腿外側，其肌肉隆起如丘陵。

科學定位　在小腿外側，於外踝尖上 7 寸，腓骨前緣，平陽交穴（圖①）。

快速取穴法　正坐位或仰臥位，在膝中（橫平膕橫紋）與外踝尖連線的中點，向下量 1 橫指處，腓骨前緣處，平陽交穴，按壓有痠脹感（圖②）。

主要作用　祛風活絡，疏肝理氣。主治下肢痿痺，腓神經痛；腳氣；頸項強痛，胸脇痛，胸膜炎；癲癇，神經病。

經穴養療法　刺法：直刺 1.0～1.5 寸。

灸法：直接灸 3～7 壯，溫和灸 5～15 分鐘。

推拿：點法、按法、揉法。

穴位配伍調身祛病　1.配風池、後溪，主治頸項強痛。

2.配太沖、肝腧、支溝，主治胸脇痛。

3.配腰奇、間使、丰隆、百會，主治癲癇。

《特別注意》　1.郄穴。

2.針刺時，局部有痠脹感，可傳至足部。

穴名由來　陽，陰陽之陽，外側；交，交會。穴為足少陽與陽維脈交會穴。

科學定位　在小腿外側，於外踝尖上 7 寸，腓骨後緣（圖③）。

快速取穴法　正坐位或仰臥位，在膝中（橫平膕橫紋）與外踝尖連線的中點，向下量 1 橫指處，腓骨後緣處，按壓有痠脹感（圖④）。

主要作用　祛風利節，寧神定志。主治膝脛痛，下肢痿痺，腓神經疼痛或麻木，坐骨神經痛；胸脇痛，胸膜炎；癲狂，精神病；肝炎，面腫。

經穴養療法　刺法：直刺 1.0～1.5 寸。

灸法：直接灸 3～5 壯，溫和灸 5～15 分鐘。

推拿：點法、按法、揉法。

穴位配伍調身祛病　1.配足三里、陰陵泉、懸鐘，主治膝脛痛。

2.配太沖，主治胸脇痛。

3.配四神聰、大陵、內關，主治癲狂。

《特別注意》　1.陽維脈郄穴。

2.針刺時，局部有痠脹感，可傳至足部。

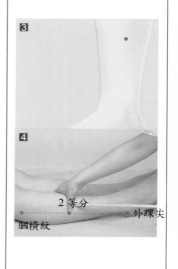

陽交

膕橫紋　2 等分　　外踝尖

陽陵泉

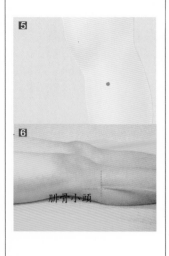

腓骨小頭

穴名由來　陽，陰陽之陽，外側；陵，高處；泉，凹陷。穴在下肢外側。

科學定位　在小腿外側，腓骨頭前下方凹陷的位置（圖⑤）。

快速取穴法　仰臥位，在小腿外側，先摸到腓骨小頭，過腓骨小頭前緣做一條豎直切線，再過腓骨小頭的下緣做一水平切線，兩條切線的交點處（圖⑥）。

主要作用　活血通絡，疏調經脈。主治膝腫痛，下肢痿痹、麻木；半身不遂；嘔吐；黃疸；肝炎，膽囊炎；膽道蛔蟲病；小兒舞蹈病；小兒驚風。

經穴養療法　刺法：直刺或向下斜刺 1.0～1.5 寸。

灸法：直接灸 3～7 壯，溫和灸 5～15 分鐘。

推拿：點法、按法、揉法。

穴位配伍調身袪病　1.配環跳、風市、委中、懸鐘，主治半身不遂、下肢痿痹。

2.配陰陵泉、中脘，主治脅肋痛。

3.配人中、中沖、太沖，主治小兒驚風。

《特別注意》　1.合穴，膽的下合穴，筋會。

2.針刺時，局部有痠脹感，針感可放散至足部外側。

穴名由來　膝，膝部；陽，陰陽之陽，外側；關，機關。穴在膝關節的外側。

科學定位　在膝外側，陽陵泉上 3 寸，股骨外上髁上方的凹陷處（圖⑦）。

快速取穴法　1.正坐屈膝 90 度或仰臥位，在膝外側，先取陽陵泉，再向上量 4 橫指（即 3 寸）處，股骨外上髁上方的凹陷處，按壓有痠脹感（圖⑧）。

2.正坐屈膝 90 度或仰臥位，在膝外側，股骨外上髁上方凹陷與股二頭肌腱之間的凹陷處。

主要作用　通利關節，疏通筋脈。主治膝臏腫痛，膝關節炎，鶴膝風；小腿麻木，股外側皮神經炎；腳氣。

經穴養療法　刺法：直刺 1.0～2.0 寸。

灸法：直接灸 3～7 壯，溫和灸 5～15 分鐘。

推拿：點法、按法、揉法。

穴位配伍調身袪病　1.配膝眼、陽陵泉、豐隆、曲池、合谷，主治膝關節炎。

2.配委中、承山，主治膕筋攣急。

《特別注意》　針刺時，局部有痠脹感，可傳至膝部和大腿外側。

膝陽關

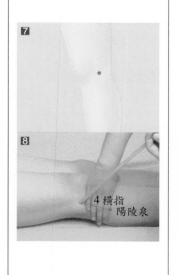

4 橫指
陽陵泉

中瀆

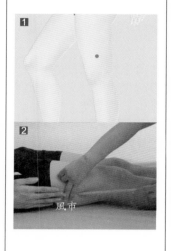

風市

穴名由來　中，中間；瀆，溝瀆。穴在大腿外側中線分肉的凹陷處，經氣至此如行溝渠。

科學定位　在大腿外側，風市下2寸，或在膕橫紋上5寸，股外側肌與股二頭肌之間（圖①）。

快速取穴法　1.站立位或仰臥位，在大腿外側，先取風市，再向下量約2橫指處，按壓有痠脹感（圖②）。
2.側臥位，在大腿外側部的中線上，膕橫紋上5寸處，按壓有痠脹感。

主要作用　通經活絡，祛寒止痛。主治下肢痿痺、麻木，半身不遂；腳氣；坐骨神經痛，腦中風後遺症；腓腸肌痙攣。

經穴養療法　刺法：直刺1.5～2.5寸。
灸法：直接灸3～7壯，溫和灸5～15分鐘。
推拿：點法、按法、揉法。

穴位配伍調身祛病　1.配陰市，主治下肢外側涼麻、疼痛。
2.配陽陵泉、膽腧，主治膽絞痛。

《特別注意》　針刺時，局部痠脹，可傳至下肢。

穴名由來　風，風邪；市，聚集。穴主治渾身瘙癢麻痺諸症，祛風的要穴。

科學定位　在大腿外側部的中線上，在膕橫紋上7寸，股外側肌與股二頭肌之間（圖③）。

快速取穴法　1.仰臥位，將兩手自然伸直，此時在大腿外側部的中線上，中指尖處即是此穴，按壓有痠脹感（圖④）。
2.仰臥位，在大腿外側部的中線上，膕橫紋上7寸處，按壓有痠脹感。

主要作用　舒筋活絡，祛風止癢。主治下肢痿痺，麻木；半身不遂；遍身瘙癢，蕁麻疹，腳氣；腦中風後遺症，小兒麻痺後遺症；坐骨神經痛；膝關節炎。

經穴養療法　刺法：直刺1.5～2.5寸。
灸法：直接灸3～5壯，溫和灸5～15分鐘。
推拿：點法、按法、揉法。

穴位配伍調身祛病　1.配陽陵泉、懸鐘，主治下肢痿痺。
2.配風池、曲池、血海，主治蕁麻疹。

《特別注意》　針刺時，局部有痠脹感，可向下放散。

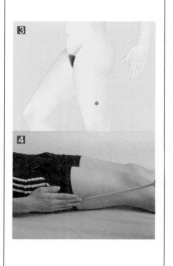

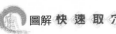

環跳

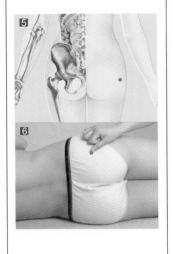

穴名由來 環,環曲;跳,跳躍。穴在髀樞中,側臥伸不足,屈上足取之,因其屈膝屈髖呈環曲,如跳躍狀。

科學定位 在股外側部,側臥屈股,在股骨大轉子最高點與骶管裂孔連線的外 1/3 與中 1/3 交點處(圖⑤)。

快速取穴法 取側臥位,伸直下腿,屈上腿,以拇指關節橫紋按在股骨大轉子上,拇指指向脊柱,當拇指尖處即是,按壓有痠脹感(圖⑥)。

主要作用 疏通經絡,活血止痛。主治腰胯疼痛,挫閃腰痛,半身不遂,下肢痿痺,坐骨神經痛;髖關節及周圍軟組織疾病;膝踝痛;遍身風疹,腳氣;神經衰弱。

經穴養療法 刺法:直刺 2.0～2.5 寸。

灸法:直接灸 3～7 壯,溫和灸 5～15 分鐘。

推拿:點法、按法、揉法。

穴位配伍調身祛病 1.配殷門、陽陵泉、委中、崑崙,主治坐骨神經痛。

2.配居髎、懸鐘,主治風寒濕痺。

3.配風池、曲池,主治遍身風疹。

《特別注意》 針刺時,局部有痠脹感,可傳至下肢。

穴名由來 居,居處;髎,骨隙。穴在髖骨凹陷處。意指膽經氣血在此屯居並由本穴的地部孔隙注入地之地部。

科學定位 在髖部,在髂前上棘與股骨大轉子最高點連線的中點處(圖⑦)。

快速取穴法 取側臥位,在髖部,在髂前上棘與股骨大轉子最高點連線的中點處,按壓有痠脹感的位置(圖⑧)。

2.正坐屈膝 90 度或仰臥位,在膝外側,股骨外上髁上方凹陷與股二頭肌腱之間的凹陷處。

主要作用 舒經活絡,宣痺止痛。主治腰腿痺痛,足痿,疝氣,癱瘓;髖關節炎,膀胱炎;睪丸炎,腦中風偏癱;月經不調,子宮內膜炎,帶下;闌尾炎;胃痛;下腹痛。

經穴養療法 刺法:直刺或斜刺 1.5～2.0 寸。

灸法:艾柱灸或溫針灸 3～7 壯,溫和灸 5～15 分鐘。

推拿:點法、按法、肘壓法。

穴位配伍調身祛病 1.配環跳、腎腧,主治腰腿痺痛。

2.配大敦、中極,主治疝氣。

3.配條口,主治肩周炎。

居髎

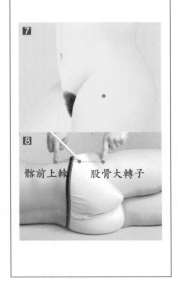

髂前上棘　　股骨大轉子

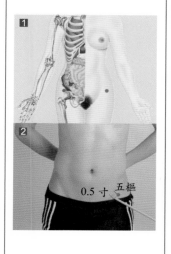

維道

穴名由來　維，維繫；道，通道。穴為足少陽、帶脈之會，為維繫諸經之要道。

科學定位　在側腹部，當髂前上棘的前下方，五樞前下 0.5 寸（圖①）。

快速取穴法　1.站位，在側腹部，五樞穴前下方 0.5 寸處，按壓有痠脹感（圖②）。

2.站位，穴位在側腹部，在髂前上棘的內下方半橫指處，按壓有痠脹感。

主要作用　活血止痛，調經止帶。主治少腹痛，腰腿痛，髖關節痛；月經不調，子宮內膜炎，附件炎，骨盆腔炎，子宮脱垂；便秘，闌尾炎；疝氣。

經穴養療法　刺法：斜刺 1.0～1.5 寸。

灸法：直接灸或隔薑灸 3～7 壯，溫和灸 5～15 分鐘。

推拿：點法、按法。

穴位配伍調身祛病　1.配巨髎，主治腰胯痛。

2.配脾腧、陰陵泉、關元，主治月經不調，帶下。

3.配橫骨、沖門、氣沖、大敦，主治疝氣。

《特別注意》　1.足少陽、帶脈交會穴。

2.針刺時，局部痠脹，可傳至小腹和外陰部。

穴名由來　五，中數；樞，中樞。穴在人身長度之折中處，又在髖部轉樞之處。

科學定位　在側腹部，在髂前上棘的前方，橫平臍下 3 寸處（圖③）。

快速取穴法　1.站位，在髂前上棘的前方凹陷處，橫平臍下 4 橫指（即 3 寸）處（一夫法），與關元相平，按壓有痠脹感（圖④）。

2.站位，在髂前上棘前約半橫指處，橫平臍下 3 寸處，按壓有痠脹感。

主要作用　調氣溫陽，散寒止痛。主治少腹痛，腰痛；陰挺，疝氣；帶下，月經不調；子宮內膜炎，睾丸炎，陰道炎。

經穴養療法　刺法：斜刺 1.0～1.5 寸。

灸法：直接灸或隔薑灸 3～7 壯，溫和灸 5～15 分鐘。

推拿：點法、按法、揉法。

穴位配伍調身祛病　1.配氣海、三陰交，主治少腹痛。

2.配太沖、曲泉，主治疝氣。

五樞

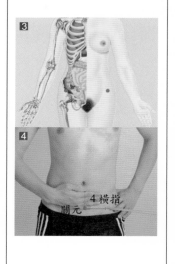

《特別注意》　1.足少陽、帶脈交會穴。

2.針刺時，局部有痠脹感，可傳至腹股溝部和外陰部。

帶脈

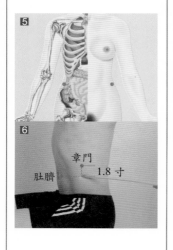

⑤

⑥

肚臍　章門　1.8 寸

穴名由來　帶，束帶；脈，經脈。為帶脈經氣所過，主治女性經帶疾患，故名。

科學定位　在側腹部，章門下 1.8 寸，第 11 肋游離端下方垂線與臍水平線的交點上（圖⑤）。

快速取穴法　1.側坐舉臂，在第 11 肋游離端下方垂線與臍水平線的交點上，與肚臍相平處，按壓有痠脹感。

2.側坐舉臂，先取章門穴，在其下 1.8 寸，與肚臍相平處，按壓有痠脹感（圖⑥）。

主要作用　健脾調經，通經止痛。主治腹痛；月經不調，帶下；腰脇痛，下肢無力；子宮內膜炎，附件炎，骨盆腔炎，陰道炎；帶狀皰疹。

經穴養療法　刺法：直刺 0.5～0.8 寸。

灸法：直接灸或隔薑灸 3～7 壯，溫和灸 5～15 分鐘。

推拿：點法、按法、揉法。

穴位配伍調身祛病　1.配白環腧、陰陵泉、三陰交，主治帶下病。

2.配中極、地機，主治痛經、閉經。

3.配血海、膈腧，主治月經不調。

《特別注意》針刺時，局部有痠脹感，可傳至腰背部。

穴名由來　京，京都，重要；門，門戶。主治水道不利，為益腎利水要穴。

科學定位　在側腰部，章門後 1.8 寸，第 12 肋骨游離端的下方（圖⑦）。

快速取穴法　1.側坐舉臂，在側腰部，從腋後線的肋弓軟骨緣下，向下觸及第 12 肋骨游離端，其下緣處即是，按壓有痠脹感。

2.坐位或側臥位，先取章門穴，在其後 1.8 寸處，按壓有痠脹感（圖⑧）。

主要作用　補腎壯腰，寬腸通氣。主治脇痛，腹脹；腰痛；泄瀉，小便不利，泌尿系結石；水腫，腎炎，疝痛；肋間神經痛；高血壓；耳聾。

經穴養療法　刺法：斜刺 0.5～1.0 寸。

灸法：直接灸或隔薑灸 3～7 壯，溫和灸 5～10 分鐘。

推拿：點法、按法、揉法。

穴位配伍調身祛病　1.配腎腧、三陰交，主治腎虛腰痛。

2.配天樞、中脘、支溝，主治腹脹。

3.配腎腧、足三里、三陰交，主治泌尿系結石、腎絞痛。

《特別注意》針刺時，局部有痠脹感，可傳至腰背部。

京門

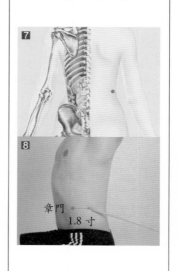

⑦

⑧

章門　1.8 寸

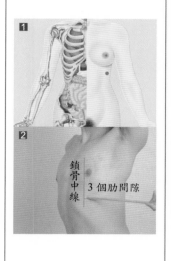

日月

穴名由來　日，陽，膽；月，陰，肝。因決斷務求其明，從日從月。

科學定位　在上腹部，乳頭下方，第 7 肋間隙，前正中線旁開 4 寸（圖①）。

快速取穴法　側坐舉臂，在上腹部，在鎖骨中線上，自乳頭向下推 3 個肋間隙，按壓有痠脹感（圖②）。

主要作用　疏肝理氣，降逆止嘔。主治脇肋疼痛；胃脘痛；呃逆，嘔吐，吞酸，黃疸，急、慢性肝炎，膽囊炎，胃潰瘍。

經穴養療法　**刺法**：斜刺 0.5～0.8 寸。

灸法：直接灸 3～7 壯，溫和灸 5～10 分鐘。

推拿：點法、按法。

穴位配伍調身祛病　1.配丘墟、陽陵泉、支溝，主治脇肋疼痛。

2.配內關、中脘，主治嘔吐。

3.配大椎、至陽、肝腧、陰陵泉，主治黃疸。

《**特別注意**》 1.募穴。足太陰、足少陰交會穴。

2.針刺時，局部痠脹，可傳至胸脇部。

3.勿直刺，以防刺傷內臟。

穴名由來　輒，車輒，與肋骨相似；筋，筋肉。穴在第 4 肋間隙筋肉中，故名。

科學定位　在側胸部，淵腋前 1 寸，平乳頭，第 4 肋間隙中（圖③）。

快速取穴法　1.側坐舉臂，穴位在從淵腋穴向前量 1 橫指處，與乳頭相平處，按壓有痠脹感（圖④）。

2.側坐舉臂，從淵腋穴向前量 1 寸處，當淵腋與天溪的連線上，平第 4 肋間隙，按壓有痠脹感。

主要作用　寬胸行氣，降逆平喘。主治腋腫，胸脇痛；肩臂痛；胃炎，嘔吐，吞酸，喘息；腋下淋巴結炎；肋間神經痛，四肢痙攣抽搐。

經穴養療法　**刺法**：斜刺 0.5～0.8 寸。

灸法：直接灸或隔薑灸 3～7 壯，溫和灸 5～10 分鐘。

推拿：點法、按法、揉法。

穴位配伍調身祛病　1.配陽陵泉、支溝，主治胸脇疼痛。

2.配肺腧、定喘、孔最，主治喘息不得臥。

《**特別注意**》 1.足太陽、足少陽交會穴。

2.針刺時，局部痠脹，可傳至胸脇部。

輒筋

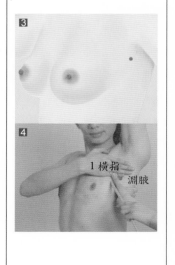

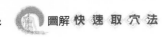

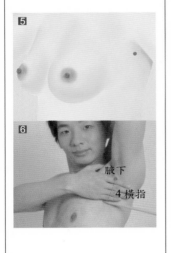

淵腋

腋下
4 橫指

穴名由來 淵，深；腋，腋部。穴在腋下深處，故名。

科學定位 在側胸部，舉臂，在腋中線上，腋下 3 寸，第 4 肋間隙中（圖⑤）。

快速取穴法 1.側坐位或側臥位，舉臂，穴位在腋中線上，從腋下向下量 4 橫指（即 3 寸）處，按壓有痠脹感（圖⑥）。

主要作用 通經活絡，開胸行氣。主治腋下腫；胸滿，瘰癧，胸脇腫痛，臂痛不舉；頸及腋下淋巴結炎，胸膜炎，肋間神經痛。

經穴養療法 刺法：平刺 0.5～0.8 寸。

灸法：直接灸或隔薑灸 3～7 壯，溫和灸 5～10 分鐘。

推拿：點法、按法、揉法。

穴位配伍調身袪病 1.配肩髃、天宗、臂臑，主治臂痛不舉。

2.配章門、膻中，主治胸滿脇痛。

3.配肺腧、定喘，主治喘息不得臥。

《特別注意》 1.針刺時，局部痠脹，可傳至胸脇部。

2.不宜深刺，防止刺入胸腔內損傷胸膜和肺臟。

穴名由來 肩，肩部；井，水井。穴在肩上凹陷處，因凹陷頗深，猶如水井，故名。

科學定位 在肩上，前直乳中，在大椎與肩峰端連線的中點上（圖⑦）。

快速取穴法 1.坐位，在肩上，大椎與肩峰端連線的中點上，向下直對乳頭（圖⑧）。

2.以手掌後第 1 橫紋按在肩胛岡下緣，拇指按在第 7 頸椎下，其餘四指併攏按在肩上，食指靠於頸部，中指屈曲，當中指尖處。

主要作用 通絡止痛，活血利氣。主治肩背痹痛；手臂不舉，頸項強痛；乳癰；腦中風，難產，疝氣；高血壓，腦血管疾病後遺症，乳腺炎，小兒麻痹後遺症。

經穴養療法 刺法：斜刺 0.5～0.8 寸。

灸法：直接灸 3～7 壯，溫和灸 5～10 分鐘。

推拿：點按法、拿法、揉法。

穴位配伍調身袪病 1.配肩髃、天宗，主治肩背痹痛。

2.配乳根、少澤，主治乳汁不足，乳癰。

《特別注意》 1.針刺時，局部痠脹，可傳至肩部。

2.深部正當肺尖，不可深刺。

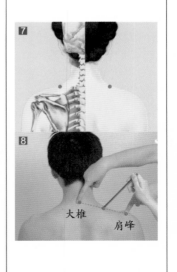

肩井

大椎
肩峰

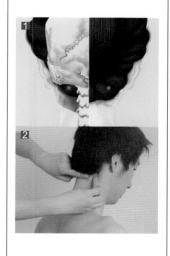

風池

穴名由來　風，風邪；池，池塘。穴在枕骨下，為治風之要穴。

科學定位　在頸後區枕骨之下，胸鎖乳突肌上端與斜方肌上端之間的凹陷中（圖①）。

快速取穴法　1.坐位，在頭部，枕骨下斜方肌與胸鎖乳突肌之間的凹陷中，約平風府，按壓有痠脹感（圖②）。
2.坐位，穴位在後頸部，後頭骨下，兩條大筋外緣陷窩中。

主要作用　祛風解毒，通利宮竅。主治感冒，鼻塞，頭痛，目赤腫痛，鼻淵，鼻衄；頸項強痛，肩痛不舉；頭暈，目眩；腦中風偏癱，癲癇。

經穴養療法　**刺法**：向對側眼睛方向斜刺 0.5～ 0.8 寸。
灸法：溫針灸 3～ 5 壯，艾條灸 5～ 10 分鐘或藥物天灸。
推拿：點按法、揉法。

穴位配伍調身祛病　1.配合谷、絲竹空，主治偏、正頭痛。
2.配百會、太沖、人中、十宣，主治腦中風。

《**特別注意**》 1.手少陽、足少陽、陽維脈交會穴。
2.針刺時，針尖向下，以免傷及延髓。

穴名由來　腦，腦髓；空，凹陷。穴在枕骨外側，居腦戶穴旁，主治腦病。

科學定位　在頭部，橫平枕外隆凸的上緣，頭正中線旁開 2.25 寸，平腦戶（圖③）。

快速取穴法　1.坐位，先取風池穴，直上 3 橫指處，按壓有痠脹感。
2.坐位，在頭部，從頭正中線旁開 2.25 寸沿枕外隆凸上緣，向上量 3 橫指處，按壓有痠脹感（圖④）。
3.坐位，先取腦戶穴，旁開頭正中線 2.25 寸，按壓有痠脹感。

主要作用　醒腦通竅，活絡散風。主治頭痛，目眩；哮喘；頸項強痛；癲狂癇；耳鳴，耳聾；心悸。

經穴養療法　**刺法**：平刺 0.5～0.8 寸。
灸法：間接灸 3～5 壯，艾條灸 5～10 分鐘或藥物天灸。
推拿：點按法、揉法、推法。

穴位配伍調身祛病　1.配大椎、照海、申脈，主治癲癇。
2.配懸鐘、後溪，主治頸項強痛。

《**特別注意**》 1.本穴為足少陽、陽維脈交會穴。
2.針刺時，局部有痠脹感。

腦空

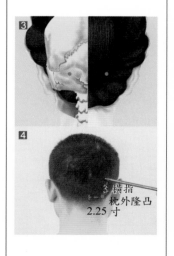

3 橫指
枕外隆凸
2.25 寸

承靈

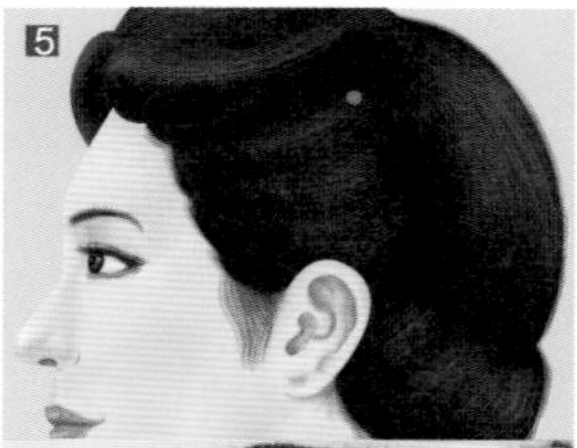

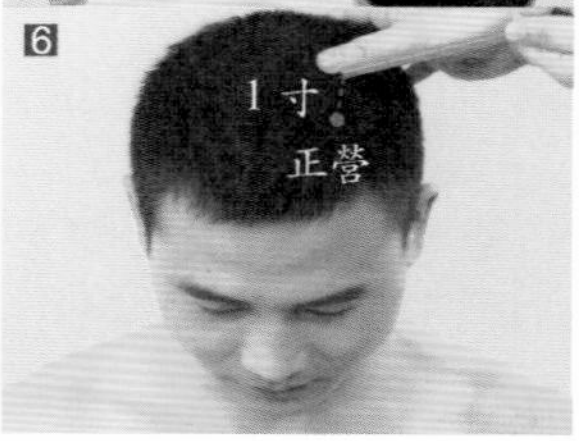

穴名由來 承，承受；靈，神靈。穴在靈骨之旁，猶如上天靈。頭之天部的寒濕水氣由此匯入膽經。

科學定位 在頭部，前髮際上 4 寸，瞳孔直上，頭正中線旁開 2.25 寸（圖⑤）。

快速取穴法 1.正坐位，在頭部，目正視，百會穴前 1 寸處，按壓有痠脹感。

2.正坐位，目正視前方，正營穴後 1 寸處，按壓有痠脹感（圖⑥）。

3.正坐位，在頭部，前髮際上4 寸，目窗後1.5 寸，頭臨泣與風池連線上。

主要作用 清利頭目，疏散風熱。主治頭痛，目眩，目痛；鼻塞，鼻衄；多涕；發熱；面部痙攣。

經穴養療法 **刺法**：平刺 0.5～0.8 寸。

灸法：間接灸 3～5 壯，艾條灸 5～10 分鐘。

推拿：點按法、揉法、推法。

穴位配伍調身祛病 1.配風池、風門、後溪，主治鼻衄。

2.配大椎，主治發熱。

《特別注意》 1.本穴為足少陽、陽維脈交會穴。

2.針刺時，局部有痠脹感。

正營

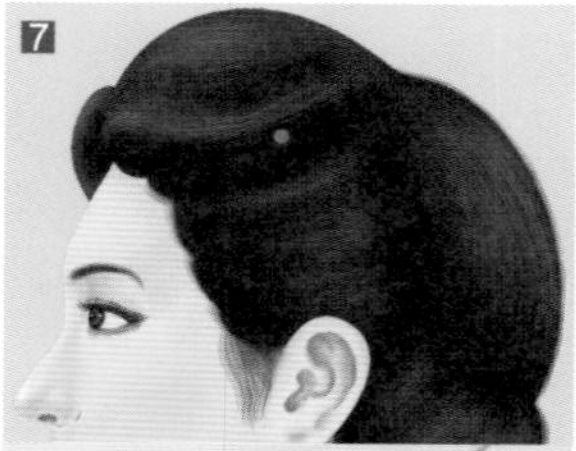

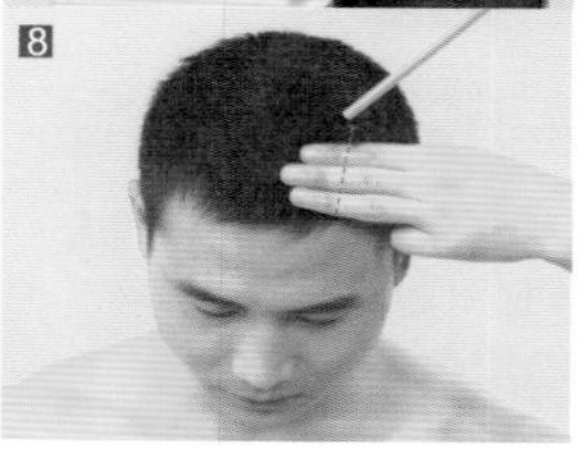

穴名由來 正，正中；營，魄神之居處。穴主治惶恐不安等神志病，故名。

科學定位 在頭部，前髮際上2.5 寸，瞳孔直上，頭正中線旁開 2.25 寸（圖⑦）。

快速取穴法 1.正坐位，穴位在頭部，瞳孔直上，前髮際上約 3 橫指處，按壓有痠脹感（圖⑧）。

2.取正坐位，在頭部，瞳孔直上，目窗穴後，髮際上 1 寸處，按壓有痠脹感即為本穴。

3.正坐位，在頭部，瞳孔直上，在前髮際與百會穴連線的中點處，按壓有痠脹感。

主要作用 清頭明目，疏風止痛。主治偏頭痛，目眩；神經病；癔病；齒痛，嘔吐；視神經萎縮；腦梗死。

經穴養療法 **刺法**：平刺 0.5～0.8 寸。

灸法：間接灸 3～5 壯，艾條灸 5～10 分鐘或藥物天灸。

推拿：點按法、揉法、推法。

穴位配伍調身祛病 1.配陽白、太沖、風池，主治頭痛、頭暈。

2.配足三里、內關，主治腦梗死。

《特別注意》 針刺時，局部有痠脹感。

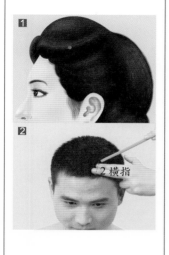

目窗

穴名由來　目，眼睛；窗，天窗。穴在眼上方，主治眼疾。

科學定位　在頭部，前髮際上 1.5 寸，瞳孔直上的位置（圖①）。

快速取穴法　1.正坐位，在頭部，瞳孔直上，自前髮際直上 2 橫指處，按壓有痠脹感（圖②）。

2.正坐位，在頭部，瞳孔直上，頭臨泣後 1 寸處，按壓有痠脹感。

主要作用　清頭明目，發散風熱。主治視物模糊，青盲，目赤腫痛；頭痛，眩暈，鼻塞，感冒；上齒齲腫；面腫；小兒驚癇。

經穴養療法　刺法：平刺 0.5～0.8 寸。

灸法：間接灸 3～5 壯，艾條灸 5～10 分鐘。

推拿：點按法、揉法、推法。

穴位配伍調身袪病　1.配關沖、風池，主治頭痛、眩暈。

2.配陷谷、太溪，主治面目浮腫。

《特別注意》1.本穴為足少陽、足太陽與陽維脈交會穴。

2.針刺時，局部有痠脹感。

3.指壓目窗穴 7～8 秒/次，持續 5 分鐘，防止眼睛老花。

穴名由來　頭，頭部；臨，調治；泣，流淚。穴在頭部，可治療目疾。

科學定位　在頭部，前髮際上 0.5 寸，瞳孔直上的位置（圖③）。

快速取穴法　1.正坐位，目正視，穴位在頭部，神庭與頭維連線的中點處，按壓有痠脹感（圖④）。

2.正坐位，目視前方，穴位在頭部，自眉中直上半橫指處，按壓有痠脹感即為本穴。

主要作用　清頭明目，安神定志。主治頭痛，鼻塞；目眩，流淚，屈光不正；急、慢性結膜炎；小兒高熱，小兒驚癇；腦血管疾病；目赤腫痛；耳鳴，口苦。

經穴養療法　刺法：平刺 0.5～0.8 寸。

灸法：間接灸 3～5 壯，艾條灸 5～10 分鐘。

推拿：點按法、揉法、推法。

穴位配伍調身袪病　1.配陽谷、腕骨、申脈，主治眩暈。

2.配大椎、間使、肝腧，主治瘧疾。

3.配大椎、腰奇、水溝、十宣，主治腦中風昏迷。

《特別注意》本穴為足少陽、足太陽、陽維脈交會穴。

頭臨泣

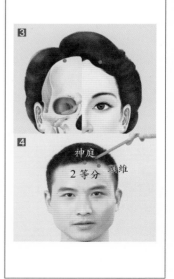

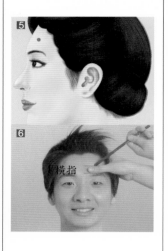

陽白

穴名由來 陽，額部；白，明。穴在額部，可治療目疾，使目光明。膽經的濕冷水氣在此吸熱後脹散。

科學定位 在頭部，瞳孔直上，眉上 1 寸（圖⑤）。

快速取穴法 1.正坐位，在頭部，目正視，自眉中直上 1 橫指（即 1 寸）處，按壓有痠脹感（圖⑥）。
2.正坐位，從瞳孔處直上入眉際 1 橫指處，按壓有痠脹感。

主要作用 清頭明目，祛風泄熱。主治面癱；眼瞼下垂，閉眼困難；視物模糊，眼痛；前額痛，眩暈。

經穴養療法 刺法：平刺 0.5～0.8 寸。
灸法：間接灸 3～5 壯，艾條灸 5～10 分鐘或藥物天灸。
推拿：點按法、揉法、推法。

穴位配伍調身祛病 1.配太陽、睛明、魚腰，主治眼瞼下垂。
2.配四白、地倉、頰車，主治顏面神經麻痺。

《特別注意》 1.本穴為足少陽、陽維脈交會穴。
2.針刺時，局部有痠脹感。
3.寒則點刺出血或補之灸之，熱則瀉針出氣。

穴名由來 本，人之根本也；神，神志。穴位於頭部，而頭為元神所在，主神志，故名。

科學定位 在頭部，前髮際上 0.5 寸，頭正中線旁開 3 寸（圖⑦）。

快速取穴法 1.正坐位，在頭部，先取神庭穴與頭維穴，在兩者弧形連線的內 2/3 與外 1/3 的交點處，按壓有痠脹感（圖⑧）。
2.正坐位，從外眼角直上入髮際半橫指處，按壓有痠脹感。

主要作用 祛風定驚，清陽止痛。主治頭痛，眩暈，目疾；癲癇；小兒驚風；胸脇痛；腦血管疾病後遺症。

經穴養療法 刺法：平刺 0.5～0.8 寸。
灸法：間接灸 3～5 壯，艾條灸 5～10 分鐘。
推拿：點按按法、揉法、推法。

穴位配伍調身祛病 1.配前頂、囟會、天柱，主治小兒驚癇。
2.配水溝、合谷、百會，主治腦中風昏迷。
3.配心腧、行間、大陵、身柱，主治癲癇。

《特別注意》 1.本穴為足少陽、陽維脈交會穴。
2.針刺時，局部有痠脹感。

本神

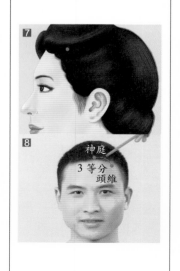

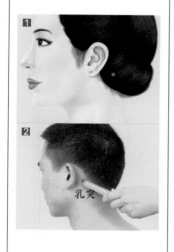

完骨

穴名由來 完骨，耳後高骨，即顳骨乳突部，穴在耳後顳骨乳突下方，故名。

科學定位 在頭部，耳後乳突後下方的凹陷中的位置（圖①）。

快速取穴法 1.側坐位或側臥位，在頭部，由耳後乳突下方沿後緣觸摸上方的頭，有一凹陷，按壓有痠脹感（圖②）。2.側坐位或側臥位，在頭部，在耳後高骨（乳突）後下方可觸及一凹陷，用力按壓有痠脹感。

主要作用 通經活絡，祛風清熱。主治頭痛，頸項強痛；失眠，癲癇；齒痛，頰腫，扁桃腺炎；口眼歪斜；斑禿；貧血。

經穴養療法 刺法：平刺 0.5～0.8 寸。

灸法：間接灸或溫針灸 3～5 壯，艾條灸 5～10 分鐘。

推拿：點按法、揉法、推法。

穴位配伍調身祛病 1.配風池、大椎，主治瘧疾。2.配合谷、頰車，主治齒痛、頰腫，腮腺炎。

《特別注意》 1.本穴為足太陽、足少陽經交會穴。2.針刺時，局部有痠脹感，可擴散至頭頂部。

穴名由來 頭，頭部；竅，五官七竅；陰，臟。五臟開竅於五官，穴主治五官病。膽經氣血在此化為天之下部的水濕雲氣。

科學定位 在頭部，耳後乳突的後上方，從天沖至完骨的弧形連線(其弧度與耳廓弧度相應)的中1/3 與下1/3 交點處（圖③）。

快速取穴法 側坐位或側臥位，先取天沖、完骨，於兩穴間與耳廓平行之弧形連線的下、中1/3 折點處，按壓有痠脹感即為本穴（圖④）。

主要作用 理氣鎮痛，開竅聰耳。主治頭痛，三叉神經痛；神經性耳鳴，耳聾，耳痛；腦血管疾病後遺症；甲狀腺腫大。

經穴養療法 刺法：平刺 0.5～ 0.8 寸或用三稜針點刺出血。

灸法：間接灸 3～5 壯，艾條灸 5～10 分鐘。

推拿：點按法、揉法、推法。

穴位配伍調身祛病 1.配支溝、太沖、風池，主治偏頭痛。2.配聽會、中渚，主治耳鳴、耳聾。

頭竅陰

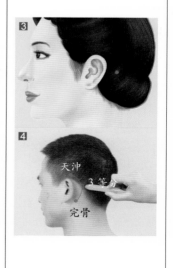

《特別注意》 針刺時，局部痠脹，可擴散至頭後側部。

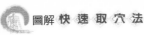

浮白

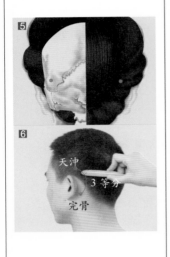

穴名由來 浮，高部；白，明顯易見。穴在耳後乳突上方，其處高而顯見。又淺表為浮，白色應肺，該穴有祛痰平喘之功，主治肺疾，故名。

科學定位 在頭部，耳後乳突的後上方，從天沖至完骨的弧形連線（其弧度與耳廓弧度相應）的上 1/3 與下 2/3 交點處（圖⑤）。

快速取穴法 側坐位或側臥位，先取天沖、完骨，於兩穴間與耳廓平行之弧形連線的上、中1/3折點處，按壓有痠脹感即為本穴（圖⑥）。

主要作用 清頭散風，理氣散結。主治頭痛，牙痛，目痛；耳鳴，耳聾；瘰氣，甲狀腺腫大；支氣管炎；扁桃腺炎；腦中風後遺症。

經穴養療法 刺法：平刺 0.5～0.8 寸。
灸法：間接灸 3～5 壯，艾條灸 5～10 分鐘。
推拿：點按法、揉法、推法。

穴位配伍調身祛病 1.配風池、行間，主治偏頭痛。
2.配聽會、中渚，主治耳鳴、耳聾。
3.配丰隆、肺腧，主治扁桃腺炎。

《特別注意》 針刺時，局部有痠脹感。

穴名由來 天，頭頂；沖，直通。穴在耳廓後上方，本經氣血在本穴沖向巔頂，可知本穴功能在於通也。

科學定位 在頭部，耳根後緣直上，入髮際 2 寸，率谷後 0.5 寸（圖⑦）。

快速取穴法 1.側坐位或側臥位，從耳後根直上入髮際約 2 橫指處，按壓有痛感即為本穴（圖⑧）。
2.側坐位或側臥位，在頭部先取率谷穴，率谷穴後 0.5 寸處，按壓有痛感。

主要作用 祛風定驚，清熱散結。主治頭痛，眩暈；三叉神經痛；耳聾，耳鳴；癲癇；瘰氣；牙齦腫痛；甲狀腺腫大；聽力減退。

經穴養療法 刺法：平刺 0.5～1.0 寸。
灸法：間接灸 3～5 壯，艾條灸 5～10 分鐘。
推拿：點按法、揉法、推法。

穴位配伍調身祛病 1.配目窗、風池，主治頭痛。
2.配合谷、頰車，主治牙齦腫痛。

《特別注意》 1.本穴為足太陽、足少陽經交會穴。
2.針刺時，局部有痠脹感。
3.寒則補之灸之，熱則瀉針出氣。

天沖

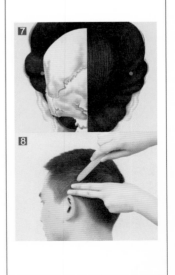

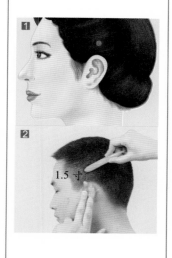

率谷

穴名由來　率，統率；谷，兩山之間。穴在耳上，為以「谷」命名諸穴的最高者，統率諸穴，故名。

科學定位　在頭部，耳尖直上入髮際 1.5 寸，角孫正上方（圖①）。

快速取穴法　1.側坐位，將耳部向前折，於耳翼尖（角孫穴）直上入髮際 1.5 寸處，咀嚼時，按壓有肌肉鼓動（圖②）。
2.側坐位，先取角孫穴，角孫直上 2 橫指處，按壓有痠脹感。

主要作用　清熱熄風，通經活絡。主治偏頭痛，三叉神經痛；顏面神經麻痺；眩暈；胃炎；流行性腮腺炎。

經穴養療法　**刺法**：平刺 0.5～0.8 寸。
灸法：間接灸 3～5 壯，艾條灸 5～10 分鐘。
推拿：點按法、揉法。

穴位配伍調身祛病　1.配印堂、太沖、合谷，主治小兒驚風。
2.配合谷、足三里，主治流行性腮腺炎。
3.配中脘，主治嘔吐。

《**特別注意**》 針刺時，局部有痠脹感，可擴散至顳側。

穴名由來　曲，彎曲；鬢，鬢髮。穴在耳前上方，靠近鬢髮邊際的彎曲處。

科學定位　在頭部，耳前鬢角髮際後緣的垂線與耳尖水平線的交點處（圖③）。

快速取穴法　1.側坐位，穴位在頭部，耳前鬢角髮際後緣的垂線與耳尖水平線的交點處，按壓有痠脹感（圖④）。
2.側坐位，在頭部，先取角孫穴，角孫穴向前量 1 橫指處，按壓有痠脹感。

主要作用　清熱止痛，活絡通竅。主治偏頭痛；牙痛，頷頰腫，三叉神經痛；牙關緊閉，暴喑；嘔吐；目赤腫痛；視網膜出血。

經穴養療法　**刺法**：平刺 0.5～0.8 寸。
灸法：間接灸 3～5 壯，艾條灸 5～10 分鐘。
推拿：點按法、揉法、推法。

穴位配伍調身祛病　1.配風池、太沖，主治目赤腫痛。
2.配下關、合谷，主治頭痛、口噤不開。

曲鬢

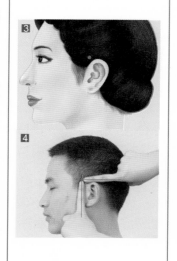

《**特別注意**》 1.本穴為手少陽經、足少陽經、足陽明經交會穴。
2.針刺時，局部有痠脹感。

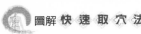

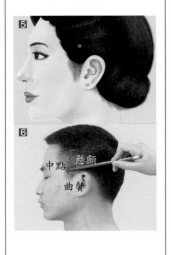

懸厘

穴名由來　懸，懸掛；厘，毫釐。穴在曲角顳部下廉，同懸顱僅差毫釐。

科學定位　在頭部，從頭維至曲鬢的弧形連線的上 3/4 與下 1/4 的交點處（圖⑤）。

快速取穴法　1.側坐或側臥位，先取懸顱與曲鬢穴，在懸顱至曲鬢的弧形連線中點處（其弧度與鬢髮弧度相應），按壓有痠脹感（圖⑥）。

2.側坐或側臥位，在頭維與曲鬢的弧形連線（其弧度與鬢髮弧度相應）的上 3/4 與下 1/4 的交點處，按壓時有痠脹感。

主要作用　疏通經絡，清熱散風。主治偏頭痛，三叉神經痛，神經衰弱；目赤腫痛；耳鳴，耳聾，鼻炎。

經穴養療法　刺法：平刺 0.5～0.8 寸。

灸法：間接灸 3～5 壯，艾條灸 5～10 分鐘。

推拿：點按法、揉法、推法。

穴位配伍調身祛病　1.配鳩尾，主治偏頭痛、目外眥痛。

2.配束骨、間使、大椎，主治癲癇。

3.配聽宮、聽會、耳門、中渚，主治耳鳴、耳聾。

《特別注意》　針刺時，局部有痠脹感。

穴名由來　懸，懸掛；顱，頭顱。穴在頭顱兩側，上不及頭角，下不及耳後，猶如懸掛其處。

科學定位　在頭部，從頭維至曲鬢的弧形連線的中點處（圖⑦）。

快速取穴法　側坐或側臥位，先取頭維與曲鬢穴，在頭維至曲鬢的弧形連線中點處（其弧度與鬢髮弧度相應），按壓有痠脹感（圖⑧）。

主要作用　疏通經絡，清熱散風。主治偏頭痛；面腫；目赤腫痛；齒痛，三叉神經痛；神經衰弱；鼻炎，鼻衄；結膜炎，角膜炎。

經穴養療法　刺法：向後平刺 0.5～0.8 寸。

灸法：間接灸 3～5 壯，艾條灸 5～10 分鐘。

推拿：點按法、揉法、推法。

穴位配伍調身祛病　1.配頷厭、率谷、角孫、足三里、三陽絡，主治偏頭痛。

2.配合谷、曲池，主治熱病。

3.配神門、印堂、四神聰，主治神經衰弱。

《特別注意》　1.手足少陽、陽明之交會穴。

2.針刺時，局部有痠脹感。

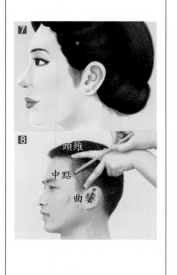

懸顱

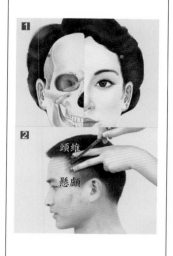

頷厭

穴名由來　頷，下頜；厭，應合。人在咀嚼食物時，頷下與顳部俱動，頷下與本穴有牽合之狀。

科學定位　在頭部，從頭維至曲鬢的弧形連線的上 1/4 與下 3/4 的交點處（圖①）。

快速取穴法　1.側坐或側臥位，頭維與懸顱連線的中點處（圖②）。

2.側坐或側臥位，先取頭維與曲鬢穴，在頭維至曲鬢的弧形連線上 1/4 與下 3/4 的交點處（其弧度與鬢髮弧度相應），咀嚼按壓時其處有動感。

主要作用　清熱散風，通絡止痛。主治偏頭痛，三叉神經痛，顏面神經麻痺；目眩，目外眥疼痛，結膜炎；耳鳴，耳聾；齒痛；癲癇；枕後神經痛。

經穴養療法　**刺法**：平刺 0.3～0.5 寸。

灸法：間接灸 3～5 壯，艾條灸 5～10 分鐘。

推拿：點按法、揉法、推法。

穴位配伍調身袪病　1.配懸顱、頭維，主治頭痛。

2.配外關、風池，主治眩暈。

《特別注意》　1.手少陽、足少陽、足陽明交會穴。

2.針刺時，局部有脹痛感。

穴名由來　上，上方；關，機關。穴在下頜關節前上方，牙關為開闔之機關，又與下關相對，故名。

科學定位　在面部，下關直上，顴弓上緣凹陷中的位置（圖③）。

快速取穴法　1.正坐位，取耳前顴弓上側，張口時有孔，按壓有痠脹感（圖④）。

2.正坐位，從耳屏向前量 2 橫指，耳前顴弓上側可觸及一凹陷，張口時凹陷更明顯，按壓有痠脹感。

主要作用　通利耳竅，散風通絡。主治偏頭痛，眩暈；耳鳴，耳聾；齒痛，口噤，口眼歪斜；顏面神經麻痺；下頜關節炎，顳頜關節功能紊亂。

經穴養療法　**刺法**：直刺 0.5～0.8 寸。

灸法：艾柱灸 3～5 壯，艾條灸 5～10 分鐘或藥物天灸。

推拿：點按法、揉法、指摩法。

穴位配伍調身袪病　1.配翳風、太溪、聽會，主治腎虛、耳鳴、耳聾。

2.配合谷、頰車，主治下頜關節炎。

《特別注意》　1.手少陽、足少陽、足陽明交會穴。

2.針刺時，局部有痠脹感。

上關

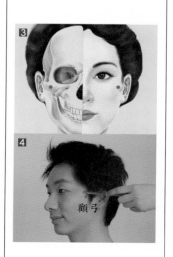

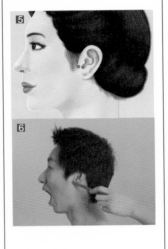

聽會

5

6

穴名由來　聽，聽覺。會，會聚。此穴在耳前凹陷處，可以使聽覺得以會聚。

科學定位　在面部，耳屏間切跡與下頜骨髁突之間的凹陷中（圖⑤）。

快速取穴法　1.側坐位，張口取穴，手置於耳屏下方、下頜骨髁突後緣，按壓有一凹陷，張口時凹陷更明顯，按壓有痠脹感（圖⑥）。

2.採取側坐位，張口取穴，在耳屏間切跡前的凹陷中，張口時凹陷會更明顯，當按壓時，會產生痠脹感。

主要作用　開竅聰耳，活絡安神。主治耳鳴，突發性耳聾；腮腺炎，齒痛；顳頜關節炎；口歪，腦血管疾病後遺症。

經穴養療法　刺法：直刺 0.5～1.0 寸。

灸法：艾條灸 5～10 分鐘。

推拿：點按法、揉法、指摩法。

穴位配伍調身祛病　1.配耳門、聽宮、翳風、風池、中渚，主治耳鳴、耳聾。

2.配頰車、地倉，主治腦中風口歪。

《特別注意》 針刺時，局部有痠脹感。

穴名由來　瞳子，瞳孔；髎，骨隙。穴位於瞳孔之外方，眶骨外的凹陷中。

科學定位　在面部，目外眥外側，眶骨外側緣凹陷中（圖⑦）。

快速取穴法　1.正坐仰靠位，在面部，閉目，當眼角紋處，按壓有痠脹感（圖⑧）。

2.正坐位，在面部，目外眥外側 0.5 寸凹陷中，當眶外緣處，按壓有痠脹感。

主要作用　疏散風熱，明目退翳。主治頭痛，目赤腫痛，三叉神經痛；目翳，青盲，白內障；角膜炎，視網膜炎；面部浮腫。

經穴養療法　刺法：向後斜刺 0.3～ 0.8 寸或用三稜針點刺出血。

灸法：艾條灸 5～10 分鐘。

推拿：點按法、揉法、指摩法。

穴位配伍調身祛病　1.配臨泣、睛明，主治白內障。

2.配少澤，主治乳汁缺少。

《特別注意》 1.手太陽、手少陽、足少陽交會穴。

2.針刺時，有痠脹感，針感可傳至外耳道。

瞳子髎

7

8

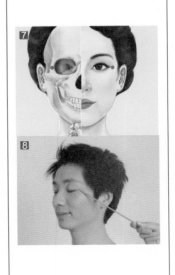

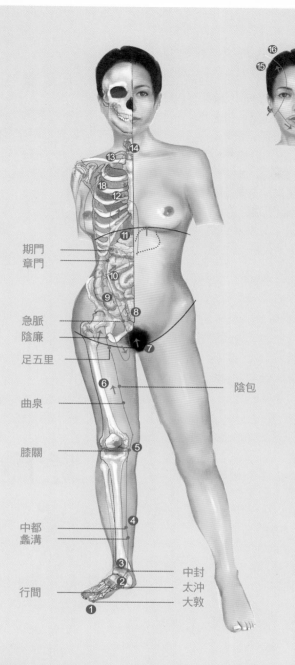

期門
章門

急脈
陰廉
足五里

陰包

曲泉

膝關

中都
蠡溝

行間

中封
太沖
大敦

循行路線　足厥陰肝經起於足大趾（見①），向上沿足跗部上行（見②），經內踝前 1 寸處（見③），行至內踝上 8 寸處，交出於足太陰脾經之後（見④），沿小腿內側正中上行，經膝關節內側（見⑤），沿大腿內側（見⑥）進入陰部（見⑦），環繞陰部（見⑧）上至少腹部（見⑨），夾胃旁過，屬於肝，聯絡膽（見⑩），再向上通過膈肌（見⑪），分布於脇肋部（見⑫），沿氣管後側（見⑬），向上進入咽喉部（見⑭）。連接「目系」（見⑮），再上行出於額部，與督脈交會於頭頂（見⑯）。

「目系」的支脈：從「目系」下行經過面頰，環繞口唇之內（見⑰）。

肝部的支脈：從肝分出，通過膈肌，向上流注於肺，與手太陰肺經相接（見⑱）。

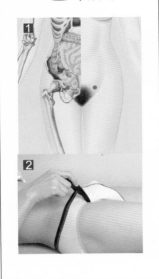

急脈

科學定位 在恥骨聯合的外側，在腹股溝股動脈搏動處，前正中線旁開 2.5 寸（圖①）。

快速取穴法 仰臥位，在腹股溝區，在腹股溝股動脈搏動處，橫平恥骨聯合上緣，前正中線旁開 2.5 寸，按壓有痠麻感（圖②）。

主要作用 疏肝利膽，調理下焦。主治疝氣，少腹痛；子宮脫垂；外陰腫痛，陰莖痛，陰挺，陰癢。

經穴養療法 刺法：直刺 0.8～1.0 寸。
灸法：艾柱灸或溫針灸 3～5 壯，艾條灸 5～10 分鐘。
推拿：點按法、指推法、揉法。

《特別注意》針刺時，有痠脹感，避開股動脈、股靜脈。

科學定位 在股前區，於氣沖直下 2 寸，大腿根部，恥骨結節下方，長收肌的內側緣（圖③）。

快速取穴法 仰臥位，恥骨聯合上緣連線的中點處旁開 2 橫指處，足五里向上量 1 橫指處（圖④）。

主要作用 調經止帶，通利下焦。主治月經不調，痛經，帶下；陰部瘙癢；主治少腹痛；腰腿痛。

經穴養療法 刺法：直刺 0.5～0.8 寸。
灸法：艾柱灸或溫針灸 3～5 壯，艾條灸 5～10 分鐘。
推拿：點按法、指推法、揉法。

《特別注意》針刺時，有痠脹感，避開股動脈、股靜脈。

陰廉

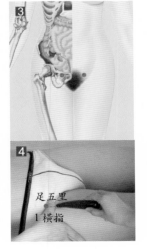

足五里
1 橫指

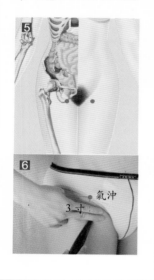

足五里

科學定位　在股前區，於氣沖直下 3 寸，動脈搏動處（圖⑤）。

快速取穴法　仰臥位或側臥位，在大腿根部，恥骨聯合上緣的下方，長收肌的前緣，氣沖下 3 寸，按壓有動脈搏動感處（圖⑥）。

主要作用　疏肝理氣，清熱利濕。主治少腹脹痛，小便不利；陰挺，睪丸腫痛；陰囊濕疹；瘰癧；胃下垂。

經穴養療法　刺法：直刺 0.5～0.8 寸。

灸法：艾柱灸或溫針灸 3～5 壯，艾條灸 5～10 分鐘。

推拿：點按法、指推法、揉法。

《特別注意》1.針刺時，有痠脹感。
2.應避開股動脈、股靜脈。

科學定位　在股前區，股骨內上髁上 4 寸，股內肌與縫匠肌之間（圖①）。

快速取穴法　坐位，在股前區，下肢稍曲，外展，略提起，顯露明顯的縫匠肌，在其後緣，股骨內上髁上 4 寸，陰市穴上 1 橫指處（圖②）。

主要作用　利尿通淋，調經止痛。主治腰骶引小腹痛，小便不利，尿失禁，尿瀦留；月經不調，骶髂關節炎，腰肌勞損。

經穴養療法　刺法：直刺 0.8～1.0 寸。

灸法：艾柱灸或溫針灸 3～5 壯，艾條灸 5～10 分鐘。

《特別注意》針刺時，有痠脹感。

陰包

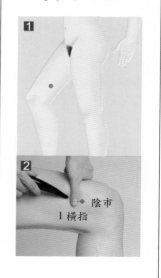

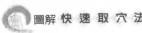

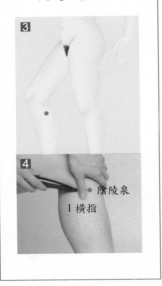

膝關

科學定位 在膝部，脛骨內側髁的下方，陰陵泉後 1 寸的位置（圖③）。

快速取穴法 仰臥或坐位，屈膝，先取脛骨內側髁下緣的陰陵泉，再由陰陵泉向後量 1 橫指處，可觸及一凹陷處，按壓有痠脹感（圖④）。

主要作用 祛風除濕，疏利關節。主治膝臏腫痛，下肢痿痺；痛風；風濕性關節炎。

經穴養療法 刺法：直刺 0.8～1.0 寸。

灸法：艾柱灸或溫針灸 3～5 壯，艾條灸 5～10 分鐘。

推拿：點按法、指推法、揉法。

《特別注意》針刺時，有痠脹感。

陰陵泉
1 橫指

科學定位 在小腿內側，內踝尖上 7 寸，脛骨內側面的後、中 1/3 交點處（圖⑤）。

快速取穴法 仰臥或坐位，在內踝尖至脛骨內側髁下緣連線中點上 0.5 寸處，按壓有痠脹感（圖⑥）。

主要作用 疏肝理氣，調經止血。主治脇痛，腹脹，腹痛，泄瀉；月經不調；白帶，崩漏，惡露不盡；疝氣；膝關節炎。

經穴養療法 刺法：平刺 0.5～0.8 寸。

灸法：艾柱灸或溫針灸 3～5 壯，艾條灸 5～10 分鐘。

推拿：點按法、指推法、揉法。

《特別注意》1.郄穴。

2.針刺時，有痠脹感，可擴散至膝部。

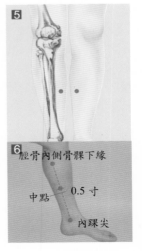

中都

脛骨內側骨髁下緣

中點　　0.5 寸

內踝尖

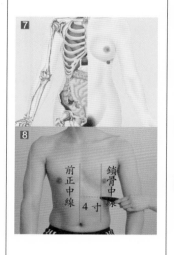

期門

穴名由來 期，週期；門，門戶，出入之要地。穴在胸肋部，經氣運行至此為一週期。

科學定位 在胸部，第 6 肋間隙，前正中線旁開 4 寸（圖⑦）。

快速取穴法 仰臥或正坐位，在胸部，在鎖骨中線上，前正中線旁開 4 寸，男性沿乳頭向下推 2 個肋間隙（第 6 肋間隙），女性則以鎖骨中線的第 6 肋間隙處（圖⑧）。

主要作用 平肝潛陽，疏肝健脾。主治乳癰，憂鬱症；胸脇脹痛，胸膜炎；胃痛；腹脹，呃逆，吞酸，膽囊炎；高血壓。

經穴養療法 刺法：斜刺 0.5～0.8 寸。

灸法：艾柱灸或溫針灸 3～5 壯，艾條灸 5～10 分鐘。

推拿：點按法、指推法。

穴位配伍調身袪病 1.配大敦，主治疝氣。
2.配公孫、內關、中脘、足三里，主治胃痛。

《**特別注意**》 1.肝募穴，足厥陰、足太陽與陰維脈交會穴。
2.不可深刺，以免傷及肝、脾臟。
3.針刺時，有痠脹感。

穴名由來 章，彰盛。門，門戶。穴在季肋下，如同臟氣出入之門戶。

科學定位 在側腹部，在第 11 肋游離端的下方處的位置（圖⑨）。

快速取穴法 1.側臥舉臂，從腋前線的肋弓軟骨緣下向前觸摸第 11 肋骨游離端，在其下緣處（圖⑩）。
2.仰臥或側臥位，在腋中線上，合腋屈肘時，當肘尖止處。

主要作用 疏肝健脾，降逆平喘。主治腹脹，消化不良，泄瀉；脇痛，痞塊，黃疸；高血壓。

經穴養療法 刺法：斜刺 0.5～0.8 寸。

灸法：艾柱灸或溫針灸 3～5 壯，艾條灸 5～10 分鐘。

推拿：點按法、指推法、揉法。

穴位配伍調身袪病 1.配足三里、血海，主治蕁麻疹。
2.配水道、氣海、京門、陰陵泉，主治肝硬化腹水。

《**特別注意**》 1.臟會、脾募穴、足厥陰、足少陽交會穴。
2.不可深刺，以免傷及肝、脾臟。
3.針刺時，有痠脹感。

章門

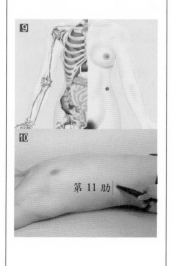

第 11 肋

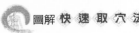

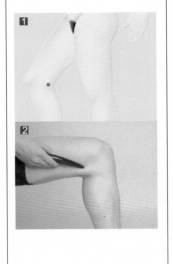

穴名由來　曲,屈曲;泉,凹陷。屈膝,穴在膝內側膕橫紋頭上方凹陷處,故名。

科學定位　在膝部,膕橫紋內側端上,半腱肌肌腱、半膜肌腱前緣凹陷中(圖①)。

快速取穴法　1.屈膝正坐,在股骨內上髁與半膜肌之間,在膝內側膕橫紋端上凹陷處,按壓有痠脹感(圖②)。

2.屈膝正坐,在股骨內上髁與半膜肌前緣凹陷處,按壓有痠脹感。

主要作用　疏肝理氣,調經止帶。主治小腹痛,小便不利,尿瀦留,痢疾;遺精,陰癢,外陰腫痛;月經不調,帶下,痛經;膝股內側痛。

經穴養療法　刺法:直刺 1.0～1.5 寸。

灸法:艾柱灸 3～5 壯,艾條灸 5～10 分鐘。

推拿:點按法、指推法、揉法。

穴位配伍調身袪病　1.配丘墟,主治膽道疾患。

2.配支溝、陽陵泉,主治腹痛。

3.配行間、水分,主治小便不利。

《**特別注意**》　1.針刺時,有痠脹感,可擴散至周圍。

2.勿深刺,以免刺傷動脈。

穴名由來　蠡,貝殼;溝;溝渠。腓腸肌外形似貝殼,穴在其前方溝渠中。

科學定位　在小腿內側,於內踝尖上 5 寸,脛骨內側面的中央(圖③)。

快速取穴法　1.側坐或仰臥位,內踝尖上 4 橫指(即 3 寸)為三陰交,再向上約 2 橫指處,脛骨內側面的中央,按壓有痠脹感(圖④)。

2.側坐或仰臥位,在髕尖與內踝尖連線的下 1/3 處,脛骨內側面的中央。

主要作用　疏肝理氣,調經止帶。主治外陰瘙癢,陰部濕疹;月經不調,帶下;性功能亢進;小便不利,疝氣,脛部痠痛。

經穴養療法　刺法:平刺0.5～0.8 寸或向上斜刺1.0～1.5 寸。

灸法:艾柱灸或溫針灸 3～5 壯,艾條灸 5～10 分鐘。

推拿:點按法、指推法、揉法。

穴位配伍調身袪病　1.配地機、中極、三陰交,主治月經不調。

2.配血海、中極、曲骨,主治陰癢。

《**特別注意**》　針刺時,有痠脹感,可擴散至膝部。

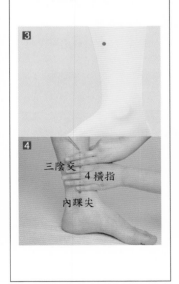

三陰交
4 橫指
內踝尖

中封

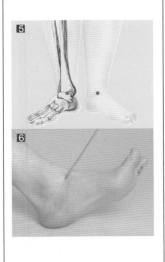

穴名由來 中，中間；封，邊界。穴在內踝高點之前方，以脛骨前肌肌腱內側為界，前有筋，後有骨，穴當其中。

科學定位 在踝區，內踝前下方，商丘與解溪連線上，脛骨前肌肌腱的內側緣凹陷中（圖⑤）。

快速取穴法 1.側坐伸足或仰臥位，大拇趾上翹，足背內側可見一大筋（脛骨前肌肌腱），在其內側，足內踝前下方可觸及一凹陷，按壓有痠脹感即為本穴（圖⑥）。

2.足背屈時，於內踝前下方，當脛骨前肌肌腱與拇長伸肌腱之間的凹陷處。

主要作用 疏肝健脾，理氣消疝。主治疝氣，遺精；小便不利；腹痛；腰痛；風濕性關節炎；內踝腫痛。

經穴養療法 **刺法**：直刺 0.5～0.8 寸。

灸法：艾柱灸或溫針灸 3～5 壯，艾條灸 5～10 分鐘。

推拿：點按法、指推法、揉法。

穴位配伍調身袪病 1.配膽腧、陽陵泉，主治黃疸。

2.配足三里、陰廉，主治陰莖疼痛。

《**特別注意**》 針刺時，有痠脹感。

太沖

穴名由來 太，大；沖，沖盛。肝藏血，沖為血海，肝與沖脈、氣脈相應而盛大，故名。

科學定位 在足背，第 1、 2 蹠骨之間，蹠骨底結合部前方凹陷處，在拇長伸肌腱外緣處（圖⑦）。

快速取穴法 1.側坐伸足或仰臥位，在足背，第 1、 2 蹠骨間，蹠骨底結合部前方凹陷中，可觸及動脈搏動處（圖⑧）。

2.側坐伸足或仰臥位，在第 1 蹠骨間隙後方的凹陷中，可觸及動脈搏動，按壓有痠脹感。

主要作用 回陽救逆，調經止淋。主治腦血管疾病後遺症；疝氣；遺尿；經閉，崩漏，月經不調；癲癇。

經穴養療法 **刺法**：直刺 0.5～1.0 寸或向上斜刺 0.5～1.0 寸。

灸法：艾柱灸或溫針灸 3～5 壯，艾條灸 5～15 分鐘。

推拿：點按法、指推法、揉法。

穴位配伍調身袪病 1.配合谷，主治四肢抽搐。

2.配肝腧、膈腧、血海，主治貧血。

3.配足三里、太溪、陽陵泉，主治腦中風後遺症。

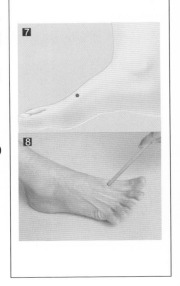

《**特別注意**》 針刺時，有痠脹感，為針麻用穴之一。

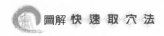

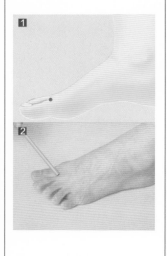

穴名由來 行，循行；間，中間。脈氣行於兩趾之間而入本穴。

科學定位 在足背，第1、2趾之間，趾蹼緣的後方赤白肉際處（圖①）。

快速取穴法 1.側坐伸足或仰臥位，在足背，第1、2趾之間連接的縫紋頭，按壓有凹陷處，即為本穴（圖②）。
2.側坐伸足或仰臥位，在足背，第1、2趾之間，趾蹼緣的後方赤白肉際處，按壓有凹陷處。

主要作用 清肝泄熱，安神止血。主治癲癇；目赤腫痛，青盲；失眠，痛經，崩漏，月經不調，帶下；小便不利，尿痛，疝氣；便秘。

經穴養療法 刺法：直刺或斜刺0.5～0.8寸。
灸法：艾柱灸或溫針灸3～5壯，艾條灸5～10分鐘。
推拿：點按法、掐法。

穴位配伍調身袪病 1.配太沖、合谷、風池，主治眩暈、頭痛。
2.配中府、孔最，主治咳血。

《特別注意》 1.滎穴。
2.針刺時，有痠脹感，可傳至足背。

穴名由來 大，大趾；敦，厚。穴在足大趾端，脈氣聚結而厚。

科學定位 在足大趾末節外側，距趾甲根角側後方0.1寸（圖③）。

快速取穴法 1.側坐伸足或仰臥位，從足大趾甲外側緣與基底部各作一垂線，兩線的交點處，按壓有痛感（圖④）。
2.側坐伸足或仰臥位，趾甲根角側後方0.1寸處。

主要作用 回陽救逆，調經止淋。主治昏迷，腦血管疾病後遺症；疝氣；癃閉；遺尿；經閉，崩漏，月經不調，功能性子宮出血；陰挺；癲癇。

經穴養療法 刺法：淺刺0.1～0.2寸或用三稜針點刺出血。
灸法：艾柱灸或溫針灸3～5壯，艾條灸5～10分鐘。
推拿：點按法、掐法。

穴位配伍調身袪病 1.配內關、水溝，主治癲癇。
2.配膻中、間使、天突，主治梅核氣。
3.配百會、三陰交、照海，主治子宮脫垂。

《特別注意》 1.井穴。
2.針刺時，有痠脹感。

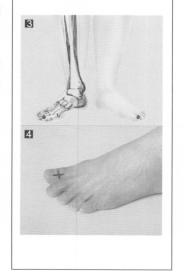

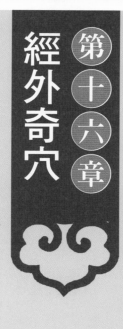

第十六章 經外奇穴

經外奇穴是在十四經穴之外，具有固定名稱、位置和主治作用的腧穴，這些腧穴既有定名，又有定位，臨床用之有效，但尚未納入十四經系統。之所以稱其為『奇』，是相對於『常』而言的，因為我們以十四經腧穴為『常』。經外奇穴分布比較散，但與經絡仍有密切聯繫。

里內庭

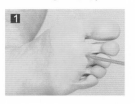

科學定位　在足底，在 2、3 趾骨間，與內庭相對處。

快速取穴法　1.仰臥伸足，在足底 2、3 蹠趾關節前凹陷處，與內庭相對處，按壓有痛感（圖①）。

2.腳底部，在第 2 趾根部，腳趾彎曲時趾尖碰到處。

主要作用　寧神止痙。主治足趾疼痛，小兒驚風，癲癇，胃痛。

經穴養療法　刺法：直刺 0.3～0.5 寸。

灸法：艾柱灸 3～7 壯，艾條灸 5～15 分鐘。

推拿：點按法、點揉法。

《特別注意》針刺時，局部有痠脹感。

中平

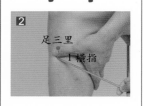

足三里
1橫指

科學定位　在下肢，足三里下 1 寸。

快速取穴法　1.仰臥位或側位，在下肢，足三里下 1 橫指處，按壓有痠脹感（圖②）。

2.坐位，在下肢，外膝眼下 4 寸，脛骨前脊向外 1 橫指。

主要作用　清熱瀉火。主治口腔炎，口腔潰瘍。

經穴養療法　刺法：直刺 0.2～0.3 寸。

灸法：艾柱灸 3～7 壯，艾條灸 5～15 分鐘。

推拿：點按法、揉法。

《特別注意》針刺時，局部有痠脹感。

女膝

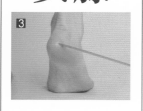

科學定位　在足後跟正中線赤白肉際處。

快速取穴法　站立位，足跟上提，在足後跟正中線的赤白肉際處，按壓有痛感（圖③）。

主要作用　清熱瀉火，涼心定驚。主治驚悸，心痛；癲狂，精神分裂症；牙齦腫痛。

經穴養療法　刺法：直刺 0.2～0.3 寸。

灸法：艾柱灸 3～7 壯，艾條灸 5～15 分鐘。

推拿：點按法、點揉法。

《特別注意》針刺時，局部有痠脹感。

糾外翻

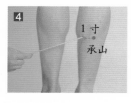

1寸
承山

科學定位　小腿部，承山內旁開 1 寸處。

快速取穴法　站立位或仰臥位，在小腿部，承山穴內旁開 1 寸處，按壓有痠脹感（圖④）。

主要作用　疏通經絡，通絡止痛。主治小兒麻痺後遺症；小腿痙攣；足外翻。

經穴養療法　刺法：直刺 2.0～3.0 寸。

灸法：艾柱灸 3～7 壯，艾條灸 5～15 分鐘。

推拿：點按法、揉法。

《特別注意》針刺時，局部有痠脹感。

科學定位　小腿部，承山外開 1 寸處。

快速取穴法　站立位或仰臥位，在小腿部，承山穴外旁開 1 寸處，按壓有痠脹感（圖⑤）。

主要作用　疏通經絡，通絡止痛。主治小兒麻痺後遺症；小腿痙攣；足內翻。

經穴養療法　刺法：直刺 2.0～3.0 寸。

灸法：艾柱灸 3～7 壯，艾條灸 5～15 分鐘。

推拿：點按法、揉法。

《特別注意》針刺時，局部有痠脹感。

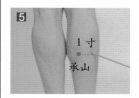

糾內翻

科學定位　在臀部，環跳與腰腧連線中點。

快速取穴法　側臥位，在臀部，環跳與腰腧連線中點，按壓有痠脹感（圖⑥）。

主要作用　疏通經絡，通絡止痛。主治坐骨神經痛，腰痛，腿痛，足趾麻木。

經穴養療法　刺法：直刺 2.0～3.0 寸。

灸法：艾柱灸 3～7 壯，艾條灸 5～15 分鐘。

推拿：點按法、揉法。

《特別注意》針刺時，局部有痠脹感。

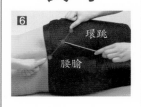

環中

科學定位　在前臂掌側，掌長肌腱與橈側腕屈肌腱之間，腕橫紋與肘橫紋連線的中點。

快速取穴法　伸臂仰掌，在前臂掌側，掌長肌腱與橈側腕屈肌腱之間，腕橫紋與肘橫紋連線的中點（圖⑦）。

主要作用　疏通經絡，通絡止痛。主治前臂疼痛痙攣，麻痺。

經穴養療法　刺法：直刺 1.0～1.5 寸。

灸法：艾柱灸 3～7 壯，艾條灸 5～15 分鐘。

推拿：點按法、揉法。

《特別注意》針刺時，局部有痠脹感。

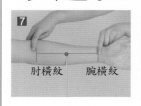

手逆注

科學定位　在肩部，腋前皺襞頂端與肩髃連線中點。

快速取穴法　正坐垂臂，在肩部，腋前皺襞頂端與肩髃連線中點處，按壓有痠脹感（圖⑧）。

主要作用　疏通經絡，消腫止痛。主治肩臂痛，臂不能上舉，肩周炎；上肢痿痺。

經穴養療法　刺法：直刺 1.0～1.5 寸。

灸法：艾柱灸 3～7 壯，艾條灸 5～15 分鐘。

推拿：點按法、揉法。

《特別注意》針刺時，局部有痠脹感。

肩前

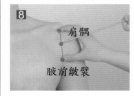

血壓點

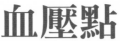
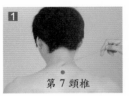

第 7 頸椎

科學定位 在頸項部，第 6、7 頸椎棘突之間。

快速取穴法 坐位，在頸項部，在頸背交界處，有一高骨，並能隨頸部左右擺動而轉動者為第 7 頸椎，再向上數 1 節椎體，在 6、7 頸椎棘突之間的凹陷中（圖①）。

主要作用 疏通經絡，活血調血。主治高血壓，低血壓；失眠；頸椎病，落枕。

經穴養療法 刺法：斜刺 0.5～1.0 寸。

灸法：艾柱灸 3～7 壯，艾條灸 5～15 分鐘。

《特別注意》 針刺時，局部有痠脹感，可傳至肩胛部。

巨闕腧

第 4 胸椎

第 5 胸椎

科學定位 在背部，位於第 4、5 胸椎棘突之間的凹陷中。

快速取穴法 坐位或俯臥位，在背部，兩肩胛骨連線與後正中線的交點處（第 7 胸椎），再向上 2～3 節椎體，於第 4、5 胸椎棘突之間的凹陷中（圖②）。

主要作用 寧心安神，止咳平喘。主治失眠，心絞痛；肋間神經痛；支氣管炎，支氣管哮喘。

經穴養療法 刺法：斜刺 0.5～1.0 寸。

灸法：艾柱灸 3～7 壯，艾條灸 5～15 分鐘。

《特別注意》 不宜深刺，以免傷及脊髓。

利尿

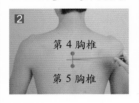

恥骨聯合上緣

肚臍 2 等分

科學定位 在上腹部，神闕與恥骨聯合上緣連線的中點處。

快速取穴法 仰臥位，在上腹部，肚臍與恥骨聯合上緣連線的中點處，按壓有痠脹感（圖③）。

主要作用 利尿通淋，理氣止瀉。主治尿瀦留，泌尿系統感染，遺尿；急、慢性胃腸炎，胃下垂。

經穴養療法 刺法：直刺 0.5～1.0 寸。

灸法：艾柱灸 3～5 壯。

推拿：點按法、揉法。

《特別注意》 針刺時，局部有痠脹感。

胃上

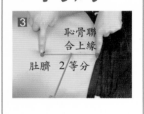

4 寸

科學定位 在上腹部，臍上 2 寸，旁開 4 寸。

快速取穴法 仰臥位，在上腹部，從正中線旁開 4 寸再向上量約 2 橫指處，按壓有痠脹感（圖④）。

主要作用 調理腸腑，補中益氣。主治胃下垂，消化不良；痛經，崩漏，月經不調；腹痛，腹脹。

經穴養療法 刺法：直刺 0.8～2.0 寸。

灸法：艾柱灸 3～7 壯，艾條灸 5～15 分鐘。

推拿：點按法、揉法。

《特別注意》 針刺時，局部有痠脹感。

科學定位　以患者兩口角之間的長度為邊，作一等邊三角形，將頂點置於患者臍心，底邊呈水平線，兩底角處。

快速取穴法　仰臥位，以患者兩口角之間的長度為邊，畫一等邊三角形，將頂點置於患者臍心，底邊呈水平線，兩底角處（圖⑤）。

主要作用　理氣止痛，調理氣機。主治疝氣；腹痛，胃痙攣，臍周痛；婦科疾病。

經穴養療法　灸法：艾柱灸 5～7 壯，艾條灸 5～15 分鐘。

《特別注意》禁針。

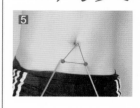

三角灸

科學定位　位於頸前部正中，下頜骨下 1 寸。

快速取穴法　正坐仰靠，於下頜下緣與舌骨體之間，下頜下緣 1 橫指處的凹陷中（圖⑥）。

主要作用　醒神開竅，活血化瘀。主治口腔潰瘍，口腔炎，舌下神經麻痺；咽喉炎；舌強，腦血管疾病引起的語言障礙。

經穴養療法　刺法：向舌根斜刺 0.5～0.8 寸。
灸法：艾柱灸 3～7 壯，艾條灸 5～15 分鐘。
推拿：點按法，指揉法。

《特別注意》不宜灸。

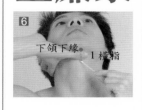

上廉泉

下頜下緣　1 橫指

科學定位　在項部，翳風與風池連線中點。

快速取穴法　側坐位或側臥位，在項部，在翳風與風池連線中點處（圖⑦）。

主要作用　寧神鎮靜，平肝熄風。主治頭痛，耳鳴，耳聾；失眠，健忘，癲狂；心悸，煩躁；高血壓。

經穴養療法　刺法：直刺 0.8～1.2 寸。
灸法：直接灸或隔薑灸 3～7 壯，溫和灸 5～10 分鐘。
推拿：點按法、揉法。

《特別注意》針刺時，局部有痠脹感。

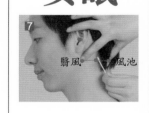

安眠

翳風　風池

科學定位　在面頰部，耳垂前 0.5～1.0 寸。

快速取穴法　側坐位，在面頰部，耳垂前約 1 橫指，與耳中點相平處，按壓有痠脹感（圖⑧）。

主要作用　清熱疏風，舒筋活絡。主治口歪，面癱，口瘡；下牙痛，腮腺炎。

經穴養療法　刺法：向前斜刺 0.5～0.8 寸或火針。
灸法：直接灸或隔薑灸 3～7 壯，溫和灸 5～10 分鐘。
推拿：點按法、擦法、揉法。

《特別注意》針刺時，局部有痠脹感，可傳至面部。

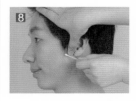

牽正

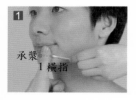

夾承漿

承漿
1 横指

| 科學定位 | 在面部，承漿穴旁開 1 寸。 |

快速取穴法　側坐位，在面部，承漿穴旁開 1 橫指，下頜骨之頦孔處（圖①）。

主要作用　清熱化濕，舒筋通絡。主治黃疸；牙齦腫痛，口眼歪斜；面肌痙攣。

經穴養療法　**刺法**：斜刺或平刺 0.3～0.5 寸。

灸法：艾柱灸 3～7 壯，艾條灸 5～15 分鐘。

推拿：點按法、揉法。

《特別注意》針刺時，局部有痠脹感。

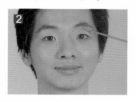

上明

科學定位　在額部，眉弓中點，眶上緣下。

快速取穴法　正坐位，在額部，眉弓中點，眶上緣下凹陷處，按壓有痠脹感（圖②）。

主要作用　清熱散風，明目退翳。主治目赤腫痛，流淚，眼瞼下垂；青光眼；白內障；結膜炎，角膜炎；眉稜骨疼。

經穴養療法　**刺法**：輕輕壓眼球向下，向眶緣緩慢直刺 0.5～1.0 寸。

《特別注意》1.沿框緣緩慢進針，不宜提插。

2.針刺時，局部有痠脹感。

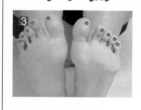

氣端

科學定位　在足趾，十趾端的中央，距趾甲游離端 0.1 寸，左右各 10 穴。

快速取穴法　正坐或仰臥位，在足趾十趾端的中央，距趾甲游離端 0.1 寸（圖③）。

主要作用　通絡止痛，醒腦開竅。主治腳氣，手足抽筋；卒腹痛；足趾麻木，足背紅腫疼痛；腦血管疾病後遺症；麥粒腫。

經穴養療法　**刺法**：直刺 0.1～0.2 寸。

灸法：艾柱灸 3～7 壯，艾條灸 5～15 分鐘。

《特別注意》針刺時，局部有痠脹感。

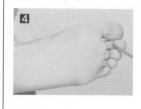

獨陰

科學定位　在足底，第 2 趾的遠端趾間關節橫紋中點。

快速取穴法　側坐位，第 2 趾掌面，在遠端趾間關節橫紋中點處（圖④）。

主要作用　和胃降逆，理氣調經。主治胸脇痛，卒心痛；嘔吐；胞衣不下，月經不調；疝氣。

經穴養療法　**刺法**：直刺 0.1～0.2 寸。

灸法：艾柱灸 3～7 壯，艾條灸 5～15 分鐘。

推拿：點按法、點揉法。

《特別注意》孕婦禁用。

`科學定位`　在足背，第 1～5 趾間，趾蹼緣後方赤白肉際處，左右共 8 穴。

`快速取穴法`　正坐或仰臥位，在足背，第 1～5 趾縫端凹陷中（圖⑤）。

`主要作用`　消腫止痛，理氣調經。主治趾痛，足跗腫痛；腳氣；瘧疾；頭痛；月經不調；毒蛇咬傷。

`經穴養療法`　**刺法**：向足底斜刺 0.5～0.8 寸或點刺出血。

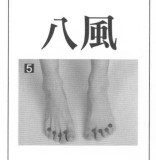

《特別注意》針刺時，局部有痠脹感。

`科學定位`　在踝區，外踝最凸起處。

`快速取穴法`　正坐位或仰臥位，在足外側面，外踝最凸起處，按壓有痠痛感（圖⑥）。

`主要作用`　行氣活血，通絡止痛。主治腳外廉轉筋，十趾攣急，腓腸肌痙攣；腳氣；重舌，牙痛。

`經穴養療法`　**刺法**：三稜針點刺放血。

灸法：艾柱灸 3～7 壯，艾條灸 5～15 分鐘。

推拿：點按法、指揉法。

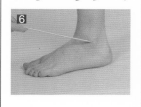

《特別注意》不宜進行針灸。

`科學定位`　在踝區，內踝最凸起處。

`快速取穴法`　正坐位或仰臥位，在足內側面，內踝最凸起處，按壓有痠痛感（圖⑦）。

`主要作用`　清熱瀉火，行氣活血。主治乳蛾；牙齒疼痛；小兒不語；霍亂轉筋，腓腸肌痙攣。

`經穴養療法`　**刺法**：用三稜針點刺放血。

灸法：艾柱灸 3～7 壯，艾條灸 5～15 分鐘。

推拿：點按法、指揉法。

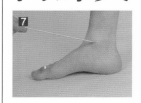

《特別注意》勿進行針灸。

`科學定位`　在小腿外側，髕韌帶外側凹陷下 5 寸，脛骨前嵴外一寸（中指）。

`快速取穴法`　側坐或仰臥位，在小腿外側，足三里穴向下量約 2 橫指處，按壓有痠脹感（圖⑧）。

`主要作用`　理氣止痛，通降腑氣。主治急、慢性闌尾炎；胃脘痛，腹痛，消化不良。

`經穴養療法`　**刺法**：直刺 1.0～1.5 寸。

灸法：艾柱灸 3～7 壯，艾條灸 5～15 分鐘。

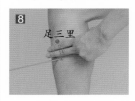

《特別注意》針刺時，局部有痠脹感。

膽囊

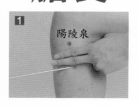

陽陵泉

科學定位　在小腿外側，腓骨小頭直下 2 寸。

快速取穴法　側坐或側臥位，先取陽陵泉，再向下量約 2 橫指處，按壓有明顯痛感處（圖①）。

主要作用　清熱化濕，利疸退黃。主治脇肋脹痛；急、慢性膽囊炎，膽石症，膽絞痛，膽道蛔蟲症；下肢癱瘓。

經穴養療法　**刺法**：直刺 1.0～1.5 寸。

灸法：艾柱灸 3～7 壯，艾條灸 5～15 分鐘。

推拿：點按法、揉法。

《特別注意》針刺時，局部有痠脹感。

外膝眼

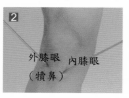

外膝眼　內膝眼
（犢鼻）

科學定位　屈膝，在髕韌帶兩側凹陷處，在內側稱內膝眼，外側稱外膝眼（犢鼻）。

快速取穴法　正坐屈膝，下肢用力蹬直時，膝蓋下面內外邊均可見一凹陷，內側的凹陷為內膝眼，外側的為外膝眼（圖②）。

主要作用　清熱消腫，通絡止痛。主治腳氣，膝關節炎。

經穴養療法　**刺法**：斜刺 0.5～1.0 寸。

灸法：艾柱灸 3～7 壯，艾條灸 5～15 分鐘。

推拿：點按法、點揉法。

《特別注意》起針時，勿伸膝，以防折針。

內膝眼

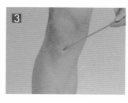

科學定位　在膝部，髕韌帶內側凹陷處中央，與犢鼻內外相對。

快速取穴法　正坐屈膝，下肢用力蹬直時，膝蓋下面內外邊均可見一凹陷，內側的凹陷處即是（圖③）。

主要作用　清熱消腫，通絡止痛。主治膝腫痛、膝關節炎。

經穴養療法　**刺法**：從前向後與額狀面成 45 度角斜刺 0.5～1.0 寸。

灸法：艾柱灸 3～7 壯，艾條灸 5～15 分鐘。

推拿：點按法、揉法。

《特別注意》針刺時，局部有痠脹感。

百蟲窩

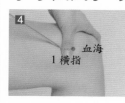

血海
1 橫指

科學定位　在股前區，髕底內側端上 3 寸。

快速取穴法　側坐屈膝或仰臥位，在大腿內側，髕底上 3 寸，即血海上 1 橫指處，按壓有痠脹感（圖④）。

主要作用　清熱涼血，散風止癢。主治下部生瘡，皮膚癢疹，風疹，濕疹，瘡瘍，蛔蟲病。

經穴養療法　**刺法**：直刺 0.5～1.0 寸。

灸法：艾柱灸 3～7 壯，艾條灸 5～15 分鐘。

推拿：點按法、揉法。

《特別注意》針刺時，局部有痠脹感。

科學定位 在膝前區，髕底中點的上方凹陷中。

快速取穴法 側坐垂足或仰臥位，在髕骨上緣正中可觸及一凹陷，按壓有痠脹感（圖⑤）。

主要作用 通經活絡，消腫止痛。主治膝關節痠痛，腿足無力，鶴膝風。

經穴養療法 刺法：直刺 0.5～0.8 寸。

灸法：艾柱灸或溫針灸 3～7 壯，艾條灸 5～15 分鐘。

推拿：點按法、揉法。

《特別注意》針刺時，局部有痠脹感。

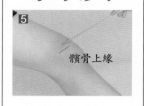

鶴頂

髕骨上緣

科學定位 在股前區，梁丘穴兩旁各 1.5 寸，每側 2 穴。

快速取穴法 坐位，在大腿前面下部，梁丘穴兩旁各 1.5 寸處（圖⑥）。

主要作用 行氣活血，通絡止痛。主治鶴膝風，下肢痿痺，膝關節炎。

經穴養療法 刺法：直刺 0.5～1.0 寸。

灸法：艾柱灸 3～7 壯，艾條灸 5～15 分鐘。

《特別注意》1.不宜深刺，以免傷及動脈。

2.針刺時，局部有痠脹感。

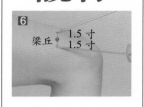

髖骨

梁丘　1.5 寸
1.5 寸

科學定位 在手指，十指尖端，距離指甲游離緣 0.1 寸，共 10 個穴位。

快速取穴法 仰掌，十指微屈，在十指尖端，距指甲游離緣 0.1 寸處（圖⑦）。

主要作用 泄熱止痙，醒腦開竅。主治高熱，昏迷，暈厥，中暑；癲癇；小兒驚風；咽喉腫痛；指端麻木或疼痛。

經穴養療法 刺法：直刺 0.1～0.2 寸或用三稜針點刺出血。

灸法：艾柱灸 3～7 壯，艾條灸 5～15 分鐘。

《特別注意》急救要穴。

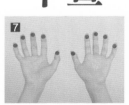

十宣

科學定位 在手指，第 2～5 指掌面的近側指間關節橫紋的中央，一手 4 穴。

快速取穴法 仰掌伸指，在手指第 2～5 指掌面的近側指間關節橫紋的中央（圖⑧）。

主要作用 健脾消積，祛痰導滯。主治小兒疳積；小兒腹瀉；蛔蟲症；百日咳。

經穴養療法 刺法：直刺 0.1～0.2 寸，擠出少量黃白色透明黏液或出血。

《特別注意》針刺時，局部有痠脹感。

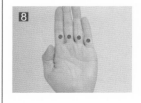

四縫

八邪

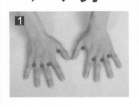

科學定位　在第1～5指間，指蹼緣後方赤白肉際處，雙手8穴。

快速取穴法　微握拳，第1～5指間縫紋端凹陷中（圖①）

主要作用　清熱消腫，通絡止痛。主治手背腫痛，手指麻木，手指拘攣或無力；煩熱；頭痛，牙痛，咽喉腫痛，目痛。

經穴養療法　刺法：向掌骨間斜刺0.5～0.8寸或用三稜針點刺出血。

灸法：艾柱灸3～7壯，艾條灸5～15分鐘。

推拿：點按法、揉法。

《特別注意》針刺時，局部有痠脹感。

外勞宮

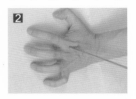

科學定位　在手背，在第2、3掌骨間，掌指關節後約0.5寸處。

快速取穴法　伏掌，在手背側，食指和中指的掌骨間，與內勞宮相對，按壓有痠痛感（圖②）。

主要作用　止痛通絡，健脾消積。手指麻木，手指屈伸不利；落枕；小兒消化不良，臍風。

經穴養療法　刺法：直刺0.5～0.8寸。

灸法：艾柱灸3～7壯，艾條灸5～15分鐘。

推拿：點按法、點揉法。

《特別注意》針刺時，可有麻電感放散至指端。

腰痛點

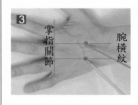

掌指關節　腕橫紋

科學定位　在手背，第2、3掌骨間及第4、5掌骨間，在腕背側遠端橫紋與掌指關節中點處，一手2穴。

快速取穴法　伏掌，當第2、3掌骨間及第4、5掌骨間，腕橫紋與掌指關節中點處，一手2穴（圖③）。

主要作用　理氣消腫，通絡止痛。主治急性腰扭傷；小兒急慢、驚風；頭痛，耳鳴；手背紅腫疼痛。

經穴養療法　刺法：直刺0.3～0.5寸。

推拿：點按法、點揉法。

《特別注意》針刺時，局部有痠脹感。

小骨空

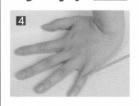

科學定位　在手指，小指背面，近側指間關節中點。

快速取穴法　坐位伸掌，掌心向下，在小指背側，近端指關節橫紋中點處（圖④）。

主要作用　聰耳明目，清熱止痛。主治耳聾；目翳，目赤腫痛；咽喉腫痛；掌指關節痛；瘧疾。

經穴養療法　刺法：艾柱灸3～7壯，艾條灸5～15分鐘或使用燈火灸。

推拿：揉法、掐法。

《特別注意》不宜針刺。

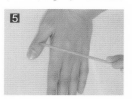
大骨空

科學定位　在手指，拇指背面，指間關節中點。

快速取穴法　坐位伸掌，掌心向下，在拇指指關節背側中點，橫紋上取穴（圖⑤）。

主要作用　明目退翳，調理腸腑。主治目痛，目翳，結膜炎，角膜炎；吐血，急性胃腸炎。

經穴養療法　刺法：直刺約 0.1 寸。
灸法：艾柱灸 3～7 壯，艾條灸 5～15 分鐘。

《特別注意》 1.不宜針刺過深。
2.針刺時，局部有痠脹感。

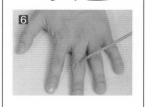
中魁

科學定位　在手指，中指背面，近側指間關節中點。

快速取穴法　坐位伸掌，掌心向下，在中指背側，近端指關節橫紋中點處（圖⑥）。

主要作用　降逆和胃，理氣和中。主治牙痛，鼻衄；噎嗝，翻胃，嘔吐，胃炎，賁門梗阻。

經穴養療法　灸法：艾柱灸 3～7 壯，艾條灸 5～15 分鐘或燈火灸。
推拿：揉法、掐法。

《特別注意》 不宜針刺。

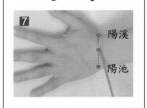
中泉

科學定位　在前臂後區，腕背側遠端橫紋上，指總伸肌肌腱橈側的凹陷中。

快速取穴法　坐位伏掌，在前臂後區，腕背側遠端橫紋上，陽溪與陽池連線中點，指總伸肌腱橈側的凹陷中（圖⑦）。

主要作用　行氣止痛，止咳平喘。主治心痛；胃脘痛，胃炎。

經穴養療法　刺法：直刺 0.3～0.5 寸。
灸法：艾柱灸 3～7 壯，艾條灸 5～15 分鐘。
推拿：點按法、揉法。

《特別注意》 針刺時，局部有痠脹感。

陽溪
陽池

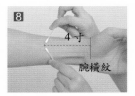
二白

科學定位　在前臂前區，腕掌側遠端橫紋上 4 寸，橈側腕屈肌腱兩側，左右各 2 個穴。

快速取穴法　伸臂仰掌，腕橫紋上 4 寸，橈側腕屈肌腱兩側，左右各 2 個穴，左右兩臂共 4 個穴（圖⑧）。

主要作用　調理腸腑，固脫消痔。主治臂痛，胸脇痛；痔瘡。

經穴養療法　刺法：直刺 0.5～ 0.8 寸。
灸法：艾柱灸 3～7 壯，艾條灸 5～15 分鐘。
推拿：點按法、揉法。

《特別注意》 針刺時，局部有痠脹感。

4 寸
腕橫紋

肘尖

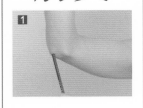

科學定位　在肘部，屈肘，尺骨鷹嘴尖端。

快速取穴法　1.坐位，屈肘 90 度，在肘部，尺骨鷹嘴突起之尖端處（圖①）。

2.坐位，雙手叉腰，在肘部，尺骨鷹嘴突起之尖端處。

主要作用　化痰消瘰，清熱解毒。主治頸淋巴結結核；癰疽，疔瘡，瘰癧。

經穴養療法　刺法：淺刺 0.1～0.3 寸。

灸法：艾柱灸 3～5 壯，艾條灸 5～15 分鐘。

《特別注意》針刺時，局部有痠脹感。

腰奇

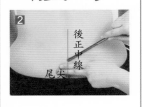

科學定位　在骶部，尾骨端直上 2 寸，骶角之間凹陷中。

快速取穴法　坐位，後正中線上，尾骨尖上約 2 橫指，約在第 2、3 骶椎棘突之間上方（圖②）。

主要作用　鎮痙止癇，寧神通便。主治便秘；癲癇，癔症；失眠；頭痛。

經穴養療法　刺法：向上平刺 1.0～2.0 寸。

灸法：艾柱灸 3～7 壯，艾條灸 5～15 分鐘。

推拿：點按法、擦法、揉法。

《特別注意》針刺時，局部有痠脹感，可傳至頭部。

十七椎

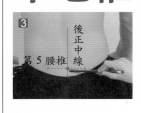

科學定位　在腰部，橫平第 5 腰椎棘突下凹陷中。

快速取穴法　坐位，在腰部，髂前上棘與後正中線的交點處，再向下 1 節椎體，第 5 腰椎棘突下（圖③）。

主要作用　益腎利尿，調理胞宮。主治腰骶痛；痛經，崩漏，月經不調；遺尿；痔瘡；坐骨神經痛。

經穴養療法　刺法：直刺 0.5～1.0 寸。

灸法：艾柱灸 3～7 壯，艾條灸 5～15 分鐘。

推拿：點按法、揉法。

《特別注意》針刺時，局部有痠脹感，可傳至下肢。

腰眼

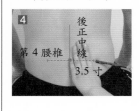

科學定位　橫平第 4 腰椎棘突下，後正中線旁開 3.5 寸凹陷中。

快速取穴法　坐位，在腰部，髂前上棘與後正中線的交點處，第 4 腰椎棘突下，後正中線旁開 3.5 寸處（圖④）。

主要作用　強腰健腎，補虛健脾。主治腰痛；尿頻，遺尿，腎炎；月經不調，帶下。

經穴養療法　刺法：直刺 0.5～1.0 寸。

灸法：艾柱灸 3～7 壯，艾條灸 5～15 分鐘。

推拿：點按法、揉法。

《特別注意》針刺時，局部有痠脹感，可傳至臀部。

科學定位　在腰部，後正中線上，第 3 腰椎棘突下。

快速取穴法　坐位，在腰區，髂前上棘與後正中線的交點處，再向上 1 節椎體，第 3 腰椎棘突下（圖⑤）。

主要作用　健脾益腎，調理下焦。主治腰痛；腹痛，腹瀉；遺尿，小便不利，腎炎；下肢痿痛。

經穴養療法　刺法：直刺 0.5～1.0 寸。

灸法：艾柱灸 3～7 壯，艾條灸 5～15 分鐘。

推拿：點按法、點揉法。

《特別注意》針刺時，局部有痠脹感。

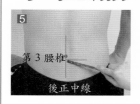

科學定位　在腰部，第 1 腰椎棘突下，旁開 3.5 寸。

快速取穴法　坐位，在髂前上棘與後正中線的交點處，再向上 3 節椎體即第 1 腰椎棘突，旁開 3.5 寸（圖⑥）。

主要作用　散結消痞。主治腰痛，痞塊。

經穴養療法　刺法：直刺 0.5～1 寸。

灸法：艾柱灸 3～7 壯，艾條灸 5～15 分鐘。

推拿：點按法、揉法。

《特別注意》1.針刺時，局部有痠脹感。
2.勿深刺，以免傷及脊髓。

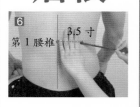

科學定位　在脊柱區，平第 8 胸椎棘突下，後正中線旁開 1.5 寸。

快速取穴法　在背部，脊柱區，兩肩胛骨連線與後正中線交點處，向下一節椎體；或平第 8 胸椎棘突再旁開 1.5 寸（圖⑦）。

主要作用　和胃化痰，理氣止痛。主治胃痛，胸脇痛，腹痛；消渴，胰腺炎。

經穴養療法　刺法：向內斜刺 0.3～0.5 寸。

灸法：艾柱灸 3～7 壯，艾條灸 5～15 分鐘。

推拿：點按法、揉法。

《特別注意》針刺時，局部有痠脹感。

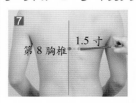

科學定位　在脊柱區，第 1 胸椎至第 5 腰椎棘突下，後正中線旁開 0.5 寸，每側 17 個穴位。

快速取穴法　坐位，低頭，在脊柱區，第 1 胸椎至第 5 腰椎棘突下，後正中線旁開 0.5 寸處（圖⑧）。

主要作用　調理臟腑，通利關節。胸 1～5 夾脊穴：主治心、肺、胸部疾病；胸 6～12 夾脊穴：主治胃腸、脾、膽肝疾病；腰 1～5 夾脊穴：主治腰、腎臟與小腹部疾患。

經穴養療法　刺法：向內斜刺 0.5～1.0 寸。

《特別注意》針刺時，待有麻脹感時即停止進針。

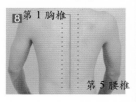

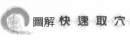

定喘

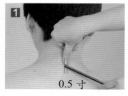

0.5 寸

科學定位 在脊柱區,橫平第7頸椎棘突下,後正中線旁開0.5寸。

快速取穴法 坐位低頭時,在脊柱區,當頸部最高棘突下,旁開 0.5 寸(半橫指)(圖①)。

主要作用 止咳平喘,通宣理肺。主治哮喘,咳嗽;落枕;肩背痛,上肢疼痛不舉;麻疹。

經穴養療法 **刺法**:直刺或向內斜刺 0.5～1.0 寸。

灸法:艾柱灸 3～7 壯,艾條灸 5～15 分鐘。

推拿:點按法、擦法、揉法。

《特別注意》 針刺時,局部有痠脹感。

子宮

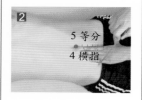

5 等分
4 橫指

科學定位 在下腹部,臍中下 4 寸,前正中線旁開 3 寸。

快速取穴法 仰臥位,將恥骨聯合上緣與肚臍間之連線 5 等分,在連線的上 1/5 及 4/5 的交點處,旁開 4 橫指處(圖②)。

主要作用 調經種子,理氣止痛。主治子宮脫垂,不孕,疝氣,痛經,崩漏,月經不調。

經穴養療法 **刺法**:直刺 0.8～2.0 寸。

灸法:艾柱灸 3～7 壯,艾條灸 5～15 分鐘。

推拿:點按法、揉法。

《特別注意》 針刺時,局部有痠脹感。

頸百勞

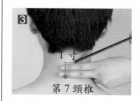

1 寸
第 7 頸椎

科學定位 在頸部,第7頸椎棘突直上2寸,後正中線旁開1寸。

快速取穴法 坐位,在頸部,從第 7 頸椎直上量約 2 橫指處,旁開 1 寸處(圖③)。

主要作用 行氣活血,清熱補虛。主治頸項強痛;咳嗽,氣喘;骨蒸潮熱,盜汗。

經穴養療法 **刺法**:直刺 0.5～0.8 寸。

灸法:艾柱灸 3～7 壯,艾條灸 5～15 分鐘。

推拿:拿法、按法、揉法。

《特別注意》 針刺時,局部有痠脹感。

翳明

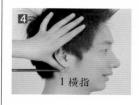

1 橫指

科學定位 在頸部,翳風穴後 1 寸。

快速取穴法 側坐位,頭略向前傾,將耳向後按,從正對耳垂邊緣的凹陷處,再向後量 1 橫指處(圖④)。

主要作用 寧神熄風,明目退翳。主治近視,白內障,青光眼;耳鳴;失眠;頭痛,眩暈;精神病。

經穴養療法 **刺法**:向外斜刺 0.5～0.8 寸。

灸法:艾柱灸 3～7 壯,艾條灸 5～15 分鐘。

推拿:點按法、點揉法。

《特別注意》 針刺時,局部痠脹,可傳至半側頭部。

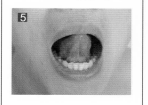

玉液

科學定位　在口腔內，舌下系帶右側的靜脈上。

快速取穴法　正坐張口，在口腔內舌下兩旁，舌尖向上翹，舌系帶右側的靜脈上取穴（圖⑤）。

主要作用　清熱消腫，清心降逆。主治黃疸；喉痺，失語，舌強不語；舌腫，口瘡，咽喉炎；嘔吐，消渴，瘧疾；腹瀉。

經穴養療法　刺法：用三稜針點刺出血或淺刺 0.1～0.2 寸。

《特別注意》1.有出血傾向者禁用。

2.一般不留針。

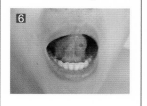

金津

科學定位　在口腔內，舌下系帶的左側靜脈上。

快速取穴法　正坐張口，在口腔內舌下兩旁，舌尖向上翹，舌系帶左側的靜脈上取穴（圖⑥）。

主要作用　清熱消腫，清心降逆。主治黃疸；喉痺，失語，舌強不語；舌腫，口瘡，咽喉炎；嘔吐，消渴，瘧疾；腹瀉。

經穴養療法　刺法：用三稜針點刺出血或淺刺 0.1～0.2 寸。

《特別注意》1.有出血傾向者禁用。

2.一般不留針。

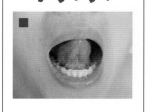

海泉

科學定位　在口腔內，舌下系帶中點處。

快速取穴法　正坐張口，舌卷上翹，抵上顎，在口腔內舌下系帶中點處（圖⑦）。

主要作用　活血化瘀，通經活絡。主治舌體腫脹，舌緩不收，咽喉炎；腹瀉，高熱神昏；消渴，糖尿病。

經穴養療法　刺法：直刺 0.1～0.2 寸或用三稜針點刺出血。。

《特別注意》1.針刺時，局部或整個舌頭有痠脹感。

2.禁灸。

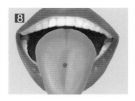

聚泉

科學定位　在口腔內，舌背正中縫的中點處。

快速取穴法　正坐，張口舌根上翹，在口腔內，舌背正中縫的中點處（圖⑧）。

主要作用　清熱散風，祛邪開竅。主治舌強，舌緩，食不知味，消渴，氣喘。

經穴養療法　刺法：直刺 0.1～0.2 寸或用三稜針點刺出血。

灸法：艾柱隔物灸 3～5 壯。

《特別注意》針刺時，局部或整個舌體有痠脹感。

內迎香

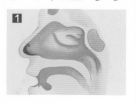

科學定位　在鼻孔內，鼻翼軟骨與鼻甲的交界的黏膜上。

快速取穴法　在面部，鼻孔內與上迎香相對處的黏膜上的位置（圖①）。

主要作用　清熱明目，消腫通竅。主治鼻部疾患，目赤腫痛；頭痛，眩暈；急驚風；中暑。

經穴養療法　**刺法**：兩指點按迎香 5 分鐘，用三稜針點刺出血。

《特別注意》1.針刺時，局部有痠脹感。
2.有出血體質者或高血壓患者忌用。
3.禁灸。

上迎香

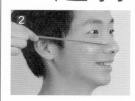

科學定位　在面部，鼻翼軟骨與鼻甲的交界處，近鼻唇溝上端凹陷處。

快速取穴法　側坐位，在面部，鼻翼軟骨與鼻甲的交界處，近鼻唇溝上端處（圖②）。

主要作用　清熱疏風，通鼻明目。主治鼻塞，鼻淵；目赤腫痛，迎風流淚，頭前額痛。

經穴養療法　**刺法**：向內上斜刺 0.5～0.8 寸。
灸法：點按法、擦法、揉法。

《特別注意》針刺時，局部有痠脹感。

球後

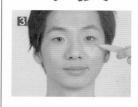

科學定位　在面部，眶下緣外 1/4 與內 3/4 交界處。

快速取穴法　正坐位，在面部，當眶下緣外 1/4 與內 3/4 交界處，按壓有痠脹感（圖③）。

主要作用　明目退翳。主治眼部疾患。

經穴養療法　**刺法**：用手將眼球推向後方，針尖沿眶下緣從外下向內上方，針身呈弧形沿眼球刺向視神經方向 0.5～1.5 寸。

《特別注意》不宜深刺，進針宜緩慢，入針後不提插，以免刺傷血管引起血腫。

耳尖

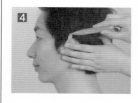

科學定位　在耳區，在外耳廓的最高點。

快速取穴法　正坐位，耳輪上部，折耳向前時，耳廓上方的尖端處，掐之有痛感（圖④）。

主要作用　清熱消腫，利咽明目。主治咽喉腫痛，麥粒腫，目赤腫痛，目翳。

經穴養療法　**刺法**：直刺 0.1～0.2 寸或用三稜針點刺出血。
灸法：艾條灸 5～15 分鐘。

《特別注意》多用於點刺放血。

科學定位　在頭部，眉梢與目外眥之間，向後約 1 橫指處。

快速取穴法　正坐或側坐位，在頭部，眉梢與目外眥之間，向後約 1 橫指的凹陷處（圖⑤）。

主要作用　清熱消腫，通絡止痛。主治頭痛，目眩，面痛，眼部疾患，口眼歪斜，齒痛。

經穴養療法　**刺法**：直刺或斜刺 0.3～0.5 寸或用三稜針點刺出血。

推拿：點按法、點揉法。

《特別注意》針刺時，局部有痠脹感。

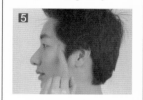

科學定位　在額部，瞳孔直上，眉毛正中。

快速取穴法　正坐或仰臥位，在額部，目正視瞳孔直上，眉毛中央，按壓有痛感（圖⑥）。

主要作用　消腫明目，通絡止痛。主治眼瞼下垂，目翳，目赤腫痛，眼瞼瞤動，眉稜骨痛。

經穴養療法　**刺法**：平刺 0.3～0.5 寸。

推拿：點按法、擦法、揉法。

《特別注意》1.禁灸。
2.針刺時，局部有痠脹感。

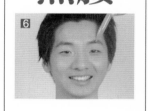

科學定位　在頭部，瞳孔直上，入前髮際上 1 寸。

快速取穴法　正坐位，兩目平視前方，瞳孔直上，入前髮際 1 橫指，按壓有痛感（圖⑦）。

主要作用　行氣止痛，通經活絡。主治頭痛，偏頭痛，目赤腫痛；眩暈。

經穴養療法　**刺法**：沿皮向外上刺 0.5～0.8 寸。

推拿：點按法、揉法。

《特別注意》1.可灸。
2.針刺時，局部有痠脹感。

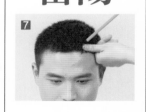

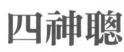

科學定位　在頭頂部，百會穴前後左右各 1 寸，共 4 穴。

快速取穴法　正坐位，在頭頂正中的凹陷中取百會穴，百會穴前後左右旁開 1 寸取四神聰（圖⑧）。

主要作用　鎮靜安神，聰耳明目。主治頭痛，目眩；失眠，健忘；癲癇；腦中風，偏癱；耳聾，眼部疾患。

經穴養療法　**刺法**：向外斜刺 0.5～0.8 寸。

灸法：艾柱灸 3～7 壯，艾條灸 5～15 分鐘。

推拿：拿法、按法、揉法。

《特別注意》針刺時，局部有痠脹感。

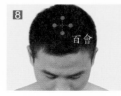

國家圖書館出版品預行編目資料

圖解快速取穴法 / 崔曉麗作. -- 初版. -- 新北
市：華志文化, 2011.10
面； 公分. --（健康養生小百科 ; 2）

ISBN 978-986-87431-1-3（平裝附光碟片）

1. 穴位療法 2. 經穴

413.915 　　　　　　　　　　　100016958

系列／健康養生小百科 ⓪ ⓶
書名／圖解快速取穴法

Ⓚ 華志文化事業有限公司

作　　　者　崔曉麗醫師
執行編輯　林雅婷
美術編輯　黃美惠
文字校對　陳麗鳳
企劃執行　康敏才
總編輯　黃志中
社　　　長　楊凱翔
出版者　華志文化事業有限公司
電子信箱　huachihbook@yahoo.com.tw
地　　　址　116台北市興隆路四段九十六巷三弄六號四樓
電　　　話　02-29105554

總經銷商　旭昇圖書有限公司
地　　　址　235新北市中和區中山路二段三五二號二樓
電　　　話　02-22451480
傳　　　真　02-22451479
郵政劃撥　戶名：旭昇圖書有限公司（帳號：12935041）
電子信箱　s1686688@ms31.hinet.net

出版日期　西元二〇一一年十月出版第一刷

Printed in Taiwan

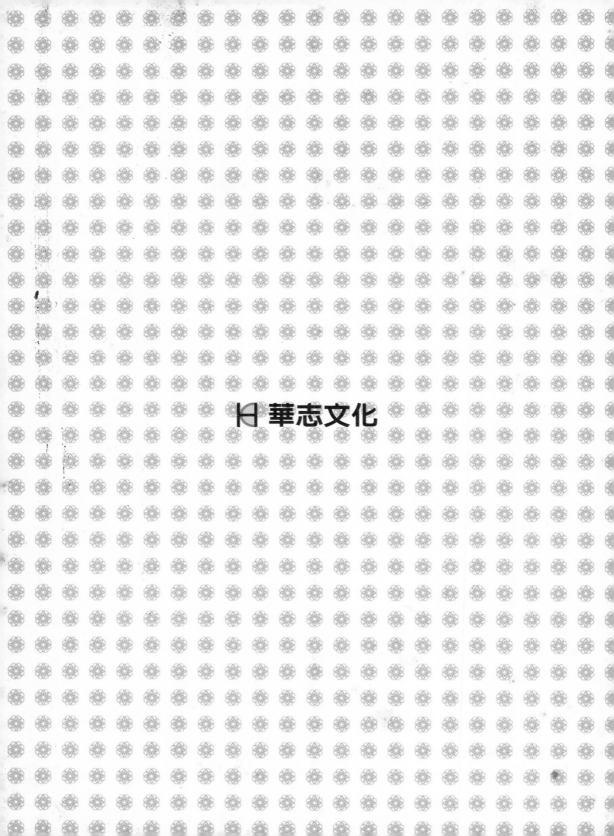

華志文化